# セラピストのための
# 概説リハビリテーション
## 第2版

編集　**天満和人** 宮崎病院リハビリテーション部長・理学療法士
　　　**奥村チカ子** 九州栄養福祉大学教授・作業療法士
　　　**爲数哲司** 国際医療福祉大学教授・言語聴覚士

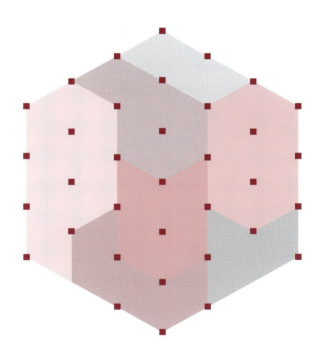

文光堂

## ■編集

| 天満　和人 | 宮崎病院リハビリテーション部長 |
| --- | --- |
| 奥村チカ子 | 九州栄養福祉大学リハビリテーション学部作業療法学科教授 |
| 爲数　哲司 | 国際医療福祉大学福岡保健医療学部言語聴覚学科教授 |

## ■執筆（執筆順）

| 天満　和人 | 宮崎病院リハビリテーション部長 |
| --- | --- |
| 奥村チカ子 | 九州栄養福祉大学リハビリテーション学部作業療法学科教授 |
| 山本　行文 | 熊本機能病院医療ソーシャルワーカー顧問 |
| 渕野　浩二 | 熊本総合医療リハビリテーション学院作業療法学科専任講師 |
| 松本　典久 | 武雄看護リハビリテーション学校理学療法学科 |
| 安藤　隆一 | 長崎リハビリテーション学院言語療法学科 |
| 飯山　準一 | 熊本保健科学大学保健科学部リハビリテーション学科教授 |
| 永井あけみ | 国際医療福祉大学福岡看護学部看護学科非常勤講師 |
| 韋　　傳春 | 長崎医療技術専門学校副校長 |
| 宝田　圭子 | こころ医療福祉専門学校理学療法科 |
| 福田　哲也 | 長崎リハビリテーション学院理学療法学科二部 |
| 樋口　隆志 | こころ医療福祉専門学校理学療法科 |
| 小川　　修 | 九州栄養福祉大学リハビリテーション学部作業療法学科講師 |
| 山本　　悟 | 専門学校 YIC リハビリテーション大学校副校長 |
| 小谷　　泉 | 長崎リハビリテーション学院理学療法学科二部 |
| 吉松　由佳 | 池田外科医院リハビリテーション科 |
| 宮田　浩紀 | 九州栄養福祉大学リハビリテーション学部作業療法学科助教 |
| 爲数　哲司 | 国際医療福祉大学福岡保健医療学部言語聴覚学科教授 |
| 桑原　由喜 | 長崎リハビリテーション学院作業療法学科 |
| 千知岩伸匡 | 宜野湾記念病院リハビリテーション科 |
| 武政　誠一 | 神戸国際大学リハビリテーション学部理学療法学科教授 |
| 平島ユイ子 | 国際医療福祉大学福岡保健医療学部言語聴覚学科准教授 |
| 木村伊津子 | 熊本保健科学大学客員教授 |
| 松﨑　哲治 | 麻生リハビリテーション大学校理学療法学科 |
| 平澤　　勉 | 九州栄養福祉大学リハビリテーション学部作業療法学科講師 |
| 日田　勝子 | 国際医療福祉大学福岡保健医療学部作業療法学科教授 |
| 日髙　正巳 | 兵庫医療大学リハビリテーション学部理学療法学科教授 |

# 第2版序文

　わが国の土壌に本格的にリハビリテーションの種が撒かれ半世紀以上の年月の流れの中で，根が張り，幹がしっかり成長し，大輪の花を咲かせるようになった．この間，疾病構造の変化，高齢化などにより骨折やスポーツ外傷などの運動器疾患，脳卒中をはじめとした中枢神経疾患などに加え呼吸器，心臓，腎臓などの内部障害，さらにサルコペニア，廃用症候群，介護予防や疾患・障害の予防のように対象の広がりがみられる．また，疾患の発症から急性期，回復期，生活期のシームレスなリハビリテーションの対応がある．

　一方，医学的リハビリテーションで中心的に活躍する理学療法士，作業療法士，言語聴覚士の養成機関も充実し，専門学校，大学はじめ大学院での教育もなされている．これら将来専門職を目指す学生が，リハビリテーションの学びを開始するに当たり，リハビリテーションの哲学，概念を確固たるものとして自己の中に深く浸透させるとともに，その後の学習内容を概観することが必要とされる．

　本書は，このような目的を達成するため，初学者が興味をもって読めるよう，初版より執筆者は第一線の現場で教育・臨床にたずさわっている理学療法士，作業療法士，言語聴覚士を中心とした編成になっている．

　さて，初版の上梓から10年弱の年月が経過した．この間の変化・知見などを踏まえ，第2版では，以下に示す主な改訂を行った．① 内容の理解が容易なように全体を通じわかりやすい表現に努め，必要に応じ脚注を付した．② リハビリテーション対象分野の充実や最近の変化などにより，初版では十分に触れていなかった教育リハビリテーション，発達障害，リハビリテーション機器のイノベーションの章を追加した．③ リハビリテーションチームを構成する各専門職に関する記載内容の統一（役割，独自性など）を図ることで相互比較による専門職種間の相違点・特徴などを浮彫にできることを意図した．また，互いに他職種の内容把握はチームアプローチの必須事項と考え，必要に応じ詳しい記載になっている．④ 資料を最新のものに変更した．

　以上，リハビリテーションの道へ足を踏み入れたリハビリテーション専門職を目指す学生が，本書を活用されリハビリテーションマインドをもった専門職として成長されることを願ってやまない．最後に初版の企画段階から精力的に取り組まれ，日本のリハビリテーションの発展に多大な貢献をされた嶋田智明名誉教授（神戸大学医学部）が道半ばにして逝去された．改めて嶋田先生のご功績に敬意を表するとともにご冥福を祈ります．


平成30年1月

天満和人

# 序　文

　20世紀の医療には急激な科学技術の発展・進歩の結果，さまざまな病気の診断・治療技術および新しい薬物などにも開発・発展が見られた．その結果，それまで致命的であった疾病に苦しむ患者の延命が可能となった．これに公衆衛生の発展も加わり，多くの伝染病が予防できるようになった．しかし，その一方で，重度の後遺症や慢性的な疾患が治癒に至らず，永続的な機能障害を残す患者が増えるといった新たな問題も出現した．このような状況の中で，リハビリテーションはそれまでの医療の中心であった内科学や外科学等に代わる新たな「障害の医学」として台頭し，今日まで大きく発展してきたのである．

　リハビリテーションは，障害をもつ人々が，身体的，精神的，職業的，教育的ならびに社会的に最適な機能水準に到達し，維持することを可能にさせ，それによってより高次な自立水準へ向けた生活を変化させる諸々のサービスを提供する一連のプロセスのことである．したがって，リハビリテーションを単に「機能回復訓練」や「社会復帰」としてとらえるのでなく，障害をもつ人々がその持てる能力を十分に発揮できるような医療や福祉的対応，生活環境の整備，人間としての生活の質（QOL）の向上をはかることを大きな理念とした総合的方略と考えるべきである．このようなリハビリテーションの理念を達成するには，医師をはじめとして多くの専門職のチームワークが不可欠である．それぞれの専門職は，その独自性を最大限発揮しながら，そのほかの専門職の役割・独自性を理解・尊重し，互いの情報交換をはかり，1つの目標に向かって協働していく．これがチーム医療の基本であるが，本書ではこの点に重点をおいたのが大きな特徴である．

　本書は3部構成からなり，第1部はリハビリテーションの理念と目的，第2部はリハビリテーション専門職の役割と独自性，第3部はリハビリテーション医療の展開となっている．本書はリハビリテーションに将来かかわる理学療法士，作業療法士，言語聴覚士などセラピストの「卵」である学生を対象とし，リハビリテーションを概観する「教科書」として企画されたものである．そのために，リハビリテーションを理解する上で必要最低限度の知識・情報を，図表を多く活用しながら，平易な文章で説明し，学生諸君の理解を極力高めるように工夫した．そのため執筆者のほとんどが第一線で活躍するセラピストであるという点も本書の大きな特徴である．

　本書がリハビリテーションを勉学する上で学生諸君の「頼りになる羅針盤」となり，広く愛読されることを願ってやまない．

平成21年　10月

編集主幹　嶋田智明

# 目　　次

## 第 1 部　リハビリテーションの理念と目的 ……………………………………… 1

### 1. リハビリテーションとは …………………………………………（天満和人）… 2

　1.　リハビリテーションとは ……………………………………………………… 2
　2.　医療，障害に関連した意味でのリハビリテーションの幕開け（アメリカ，日本）………… 5
　3.　リハビリテーション理念に関連した思想 …………………………………… 7
　4.　障害とは何か？ 障がい者をどのように捉えたらよいのだろうか？ ………… 9
　5.　リハビリテーションの諸相 …………………………………………………… 10
　6.　リハビリテーション医学の特徴 ……………………………………………… 12

### 2. 疾病と障害構造 ……………………………………………（奥村チカ子）… 16

　1.　疾病の分類 ……………………………………………………………………… 16
　2.　国際障害分類（ICIDH）……………………………………………………… 17
　3.　国際生活機能分類（ICF）…………………………………………………… 18

### 3. 障害を持った人をどう理解し，接するべきか …………（山本行文）… 25

　1.　受傷と闘病 ……………………………………………………………………… 25
　2.　リハビリテーション …………………………………………………………… 26
　3.　スポーツと私 …………………………………………………………………… 27
　4.　社会復帰，転職 ………………………………………………………………… 28
　5.　リハビリテーションスタッフへの提言 ……………………………………… 29

### 4. チームアプローチの意義と問題・展望 ………………………（渕野浩二）… 30

　1.　チーム医療とは？ ……………………………………………………………… 30
　2.　チームアプローチの促進因子および阻害因子 ……………………………… 36

## 第 2 部　リハビリテーション専門職の役割と独自性 ……………………… 43

### 1. 理学療法士 …………………………………………………………（松本典久）… 44

1. 誕生・法的背景 ……………………………………………………………… 44

2. 誕生から現在までの足跡 ………………………………………………… 44

3. リハビリテーションにおける役割・特徴・独自性・専門性 …………… 45

4. 養成課程 …………………………………………………………………… 48

## 2. 作業療法士 ……………………………………………(渕野浩二)… 51

1. 誕生・法的背景 ……………………………………………………………… 52

2. 誕生から現在までの足跡 ………………………………………………… 53

3. リハビリテーションにおける役割・特徴・独自性・専門性 …………… 54

4. 養成課程 …………………………………………………………………… 58

## 3. 言語聴覚士 ……………………………………………(安藤隆一)… 60

1. 誕生・法的背景 ……………………………………………………………… 60

2. 誕生から現在までの足跡 ………………………………………………… 61

3. リハビリテーションにおける役割・特徴・独自性・専門性 …………… 61

4. 養成課程 …………………………………………………………………… 65

## 4. 医師 ……………………………………………………(飯山準一)… 68

1. 誕生・法的背景 ……………………………………………………………… 68

2. 誕生から現在までの足跡 ………………………………………………… 69

3. リハビリテーションにおける役割・特徴・独自性・専門性 …………… 69

4. 養成課程 …………………………………………………………………… 71

## 5. 看護師 …………………………………………………(永井あけみ)… 74

1. 誕生・法的背景 ……………………………………………………………… 74

2. 誕生から現在までの足跡 ………………………………………………… 75

3. リハビリテーションにおける役割・特徴・独自性・専門性 …………… 76

4. 養成課程 …………………………………………………………………… 76

## 6. 義肢装具士 ……………………………………………(韋　傳春)… 80

1. 誕生・法的背景 ……………………………………………………………… 80

2. 誕生から現在までの足跡 ………………………………………………… 83

3. リハビリテーションにおける役割・特徴・独自性・専門性 …………… 84

4. 養成課程 …………………………………………………………………… 86

目　次

## 7. 医療ソーシャルワーカー ……………………………………（宝田圭子）… 88

　　1. 誕生・法的背景 ………………………………………………………………… 88
　　2. 誕生から現在までの足跡 ……………………………………………………… 88
　　3. リハビリテーションにおける役割・特徴・独自性・専門性 ……………… 89
　　4. 養成課程 ………………………………………………………………………… 89

## 8. 公認心理師（臨床心理士） ………………………………（福田哲也）… 92

　　1. 誕生・法的背景 ………………………………………………………………… 92
　　2. 誕生から現在までの足跡 ……………………………………………………… 93
　　3. リハビリテーションにおける役割・特徴・独自性・専門性 ……………… 93
　　4. 養成課程 ………………………………………………………………………… 93

## 9. 介護福祉士 ……………………………………………………（樋口隆志）… 96

　　1. 誕生・法的背景 ………………………………………………………………… 96
　　2. 誕生から現在までの足跡 ……………………………………………………… 96
　　3. リハビリテーションにおける役割・特徴・独自性・専門性 ……………… 97
　　4. 養成課程 ………………………………………………………………………… 97

## 10. 精神保健福祉士 ………………………………………………（小川　修）… 99

　　1. 誕生・法的背景 ………………………………………………………………… 99
　　2. 誕生から現在までの足跡 ……………………………………………………… 100
　　3. リハビリテーションにおける役割・特徴・独自性・専門性 ……………… 101
　　4. 養成課程 ………………………………………………………………………… 103

# 第3部　リハビリテーションの実際 …………………………………………… 105

［リハビリテーション医療における評価］
## 1. 目的・意義・重要性・診断と評価はどう違うか …………（山本　悟）… 106

　　1. 評価とは何か？　なぜ重要なのか？ ………………………………………… 106
　　2. 診断と評価．どこが違う？ …………………………………………………… 111

［リハビリテーション医療における評価］
## 2. 評価尺度・条件・治療プログラム立案 …………………（小谷　泉）… 113

1. 評価尺度 ……………………………………………………………………………… 113
2. 評価指標に求められる条件 …………………………………………………… 115
3. 治療プログラムの立案 …………………………………………………………… 118

[リハビリテーション医療の展開]
## 3. 機能・構造障害に対するアプローチ …………………………(山本　悟)… 120
1. 機能・構造障害とは …………………………………………………………… 120
2. 代表的な機能・構造障害 ……………………………………………………… 121
3. 機能・構造障害に対するアプローチの実際 …………………………… 124

[リハビリテーション医療の展開]
## 4. 活動制限に対する評価 ……………………………………………(吉松由佳)… 129
1. 日常生活活動（ADL） …………………………………………………………… 129
2. ADL 評価 ………………………………………………………………………… 131
3. ADL 評価表 ……………………………………………………………………… 133

[リハビリテーション医療の展開]
## 5. 活動制限に対するアプローチ …………………………………(宮田浩紀)… 137
1. アプローチの原則 ……………………………………………………………… 137
2. 「できる活動」（能力）から「している活動」（実行状況）へ ……………… 137
3. 活動を広げていくには ………………………………………………………… 138
4. 「活動」への不安を探る ………………………………………………………… 139
5. 活動を広げるための移動補助具 …………………………………………… 139

[リハビリテーション医療の展開]
## 6. 参加制約に対するアプローチ …………………………………(爲数哲司)… 146
1. 参加および参加制約 …………………………………………………………… 146
2. ICF における参加と参加制約 ………………………………………………… 147
3. ICF における参加制約の評価 ………………………………………………… 148
4. 参加制約に対するアプローチの実際 ……………………………………… 150

[リハビリテーション医療の展開]
## 7. 病院・施設でのリハビリテーション …………………………(桑原由喜)… 153
1. リハビリテーションの目的 …………………………………………………… 153

目　次

2. リハビリテーションの役割分担 ･････････････････････････････････ 154
3. リハビリテーションの過程 ･･････････････････････････････････････ 154
4. 病院でのリハビリテーション ･･････････････････････････････････ 155
5. 施設でのリハビリテーション ･･････････････････････････････････ 159
6. 安全なリハビリテーションの提供のために ･･･････････････ 161
7. チームアプローチ ･･･････････････････････････････････････････････ 162


[リハビリテーション医療の展開]

# 8. 地域リハビリテーション ･･････････････････（千知岩伸匡・武政誠一）･･･ 164

1. 地域リハビリテーションとは何か ･･････････････････････････ 164
2. 地域リハビリテーションにおける活動の実際 ･･････････ 165
3. 地域リハビリテーションと地域包括ケアシステム ･････ 170


[リハビリテーション医療の展開]

# 9. 教育リハビリテーション ･･････････････････････････････････（平島ユイ子）･･･ 174

1. 教育リハビリテーションとは？ ･･････････････････････････････ 174
2. 特別支援教育とは？ ･･･････････････････････････････････････････ 175
3. 障害のある子どもの学校や学級は？ ･･････････････････････ 176
4. 指導（訓練）内容は？ ･･･････････････････････････････････････ 178
5. 指導する人は？ ･･････････････････････････････････････････････････ 179
6. 学校や学級の決定は？ ･･･････････････････････････････････････ 180
7. 特別支援教育を推進する取り組み ･･････････････････････････ 181
8. 教育機関との連携における配慮 ･･････････････････････････････ 182


# 10. 障害をもつ人の心理と専門職としての対応 ･･････････（木村伊津子）･･･ 185

1. 障害をもつ人の心理 ･･･････････････････････････････････････････ 185
2. 障害をもつ人の心理理解に役立つ理論 ･･････････････････ 187
3. 基本的対応とセラピストとしての心構え ･･････････････････ 188
4. 専門職としての対応 ･･･････････････････････････････････････････ 190
5. 社会生活と自立を支援する心理的対応 ･･････････････････ 191


[リハビリテーションの対象疾患]

# 11. 身体障害 ･･････････････････････････････････････････････････････（松﨑哲治）･･･ 193

1. 中枢神経系疾患による障害の構造と基本的アプローチ（ICF 例 1〜6）･･･ 193
2. 骨関節障害による障害の構造と基本的アプローチ（ICF 例 7〜11）･･････ 200

3. 内部障害による障害の構造と基本的アプローチ (ICF 例 12～13) ………………………… 207

### ［リハビリテーションの対象疾患］

## 12. 精神障害 ……………………………………………………………………(平澤　勉)… 211

1. 精神障害とは ……………………………………………………………………… 211
2. リハビリテーションの対象となる精神疾患 ……………………………………… 212
3. 精神障害の構造と基本的なアプローチ ………………………………………… 212
4. 意識したい視点 ………………………………………………………………… 215

### ［リハビリテーションの対象疾患］

## 13. 発達障害 ……………………………………………………………………(日田勝子)… 220

1. 発達障害領域の障害構造 ……………………………………………………… 220
2. 基本的アプローチの考え方 …………………………………………………… 224

## 14. 社会資源の活用 ………………………………………………………(日髙正巳)… 228

1. 社会資源に対する理解の必要性 ……………………………………………… 228
2. 社会資源の種類 ………………………………………………………………… 228
3. 社会資源の利用 ………………………………………………………………… 234

## 15. リハビリテーション機器のイノベーション ………………(小谷　泉)… 236

1. リハビリテーション機器 ……………………………………………………… 236
2. 治療場面におけるリハビリテーション機器 ………………………………… 237
3. 介護場面におけるリハビリテーション機器 ………………………………… 241
4. リハビリテーション機器の活用に向けて …………………………………… 243

## 16. 関連法規 …………………………………………………………………(奥村チカ子)… 245

1. 資格を規定する法規 …………………………………………………………… 245
2. 医療に関連する法規 …………………………………………………………… 248
3. 障害者福祉に関連する法規 …………………………………………………… 248

## 索　引 …………………………………………………………………………………… 251

# 第1部

## リハビリテーションの
## 理念と目的

# 1. リハビリテーションとは

## 学習目標

- リハビリテーションの理念・概念を理解できる.
- ノーマライゼーションおよび障がい者自立生活運動について説明できる.
- 「障害および障がい者をどのように捉えたらよいか」について考える.
- リハビリテーションの諸相について説明できる.

## エッセンス

科学史を概観すると，研究による新たな発見の結果，従来の定説・常識が覆されることがある．その際，新説はすんなりと認められるとは限らない．時には，新説を主張した者は，奇人扱いにされ，人として，研究者としての尊厳・権威を著しく貶められることがある．ガリレオ・ガリレイ（Galileo Galilei）の場合，生前，彼の説（地動説）は認められず，悲惨な苦悩の日々を送ることを余儀なくされ，死後やっと正当性が認められ名誉を回復することができた．このことは，「ガリレオのリハビリテーション」と表現される．つまり，リハビリテーションの本来の意味は，人間としての尊厳や名誉などの回復を意味する．医療においては，疾患や外傷後の後遺障害で，心身はもとより，生活動作や社会生活，職業生活に支障をきたすと，人として生きる権利や尊厳が失墜することになる．このように人としての名誉，尊厳，生きる権利が損なわれたあるいは損なわれそうになった対象者に対し，あらゆる手段を駆使して，究極はその対象者の QOL を高めることを意図し，価値観や人生観などを尊重し，あらゆる側面（身体面，心理面，生活，職業，経済面など）に対し行われるテーラーメイドの多角的アプローチのすべてがリハビリテーションプロセスである．そこで，リハビリテーションの医学的側面を中心に重要な役目を果たすのが理学療法士・作業療法士・言語聴覚士であり，高齢化や対象疾患の増大により活躍の範囲は拡大している．もちろん，対象者に最善・最良の結果をもたらすには，医師，看護師はじめ多くのリハビリテーション専門職種とのチームアプローチが必要である．

## 1. リハビリテーションとは

### 1 語源

re-は再びという意味の接頭語で，-ation は，〜すること，habilis は，ラテン語の形容詞で「ふさわしい，適した」という意味である．したがって rehabilitation は「再び適したものにする」，「再びふさわしい状態にする」「失墜した名誉，地位，特権などを回復する」という意味になる.

### 2 概念・理念

「プロ野球の A 外野手は，猛ダッシュでボールをキャッチしようとして肩を損傷し現在リハビリに励んでいる」．「交通事故で入院中の B さんは今リハビリ中らしい」など「リハビリ→リハビリテーション」という言葉は，現代社会では，医療・福祉の専門職のみならず，一般の人々の

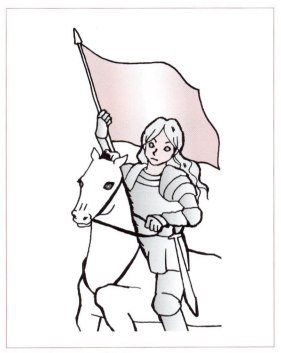

図1　ジャンヌ・ダルク

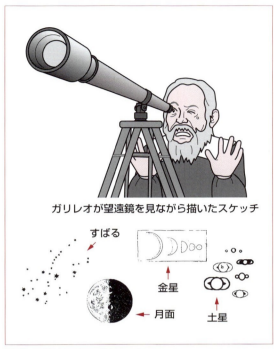

図2　ガリレオ・ガリレイ

間でもしばしば用いられている．しかし，一般的に用いられる「リハビリテーション」という言葉の意味は，必ずしも本来の意味が表現されているとはいえないようである．では「リハビリテーション」の本来の意味とはどういうものであろうか？これを明らかにするために，「リハビリテーション」という言葉が，過去から現在までどのような場面，状況で用いられてきたかを辿ることにより明らかにしてみたいと思う．

　歴史をさかのぼって，最初に「リハビリテーション」という言葉が用いられたのは，中世ヨーロッパで，当時，キリスト教が支配的で，何らかの理由で，領主や教会から破門を受けた人（当時キリスト教会から破門を受けるというのは，当人にとっては，極論すると死に匹敵するくらいの衝撃であったと思われる）が，その後，破門を解かれ，キリスト教徒への復帰が許されることに用いられた（名誉・地位の回復）．例えば，オルレアンの少女ジャンヌ・ダルク（Jeanne d'Arc）（図1）は，英国とフランスの100年戦争で活躍したことで知られているが，彼女は，コンピエーニュの戦いで英軍に捕らわれ，捕虜となり宗教裁判で異端者とみなされ，また魔女として1431年火あぶりの刑に処せられた．その25年後，フランス王シャルル七世（Charles Ⅶ）の最終的勝利とともに，再審が指示され（1456年），法王カリクストゥス三世（Callixtus Ⅲ）によって異端であるとの宣告（判決）が取り消されるとともに名誉が回復し，1920年（大正9年），法王ベネディクトゥス十五世（Benedictus ⅩⅤ）によって聖徒の列に加えられることになった．このような破門からの復帰（権利の回復）という意味で「リハビリテーション」という言葉が用いられている．

　さらにピサの斜塔で知られるガリレオ・ガリレイ（図2）は，その当時通説（常識）となっていた天動説に異論を唱え，地動説を主張したが，彼の説は，全く受け入れられず，狂気の沙汰と

もいえる受け止め方で，1634 年，法王庁から「異端の説を唱えた」として厳しく非難され，自説を曲げざるを得ない状況になり，幽閉されみじめな晩年を送ることになった．彼の死後，ヨハネ・パウロ二世（Ioannes Paulus II）は，ガリレオ・ガリレイの名誉回復を検討するための委員会を任命し，ガリレオ・ガリレイの墓に詣でて謝罪した．このことでガリレオ・ガリレイの人間としてまた研究者・学者として失墜した名誉，尊厳，価値をやっと取り戻すことができた．このことも「ガリレオのリハビリテーション」と表現されている．

近代になり，冤罪（無実の罪）により捕らえられた人が，その後に真犯人が現れたり，真犯人を確認できたりすることで晴れて無実であることが認められることにも「リハビリテーション」が用いられている．また現代に至り，実際に罪を犯した受刑者が刑期を終え，社会に戻った後の社会的更生の意味でも「リハビリテーション」が用いられている．

その他，スターリン政権時代のソ連の政治犯が，フルシチョフ時代に名誉回復したことや，鄧小平が中国の文化大革命で幾度となく失脚したが，政治の表舞台に復帰したこと，不祥事などで失脚した政治家が，後に再度選挙に打って出て政界に復帰すること，非行に走った少年に対する善導などいずれも「リハビリテーション」という言葉が用いられている．また人に関すること以外で最近では，地震，津波，火山爆発など天変地異により荒廃した市街地などが住民や行政の懸命の努力により復興することも「リハビリテーション」が使用される．このように過去から現在まで種々の場面・状況で「リハビリテーション」という言葉が用いられているが，以上述べた多くの事例を重ね合わせてみると，そこには，人としての権利，尊厳，名誉などが何らかの理由で否定や失墜され人間社会からはじき出されたものが，後に「権利や名誉を回復する」「人間としての尊厳を回復する」という哲学的深淵な意味を表現していることがわかるであろう．

なお，医療に関連してリハビリテーションという言葉が用いられるようになったのは 20 世紀初頭のことである．

## 3 リハビリテーションの定義

下記のように種々の組織・機関でリハビリテーションが定義されている．これを一覧すると，時代の流れの中で，当初，障がい者個人の身体機能などの最高度達成が目標であったものが，最も適した機能水準達成に変化するとともに，障がい者を取り巻く環境や社会の変革および障がい者の自己変革に言及しているのがわかる．

### 1）全米リハビリテーション評議会

リハビリテーションとは，障害者として，可能な限り，身体的，精神的，社会的，および職業的，経済的に最高度の有用性を獲得するよう回復させることである（1942 年（昭和 17 年））．

### 2）WHO（世界保健機関）

A. 医学的，社会的，教育的，職業的手段を組み合わせ，かつ相互に調整して訓練あるいは再訓練することによって，障害者の機能的能力を可能な最高レベルに達せしめること（1968 年（昭和 43 年））．

B. リハビリテーションは，障害者の能力低下やその状態を改善し，障害者の社会的統合を達成するためのあらゆる手段を含んでいる．障害者が環境に適応するための訓練を行うだけでなく，障害者の社会的統合を促すために全体としての環境や社会に手を加えることも目的にしている．そして障害者自身，家族，彼らが住む地域社会が，リハビリテーションに関係するサービスの計画や実行にかかわり合わなければならない（1981 年（昭和 56 年））．

### 3) 障害者インターナショナル（Disabled Peoples International：DPI）

リハビリテーションは，障害者に対し身体的，精神的，社会的に最も適した機能水準を達成させることによって，各個人が自分の人生を変える手段を提供することを目指す．これはまた，時間を限定したプロセスである（1982年（昭和57年））．

## 2. 医療，障害に関連した意味でのリハビリテーションの幕開け（アメリカ，日本）

### 1 アメリカ

リハビリテーションが，医療や身体障害などとの関連で用いられるようになったのは，アメリカにおいては，第一次世界大戦中，1917年（大正6年）以降のことである．戦争負傷兵を収容し治療を行ったアメリカ陸軍軍医総監部支配下のアメリカ陸軍病院システムでは，身体再建およびリハビリテーション部門（Division of Physical Reconstruction and Rehabilitation）が設置された．この施設名は，身体再建とリハビリテーションの2つの部分から構成されており，戦傷兵の身体面を中心とした回復と傷病兵の社会的職業的ニーズへの対応を含むものであった．医療の世界でリハビリテーションの用語が用いられたのは，ほぼこの時が最初であったと考えられる．この施設の責任者であったモック（H. E. Mock）軍医大佐は，Archives of Physical Medicine and Rehabilitation（アメリカのリハビリテーション医学の代表的学術誌）の前身のArchives of Physical Medicineに初めてリハビリテーションの用語を用いて総合的アプローチの重要性を述べ，1929年（昭和4年），クルーゼン（Frank H. Krusen：リハビリテーション医学の父）（図3）[1]は，テンプル大学においてアメリカ最初の物理医学（physical medicine）講座を開設した．米国空軍

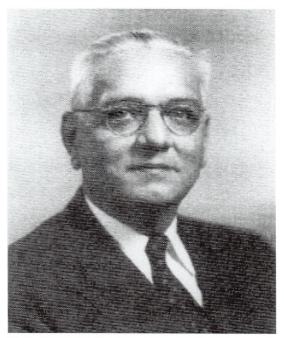

図3　Frank H. Krusen
（文献1より引用）

中佐で内科医のラスク（Howard A. Rusk：リハビリテーションの父）（図4）[1]は，戦争で負傷した兵士に対し，身体的最大限の回復に加え，心理的社会的な回復を取り入れ総合的視野からのアプローチ，いわゆるリハビリテーションアプローチを行い成果を上げた．

内科，外科などと並び称せられる専門領域としてのリハビリテーション医学の本格的な幕開けは1947年（昭和22年），第二次世界大戦（1939～1945年（昭和14～20年））後のことである．また，ニューヨークのInstitute for the Crippled and Disabledのディーバー（Deaver：リハビリテーションの父）とブラウン（Brown：理学療法士）は，リハビリテーション医学を特徴づける（従来の医学医療と一線を画する）生活をみる医学としての日常生活活動（ADL）の概念を提起した．

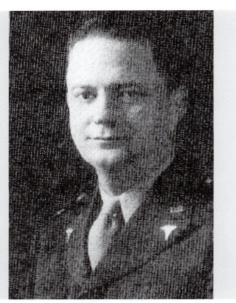
図4 Howard A. Rusk
(文献1より引用)

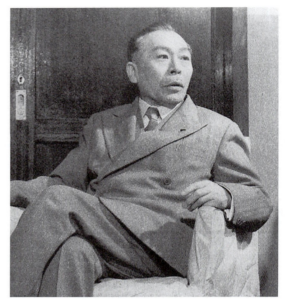
図5 高木憲次博士

## 2 日本

　わが国は第二次世界大戦を契機として、主としてアメリカを中心に発展したリハビリテーションの考えやその実際を受け入れた。しかし、それまでの間、日本にリハビリテーション的考え、思想がなかったわけではない。わが国における先駆者として高木憲次(東京大学医学部整形外科第2代教授)(図5)の名をあげる必要があろう。高木は1905年(明治38年)旧制一高入学時、父親から入学記念にカメラを与えられ、富士山の撮影を意図し、静岡県に赴いた。そこでたまたま、肢体不自由の児童に遭遇し、その子を撮影した。その状況を見たその子の父親が高木をひどく叱責した。高木は、自己のとった行動を深く恥じ、それ以来肢体不自由者に深く関心を持つようになった。ちなみに肢体不自由という用語は、高木の造語である(1928年(昭和3年))。それまで蔑視の対象となっていた奇形はじめ(不具、廃人など)のような体が自由に動かない状況などを高木は肝臓、心臓、肺などいわゆる内臓の不調と同様、手足の機能が悪いだけのことであるから、手足の不自由を特別な目で見るべきではないという意味で肢体不自由という表現にした。

　高木は東京大学医学部へ進学し、卒業後同大医学部整形外科へ入局した。そこでは、以前から関心を持っていた肢体不自由に関し、医学的関心のみならず社会的視点からの関心も強く、単なる医療に満足せず教育の必要性を強調した。この考えは1942年(昭和17年)の整肢療護園(東京都板橋)設立に結実する。今日、広く用いられる療育という概念も高木の考えと思われる。他に1891年(明治24年)、精神薄弱児施設滝乃川学園、1909年(明治42年)、白川学園、1921年(大正10年)、肢体不自由児の療育施設柏学園が設立された。

　第二次世界大戦後、リハビリテーション医学が、医学の新しい専門分野としてわが国に導入され、1965年(昭和40年)、リハビリテーション

医療の専門職である理学療法士，作業療法士の国家資格法が制定され，翌年の1966年（昭和41年），最初の理学療法士・作業療法士国家試験が実施された．理学療法士・作業療法士法の制定に先立つ1963年（昭和38年），理学療法士・作業療法士の養成がスタートした．当初は外国から招いた講師を中心に講義・実習が行われた．言語聴覚士に関しては，1997年（平成9年），言語聴覚士法が制定され，1999年（平成11年）第1回国家試験が行われた．このようにリハビリテーションの分野で中心的な役割を担う専門職種（理学療法士，作業療法士，言語聴覚士）の養成が進んだ．

　わが国は，世界に例を見ない高齢化，疾病構造の変化などにより障害を持つ人の数が増大し，また医学・医療の進歩により障害が軽く済む場合もあるが，半面重度の障害を持つ人も増大傾向であり，対象疾患・障害の拡大とも相俟ってリハビリテーション医学・医療の必要性はますます増大している．

## 3. リハビリテーション理念に関連した思想

### 1 ノーマライゼーション

　1960年代，北欧の障がい者の福祉の中から生じた考え方・理念で，デンマークにおける知的障がい者への援助法の在り方に関するパラダイムシフトと考えられる．具体的には，その当時，知的障害を抱えた人々に対し，施設収容によるケアを行っていたが，1959年（昭和34年），デンマークのニルス・エリック・バンク-ミッケルセン（Niels Erik Bank-Mikkelsen：ノーマライゼーションの生みの親）は，「どのような障害があろうとも，施設に閉じ込められた生活ではなく，一般の人と同様に社会の中で，生活を送る権利を保障する義務がある」，「ノーマライゼーションを難しく考える必要はない．自分が障害を被った時どうしてほしいかを考えよう」と表明し，ノーマライゼーションの理念を確立した．この思想は，「自分で衣服を着るのに2時間かかり仕事にも行けず，家にいることを強制される人よりも自分の意思で人の援助を受けながら15分で衣服を着用して仕事に行ける人が自立している」と述べたスウェーデンのベンクト・ニィリエ（Bengt Nirje：ノーマライゼーションの育ての親）やドイツのヴォルフェンスベルガー（Wolfensberger W.）により世界に広められた．

　ノーマライゼーションとは，障害のある人を健常者と同様な（ノーマルな）身体状態にすることや，障害に対する介入で，障害を軽減し正常に近いものにするという意味ではなく，障害を持つ人も健常者と同様に同じ社会の中であるがままに生活・活動できる社会がノーマルであるとの考え方を示し，障害のある人が一般社会の中で健常者と同様に生活するのに困難性（物理的環境など）があれば，ノーマルの実現のため，その困難な要因を改善することである．ノーマライゼーションの理念は，障がい者が普通に生活可能な社会を構築するだけではなく，社会一般の人々も“障害”を受け入れることが必要不可欠な要素である．このノーマライゼーションの思想は，その後の法律制定，行政面へ影響を及ぼした．

　本邦では，1993年（平成5年）ノーマライゼーションの理念に基づく障害者基本法の改正，2007年（平成19年）には，障害の種別（盲，聾，養護）に基づく各学校の区別をなくし特別支援教育制度が始まった．

　アメリカでは，その成果は，黒人が公民権の適用を求めた大衆運動である「公民権運動（American Civil Rights Movement）」や障がい者に対する差別を禁止する「障害をもつアメリカ人法（The Americans with Disabilities Act：ADA，1990年）」に表現されている．ちなみにアメリカではノーマライゼーションという言葉は，黒人と白人との間の平等の権利について語られる時

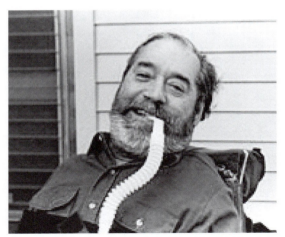

図6 Ed Roberts

表1 CILの原則となる3つの理念
1) 障害者のニーズとその満たし方を最もよく知るものは障害者自身である
2) 障害者のニーズは，各種多様なサービスを提供する総合的プログラムによって，最も効果的に満たされる
3) 障害者はできるだけ地域社会に統合されるべきである

に主として用いられ，障がい者と健常者の間の障壁を除去する際は「主流化（メインストリーム：mainstreaming）」と表現される．

ノーマライゼーションの思想は，現在では障害を持つ人だけでなく女性，高齢者，社会的弱者といわれる人々にも波及している．

## 2　障がい者自立生活運動（Independent Living Movement：IL）

1960年代のアメリカカリフォルニア州における障害を持った大学生による抗議運動から始まる．1962年（昭和37年），極めて重度の全身性障害【ポリオ（急性灰白髄炎）による四肢麻痺，人工呼吸器使用】を持つ学生がカリフォルニア大学バークレー校に入学した．この学生は後に，バークレー自立生活センター（Center for Independent Living：CIL）を設立し，さらにカリフォルニア州リハビリテーション局長に就任するエド・ロバーツ（Ed Roberts）（図6）である．エド・ロバーツが入学した翌年，CILの共同設立者となるジョン・ヘスラー（John Hessler）も同校に入学し，1967年（昭和42年）には12人の重度身体障がい者が同校で学生生活を送ることになる．そして，彼らはやがて，大学の建物に関し障害を持つ学生の利便に叶うよう改造を要求し，大学側に彼らの要望を受け入れさせた．大学構内および地域社会のアクセシビリティ（必要とする情報に簡単に辿り着くことができ，それを利用できること）を求める障害を持った学生の運動組織を結成し，大学構内のアクセシビリティ，障がい学生に対する管理的なリハビリテーション・システムなどに対して問題提起をした．彼らの基本的主張は，障害に関する問題の主体はリハビリテーションの専門家ではなく，障がい者自身であり，改善すべきなのは障がい者の方よりも環境であり，従来のリハビリテーションのプロセスと考えられる．そしてリハビリテーションの流れに乗れない重度障がい者にも独立自尊の生活が保障されるべきであるというものである．このことは，たとえADLは全介助であっても当人の自己選択権，自己決定権による生活があるということである．このように自立生活運動における自立とはADLや生活関連活動（APDL）などを他に依存せず自分で行えるという意味ではなく，たとえ身体的には他に依存状態であっても精神的自立を重視し，自己の意思決定，価値観などで人間らしい生活に価値がおかれることである．CILの原則となる3つの理念（表1）を示す．日本では，エド・ロバーツが1979年（昭和54年）に来日し講演を行い，ILへの関心が高まった．その後1986年（昭和61年）に中西正司を代表とする日本で最初のIL「ヒューマンケア協会」が設立され，2014年（平成26年）時点では，全国39都道府県に130箇所のILの活動がみられる．

## 4. 障害とは何か？ 障がい者をどのように捉えたらよいのだろうか？

### 1 障害とは

　上田[2]は，障害とは「疾患によって起こった生活上の困難・不自由・不利益」と定義している．種々の病気，外傷などで，A．手足が動かないなどの運動麻痺，皮膚に触れられてもわからず，お湯のなかに手を入れても熱い感じがないといった感覚障害，足（下肢）の筋肉が痩せて力が弱っている筋力低下，肘や膝などの関節の動く範囲に制限をきたす関節可動域制限，あるいは言語，記銘，記憶，空間認知能力，注意力などに問題がある高次脳機能障害などによって，B．歩行，食事，排泄，衣服着脱，入浴，コミュニケーションなどの日常の生活活動の障害や，C．仕事に支障をきたすなど種々の不具合が生じる．一概に障害といっても上記 A，B，C はいずれも障害であるが何かカテゴリーの相違を感じるであろう．A はいわゆる生物学的レベルでの障害，B は生活・個人レベルの障害，C は社会的レベルの障害と考えられるように障害には構造性があることが理解できる．障害の構造性ならびに関係性を表したものに 1980 年（昭和 55 年），WHO の国際障害分類（International Classification of Impairments, Disabilities and Handicaps：ICIDH）（図 7）がある．また，砂原[3]は，障害のあり様を，① 独立した障害（先天性の障害），② 病気と共存する障害（関節リウマチ，進行性筋ジストロフィー症などのように病気の進行に伴って障害も変化する），③ 病気の後にくる障害（脳卒中のようにある時期以降再発しない限り病巣は進行することはなく，発症に基づく後遺症が障害として残存するもの，あるいは事故などに起因する切断による後遺障害など）に分類している．

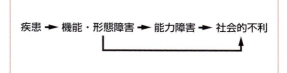

図 7　国際障害分類（ICIDH）1980

### 2 障がい者とは

　障害者基本法によれば「障害者とは，身体障害，知的障害，精神障害（発達障害を含む）その他の心身の機能の障害がある者であって，障害及び社会的障壁により継続的に日常生活又は社会生活に相当な制限を受ける状態にあるもの」とある．一方，身体障害者福祉法では「身体障害者（関連法規の項，表 2（249 頁）参照）とは，身体上の障害がある 18 歳以上のものであって都道府県知事から身体障害者手帳の交付を受けたもの」と定義されている．また，国際労働機関（International Labor Organization：ILO）では「障害者の職業リハビリテーション及び雇用に関する条約」の定義では，「この条約の適用上，正当に認定された身体的又は精神的障害のため，適当な職業につき，これを継続し及びその職業において向上する見通しが相当に減少している者（すべての種類の障害者について適用する）」となっている．これらの法律や行政上の定義は障がい者をマイナスイメージで捉えているようである．一般的に何らかの障害を持っている人を障がい者と通常呼ぶが，障がい者をどのように捉えたらよいのであろうか．障がい者の一般的イメージは，障害が前面に出て，障害に覆いつくされているイメージを抱かれる場合が多いようである．しかし障がい者をよく見ると程度の差はあれ健常な能力の部分を有している．創造性が豊か，思考力に優れている，対人関係能力に優れる，緻密な作業が得意，器用さなど障

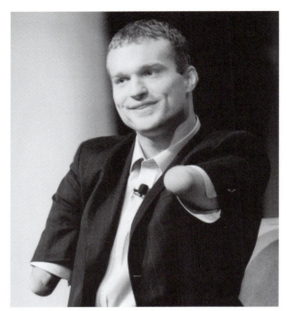

図8　Kyle Maynard

害を持った人は能力（プラス）の要素を持っている．この能力の引き出し方によって大きく発展・飛躍させることも可能である．

アメリカのカイル・メイナード（Kyle Maynard）（図8）は，先天性四肢欠損症という重度の障害にもかかわらず残存能力を強化して過酷なアフリカ最高峰5,895mのキリマンジャロ登頂に成功した．氏は，スポーツジム経営や講演などで活躍しているそうである．このように見てくると上田[1]が述べているように障がい者とは「障害を持った能力者」との捉え方ができると考えられる．障害を持った人は障害の部分とともに能力の部分があり，両者にアプローチを行うことで究極的には，高いレベルのQOLを目指すことが重要となる（図9）[2]．なお，能力（プラス）に障害（マイナス）の部分を含め総合的に把握するツールとして2001年（平成13年），WHOの国際生活機能分類（International Classification of Functioning, Disability and Health：ICF）（図10）がある．

## 5. リハビリテーションの諸相

リハビリテーションは，医学的リハビリテーション，職業的リハビリテーション，教育的リハビリテーション，社会的リハビリテーションに分類される．

### 1　医学的リハビリテーション（medical rehabilitation）

リハビリテーションは障害を持った人の抱えるあらゆる側面に対しアプローチを行うが，医学的側面での介入プロセスを医学的リハビリテーションという．そのためには，あらゆる医学的手段を用いて身体機能・精神機能の喪失・低下を予防し，その進行を抑え，残存機能を維持増大することで障害された生活動作を再建するものである．医学的リハビリテーションを中心的に推進する役目を担うのが，理学療法士，作業療法士，言語聴覚士で，理学療法は運動療法や物理療法，作業療法は種々の作業を取り入れた療法，言語聴覚療法は，言語障害や嚥下障害，聴覚障害などに対する治療である．また，リハビリテーション看護，義肢装具などの製作を行う義肢装具士，臨床心理士（公認心理師），医療ソーシャルワーカーの存在も非常に重要である．医学的リハビリテーションの一般的流れとしては，発症まもない急性期における主として廃用症候群の予防を中心とした介入，回復期における積極的リハビリテーション，維持期では，心身機能やADLなどの維持に関与する．

### 2　職業的リハビリテーション（vocational rehabilitation）

障害を持った人に対する職業支援で，例えば，仕事に従事し一家の大黒柱的存在の人が，病気や外傷などで障害を被った場合，リハビリテーションの最大の目的は職場復帰と考えられる．職業に従事することは，生活に張りを生じ，生

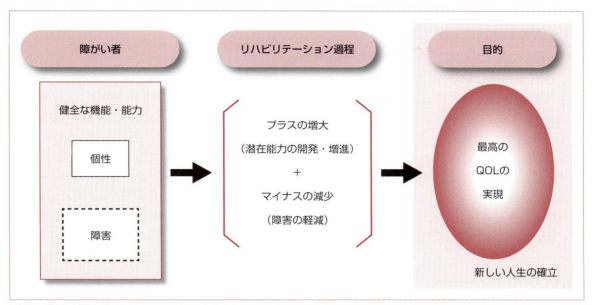

**図9 障がい者とは**（文献2より引用，一部改変）

**図10 国際生活機能分類（ICF）2001**

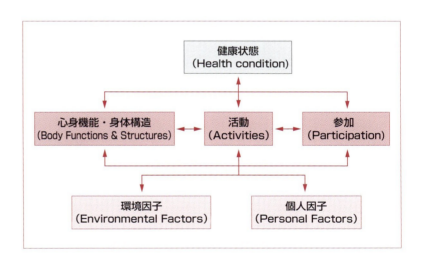

きがいを得，報酬による家庭維持のための経済的基盤やQOL向上にも寄与する．障がい者は，障害の程度や職務内容によっては元の職場に復帰でき，同一の仕事が可能な場合もあるが，そのような場合は限られている．一般的には職業に就くことあるいは，元の職場へ復帰することが困難な状況に置かれることが多い．これは自己努力では解決が困難である．そこで種々の職場復帰のための対策が設けられている．就業支援施設として，障害者雇用支援センター，障害者職業センター，障害者就業・生活支援センター，ハローワークなどがあり職業相談，職業評価，職業カウンセリング，職域開発，職場環境整備（障がい者が働くハード面の環境整備，労働条件など）などが行われる．また新たに職業能力を身につけるための職業訓練施設として，職業能力開発施設（障害者職業能力開発校など）や障害者職業センターなどがある．また障がい

者の就職支援策として障害者雇用促進法 (1960 年 (昭和 35 年) 制定, 1987 年 (昭和 62 年) 改正) による「雇用率」制度が設けられ, 民間企業 (50 人以上) では, 職員数の 2.0％以上, 国や地方自治体等では 2.3％以上, 都道府県等の教育委員会では 2.2％以上の障がい者の雇用義務が課されている. 一方, 法定雇用率を下回っている事業主 (従業員 200 人超) から, 法定雇用障害者数に不足する人数に応じて 納付金を徴収し, それを財源に法定雇用率を上回っている事業主に対して障害者雇用調整金, 報奨金, 各種の助成金を支給する制度が設けられている.

## 3 教育的リハビリテーション (educational rehabilitation)

障がい児・障がい者に対する教育のことで, 障害のゆえに教育を受ける機会に制限を受けることがないよう制度化され, 個々の能力を最大限に伸ばすことで可能性を広げ, 社会参加の道を開くことを目的としている. 教育の機会に関する平等の原理は義務教育に限らない. 障がい児教育は 1878 年 (明治 11 年) 頃からの盲・聾教育が発端で, その後, 知的障害, 肢体不自由, 身体虚弱児へと対象が広がった. 1947 年 (昭和 22 年) 教育基本法で, 現在の障がい児教育は文部科学省 (当時の文部省) により心身のハンディキャップのため, 教育上特別な取り扱いが必要なことから特殊教育と呼称され特殊教育諸学校 (盲・聾・養護)[注1] と特殊学級[注2] がある (平成 19 年度から特殊教育は特別支援教育に名称変更されている). 現在, 障がい児教育で統合教育が課題となっており, そこでは健常児と障がい児が一緒に教育を受ける. 現在, 肢体不自由児教育の場では医療処置を要する児童が増え, 障害は重度重複化し, 視覚聴覚障がい児教育では, 少人数化, 精神発達遅滞児教育では発達障がい児

[注1]: 小学校, 中学校, 幼稚園高等部, [注2]: 小・中・高校に設置

が普通学級に埋没し適切な対処ができていない状態である.

## 4 社会的リハビリテーション (social rehabilitation)

障がい者が, 社会生活を送るうえで支障・不利にならないよう社会的な整備 (障がい者に対する法整備, 物理的環境整備, 所得保障など) を拡充することならびに社会資源に関する情報提供・活用を図り, 地域社会で生活する基盤を提供することである. 1968 年 (昭和 43 年), WHO は, 社会的リハビリテーションに関し, 以下のように規定している.「障害者が家庭, 地域社会, 職業上の要求に適応出来るよう援助したり, 全体的リハビリテーションの過程を妨げる経済的社会的な負担を軽減し, 障害者を社会に統合または再統合することを目的としたリハビリテーション過程の部分である.」

## 6. リハビリテーション医学の特徴

## 1 横割りの医学

大学医学部の各講座, 総合病院の診療科, 開業医の標榜診療科では, 内科, 外科, 小児科, 整形外科, 脳神経外科, 眼科などに分かれ, さらに内科は循環器, 消化器, 内分泌, 血液, 腎臓などに, 外科も消化器, 呼吸器, 心臓血管など専門分化されている. これらの科が「縦割りの医学」とするなら, リハビリテーション医学は老年医学, プライマリケア医学, 総合診療科などと同様に「横割りの医学」ということができる. すなわち, リハビリテーション医学は次第に対象を広げ, 現在では, ほとんどの診療科の患者が対象となっている. これら各診療科の病気に起因する何らかの障害や, 障害を持つ可能性が予測される時にリハビリテーションアプローチを行う. 対象疾患・障害の歴史を概観すると,

最初，ポリオや戦傷兵などの末梢神経，骨関節筋などの障害へのアプローチ，その後，脳卒中をはじめとする中枢神経疾患，さらに最近では，内部障害と称される内臓諸器官（心臓，肺，腎臓，肝臓など）の不調にも対象を広げている．

## 2 障害の医学，障害予防の医学

リハビリテーション医学の対象は，一般臨床医学と異なり，疾患そのものを対象にしているわけではない．直接の対象となるのは，関節機能障害，筋力低下，神経筋の協調性障害などや高次脳機能障害（記銘・記憶，注意力，物事の判断，計画性など）などから生じる生活場面での障害（身の回りの動作などの障害など）あるいは社会生活・職業生活で生じる不具合などの障害が対象となる．しかし，障害の原因となった疾患を知らなくてよいということではない．例えば脳の病気によって生じた障害を考えた場合，原因が脳卒中なのか脳腫瘍なのかによって，その後の障害の予後も異なるし，リハビリテーションの進め方や方法なども相違がある．すなわち，脳卒中では，合併症の増悪などない状態であれば，再発しない限り後遺障害が増悪することは通常ないが，脳腫瘍では，同じ中枢神経疾患でも硬い頭蓋骨に包まれた空間のなかで無制限に増大する悪性腫瘍はもちろんのこと良性でも中枢神経などへの圧迫が増すことで障害が増悪する．このように障害の原因疾患を知っておくことは重要である．障害予防に関しては，例えば心臓の栄養血管である冠状動脈の閉塞によって起こる心筋梗塞などでは，急性期のカテーテルによる血管内治療により心機能障害をほとんど生じなくて済む場合もあるが，その際も，以後の再発予防として適切な運動療法が必要とされる．このようにリハビリテーション医学では，すでに生じた身体機能の障害に対するアプローチだけでなく，障害予防としての取り組みもなされている．特に最近は高齢化の進行に伴

い，健康寿命が叫ばれ，平均寿命と健康寿命の差が10年前後もあるという現状から，高齢者が介護状態になることを積極的に予防する介護予防の取り組みも行われている．

## 3 粘り強い医学，必要に応じ代償を用いる医学

リハビリテーション医学では，障害の状態を極力軽くしたり，あるいは障害を防ぐため理学療法，作業療法，言語療法などの治療アプローチを行うが，それでも後遺障害をすべては防げない場合も多い．そこであきらめるのではなく，他の代償手段を用いることで対応できる場合がある．例をあげると，脳卒中で半身に麻痺がある患者に，麻痺の回復促進治療とともに非麻痺側の筋力維持強化を行ったが，杖歩行における麻痺側下肢の前方振り出し時，足先が十分に挙上できず床の引き摺り歩行を呈することがある．このような歩行障害の患者に対し，足先を上方に引き上げる作用のある装具というものを用いることで，足先が床に接触することなく，安全に歩行可能となる．このように麻痺の回復が進まない，あるいは限界に達した場合，そこであきらめるのではなく補助具使用による安全な歩行獲得が可能となる．別の例では，手の変形や筋力低下などで食事が思うようにできない場合，特別な自助具を用いることで比較的スムーズに食事が可能となる．さらに，脳卒中における利き手の麻痺の回復が思わしくない場合，非利き手のトレーニングにより利き手に近い機能を獲得することで書字などが可能になる．このようにリハビリテーション医学は生物学的レベルの障害の回復改善に最大の介入を行うとともに，障害が一部残存した場合でも，あきらめるのではなく生活場面などで支障のないよう特別な器具・用具を用いたり，身体の健常な部位で補うなど代償方法が存在するのも特徴の一つである．

## 4 健康増進への応用

わが国は，世界に類を見ない，未曾有の高齢化社会が到来しており，しばらくはさらにその度合いが進行すると思われる．また世界的に見ても長寿国である．しかし，現状においては，健康寿命という言葉が取り沙汰されており，人生の最期を迎える前には程度の差はあれ大方の人が病気や体調不良で通常の生活が送れない状態になる．このような状況を考える時，最期まで健康を保ちながら有意義でQOLの高い生活・人生を維持できるというのが理想である．そのためには，運動を科学的見地から用いる運動療法は栄養学などとともに健康増進に関しても応用の可能性があり，実践されている．今後さらに増大が予想される認知症予防にも効果が期待されている．

## 5 対象者の能動的意思の必要性，治療に対する協力

一般臨床医学では，治療手段として薬物，放射線，手術などを用いる．もちろん薬物療法では，処方通りに服用時間，回数などを守るための患者の意思を要するが，他に自ら何かを行うことは通常ない．手術や放射線治療は，基本的に受け身の治療ということができる．それに対し，リハビリテーション分野の治療は，基本的に治療に対する患者の能動的・積極的意思や治療に対する協力が不可欠な要素である．もちろん意識障害がある時の廃用症候群予防のための他動的な関節運動や臥位での肢位調整などの他動的措置も存在するが，このような自己の意思を伴わない治療は，意識がない時期に廃用症候群の予防策として行うものであり，リハビリテーションのほとんどのアプローチは，患者の能動的意思を必要とするし，そうでなければ効果が望めない．また，退院後，在宅生活を送る際も，このような自らの意思が働かないと身体機能の維持が困難となる．このようにリハビリテーションにおける治療の多くは，自発的意思というものが極めて重要になる．

## CLOSER-LOOK BOX

医学的リハビリテーションのキーワードの一つともいえる早期離床・早期歩行は，現在では種々の外科治療はじめ一般医療にかなり浸透している状況にあるが，早期離床の考えが広まるきっかけになった歴史的事実を以下振り返ってみよう．

1938年（昭和13年），アメリカの開業医ダニエル・J・ライトハウザーは，38歳の男性に虫垂炎手術を行った．当時アメリカでも術後最低1週間の安静臥床が一般的であった．しかし，その男性は，仕事の都合を理由に手術当日退院した．退院後の経過は，良好で抜糸前に，通常生活に復帰できた．

ライトハウザー医師は，以前から安静臥床に疑問を持っていたが，この患者の結果を受け，すべての腹部手術後に早期離床・早期歩行を適用するようになった．

その結果，従来の安静第一主義に比べ，安静臥床による合併症の発生や，体力の低下がはるかに少なく，全身体力の回復良好で，食思良好，術創の治癒まで早いという結果であった．

その後，第二次世界大戦が勃発し，病床不足をきたしたことも影響し，早期離床・早期歩行の考えが促進された．

以下は，早期離床・早期歩行を裏打する安静の害の実験を示す．

ミネソタ大学とコーネル大学の共同研究で兵役免除の代わりに奉仕義務を課された若者に対し，6週間の絶対安静をとらせた結果，カルシウムと窒素のバランスがネガティブ，尿中ビタミン排泄の著明な増加，心耐久性の著しい低下（絶対安静前の運動負荷テストで心拍数1分間120拍が，安静終了後同一負荷テストで160拍）をきたし，心耐久性の低下が，元に戻るのに6週間要した．このように実験的に安静の害（廃用

症候群）が示された.

## RELATED STUDY

居住する地域におけるノーマライゼーション思想の具現化の例をあげてみよう.

## FURTHER READING

1. 砂原茂一：リハビリテーション，岩波新書，1980
  日本におけるリハビリテーションの黎明期から，その発展に寄与し，わが国で最初に設立された理学療法士・作業療法士養成校の初代学院長でもある著者による書で，リハビリテーションの概念，理念，流れなど全般にわたって詳細かつ，初心者に理解しやすいように平易に記載されている．全体を通して読んでほしい書である.

2. 上田　敏：リハビリテーション医学の世界—科学技術としてのその本質，その展開，そしてエトス—，三輪書店，1992

リハビリテーションの哲学・理念・概念に関する詳細な解説はもちろん，リハビリテーションを進めるうえで必要な目標指向的アプローチ，リハビリテーションプログラム，廃用症候群，障害に対するアプローチなどにも言及している．リハビリテーションの神髄に触れることのできる書である.

### 文　　献

1) 栢森良二：学生のためのリハビリテーション医学概論，第2版，医歯薬出版，2011
2) 上田　敏：リハビリテーションの思想（第2版）〈増補版〉人間復権の医療を求めて，医学書院，52-58，86-92，2004
3) 砂原茂一：リハビリテーション，岩波新書，18-21，100-102，1980
4) 上田　敏：ICFの理解と活用—人が「生きること」「生きることの困難（障害）」—，萌文社
5) 上好昭孝ほか：リハビリテーション概論，永井書店，2009

（天満和人）

# 2. 疾病と障害構造

## 学習目標

- 国際疾病分類を理解する.
- 障害分類の歴史的経緯を理解する.
- 国際生活機能分類による障害構造を理解する.

## エッセンス

疾病の国際分類は 1900 年の国際疾病分類に始まり, 現在は改定第 10 版の ICD-10 が広く用いられている. 一方, 障害の分類は 1980 年に WHO 総会で採択された国際障害分類 (ICIDH) が最初であり, ICIDH の改定版として国際生活機能分類 (ICF) が 2001 年に WHO 総会で採択された. ICF の特性は, ICIDH が障害にのみスポットライトを当てていたのに対し, 肯定的部分 (残存している生活機能) を含めたこと, 構成要素に背景因子を組み入れたことである. 分類リストが生活機能をほぼ網羅している ICF は, それゆえに臨床で評価ツールとして使いづらい側面を否定できない. これに対して, 病期や疾患によってカスタマイズした ICF コアセットも開発されている.

## 1. 疾病の分類

疫学全般や健康管理のため疾病に関するデータを記録, 分析することは重要であり, そのために疾病の分類は欠くことができない. 現在, 「疾病及び関連保健問題の国際統計分類 (International Statistical Classification of Diseases and Related Health Problems:以下「ICD」と略)」が国際的統一基準として用いられている. わが国では, ICD-10 (2003 年版) に準拠した「疾病, 傷害及び死因の統計分類」を作成し, 統計法に基づく統計調査に使用されるほか, 医学的分類として医療機関における診療録の管理等に活用されている.

### 1 国際疾病分類 (ICD)

国際疾病分類 (ICD) とは, 異なる国や地域から, 異なる時点で集計された死亡や疾病のデータの体系的な記録, 分析, 解釈および比較を行うため, 世界保健機関憲章に基づき, 世界保健機関 (WHO) が作成した分類である. 1900 年 (明治 33 年) に初めて国際会議で承認され, 以降, WHO において約 10 年ごとに改訂が行われ, 現行の ICD-10 は平成 2 年 (1990 年) に WHO 総会において承認されたものである. 明治 33 年 (1900 年) の ICD での分類項目数は 179 項目 (細項目はなし) であったが, 現行の ICD-10 では 2,053 項目 (細項目 14,609) と増加している. 現在, ICD-11 への改訂に向けた作業が行われている.

### 2 DSM〈精神障害の診断・統計マニュアル〉

精神疾患の分類には ICD-10 と並んで, アメリカ精神医学会の精神障害の診断・統計マニュアル (Diagnostic and Statistical Manual of Mental Disorders:DSM) が普及している. DSM-I

## 2. 疾病と障害構造

表1 機能・形態障害，能力障害，社会的不利の定義

| 区分 | 機能・形態障害 impairment | 能力障害 disability | 社会的不利 handicap |
|---|---|---|---|
| 定義 | 保健活動の経験のなかでは，機能・形態障害とは心理的，生理的又は解剖的な構造又は機能のなんらかの喪失又は異常である | 保健活動の経験のなかでは，能力障害とは，人間として正常と見なされる方法や範囲で活動していく能力の，(機能・形態障害に起因する)なんらかの制限や欠如である | 保健活動の経験のなかでは，社会的不利とは，機能・形態障害や能力障害の結果として，その個人に生じた不利益 (disadvantage) であって，その個人にとって (年齢，性別，社会文化的因子からみて) 正常な役割を果たすことが制限されたり妨げられたりすることである |

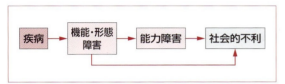

図1 ICIDH の概念モデル

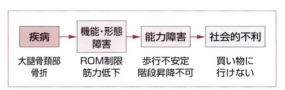

図2 ICIDH の例

(1952年(昭和27年))，DSM-Ⅱ(1968年(昭和43年))，DSM-Ⅲ(1980年(昭和55年))，DSM-Ⅲ-R(1987年(昭和62年))，DSM-Ⅳ(1994年(平成6年))に引き続き，2013年(平成25年)にDSM-Ⅴが刊行された．ICD-10と，精神疾患名が異なるものもあり，注意が必要である．

## 2. 国際障害分類 (ICIDH)

国際的な死因・疾病の分類の歴史は1900年(明治33年)まで遡ることができるが，死因や疾病とは独立した障害の分類は1980年(昭和55年)の「WHO 国際障害分類 (International Classification of Impairments, Disabilities, and Handicaps: ICIDH)」が初めてである．ICIDH は ICD の補助分類として発表された機能・形態障害と社会的不利に関する分類として，統計，研究，臨床，社会政策，教育などさまざまな分野で使用されてきた．

ICIDH では，障害を機能・形態障害，能力障害，社会的不利に分類した．機能・形態障害とは，内的な異常である病気が顕在化した(気づかれた)ものであり，実際の生活遂行能力に影響を生み出した状態が能力障害であり，これらのために社会的役割が果たせず，不利益な状態に置かれることが社会的不利であると定義された(表1)．

ICIDH による疾病と障害の関係性を図1に示す．この概念モデルでは，機能・形態障害の原因は疾病であり，機能・形態障害から能力障害や社会的不利が派生したと考えられる．大腿骨頸部骨折を例にとって図2に示す．大腿骨頸部骨折によって，股関節の関節可動域制限や筋力低下を生じた．その結果，歩行が不安定となり，階段昇降ができないなどの歩行障害を生じた．歩行障害のため，独りでマーケットに買い物に行くことができなくなった例をとると，ICIDH の概念モデルで上手く説明できる．しかし，ICIDH の概念モデルでは，機能・形態障害，能力障害，社会的不利が階層化されて考えられているため，能力障害や社会的不利の原因が機能・形態障害に帰結する．すなわち，能力障害や社会的不利を改善するためには機能・形態障害にアプローチする必要がある．機能・形態障害が改善しなければ能力障害や社会的不利は変化しないという考え方になる．

また，疾病構造の変化，高齢化により，ICIDH

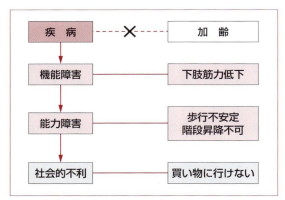

図3　加齢が起因となった障害の例

の概念モデルに当てはまらない例も出てきた. 図3の例を考えてみよう. 加齢（老化）によって下肢筋力が低下（機能・形態障害）したため, 歩行に杖を必要とし, 階段昇降ができないという能力障害を生じる. そのため, 独りでマーケットに買い物に行けない社会的不利が生まれる. この例では, 機能・形態障害, 能力障害, 社会的不利の関係はICIDHモデルで説明できるが, 機能・形態障害の起因となった加齢は生理的変化であるため障害の起因となるべき疾病が存在しないこととなる. また, 同じレベルの機能・形態障害があったとしても, バリアフリーの環境で生活している人と, バリアフリーの整備が遅れている環境で生活している人では, 能力障害や社会的不利のレベルが異なってくる. このようなICIDHの問題点に対し, 1990年からの改定検討では, 特に環境因子に焦点が当てられた. 2001年, ICIDHの改定版として, WHO総会で国際生活機能分類が採択された.

## 3. 国際生活機能分類（ICF）

国際生活機能分類（International Classification of Functioning, Disability and Health：ICF）の目的は, 健康状況と健康関連状況を記述するための, 世界共通の言語と概念的枠組みを提供することである. ICFは, 利用者がさまざまな領域における個人の生活機能, 障害および健康について記録する共通言語となる. 生活機能（functioning）とは心身機能・身体構造, 活動, 参加のすべてを包括し, 障害（disability）は機能構造障害, 活動制限, 参加制約のすべてを包括している. さらに, ICFには構成概念と相互作用するものとして環境因子が含まれている.

### 1 生活機能と障害（表2）

生活機能は心身機能・身体構造, 活動と参加で構成される.

#### 1）心身機能・身体構造

心身機能（body functions）とは, 身体系の生理的機能である. 身体とは人体構造のすべてを指す. したがって脳とその機能である精神的（または心理的）機能は心身機能に含まれる. 心身機能に含まれるリストは, 精神機能, 感覚機能と痛み, 音声と発話の機能, 心血管系・血液系・免疫系・呼吸器系の機能, 消化器系・代謝系・内分泌系の機能, 尿路・性・生殖の機能, 神経筋骨格と運動に関連する機能, 皮膚および関連する構造の機能である（表3）.

身体構造（body structures）とは, 器官・肢体とその構成部分などの, 身体の解剖学的部分である. 身体構造に含まれるリストは, 神経系の構造, 目・耳および関連部位の構造, 音声と発話に関わる構造, 心血管系・免疫系・呼吸器系の構造, 消化器系・代謝系・内分泌系に関連した構造, 尿路性器系および生殖系に関連した構造, 運動に関連した構造, 皮膚および関連部位の構造である（表3）.

心身機能・身体構造の否定的側面である機能構造障害（impairments）とは, 著しい変異や喪失などといった, 心身機能または身体構造上の問題である. 構造面の障害には, 奇形・欠陥・欠損, その他の身体構造の著しい変異が含まれる.

2. 疾病と障害構造　19

表2　生活機能と障害，背景因子

| | 生活機能と障害 | | 背景因子 | |
|---|---|---|---|---|
| 構成要素 | 心身機能<br>身体構造 | 活動と参加 | 環境因子 | 個人因子 |
| 領域 | 心身機能<br>身体構造 | 生活・人生領域<br>（課題・行為） | 生活機能と障害への外的影響 | 生活機能と障害への内的影響 |
| 構成概念 | 心身機能の変化<br>（生理的）<br>身体構造の変化<br>（解剖学的） | 能力<br>標準的環境における<br>課題の遂行<br>実行状況<br>現在の環境における<br>課題の遂行 | 物的環境や社会的環境，人々の<br>社会的な態度による環境の特徴<br>がもつ促進的あるいは阻害的な<br>影響力 | 個人的な特徴の影響力 |
| 肯定的側面 | 機能的・構造的統合性 | 活動参加 | 促進因子 | 非該当 |
| | 生活機能 | | | |
| 否定的側面 | 機能障害<br>（構造障害を含む） | 活動制限<br>参加制約 | 阻害因子 | 非該当 |
| | 障　害 | | | |

機能障害には，細胞や分子レベルは含まれていない．

### 2）活動と参加

　活動（activity）とは，課題や行為の個人による遂行のことである．活動の否定的側面である活動制限（activity limitations）とは，個人が活動を行うときに生じる難しさのことである．

　参加（participation）とは，生活・人生場面への関わりのことである．参加の否定的側面である参加制約（participation restrictions）とは，個人が何らかの生活・人生場面に関わるときに経験する難しさのことである．

　活動と参加は単一のリスト（項目）として示されており，学習と知識の応用，一般的な課題と要求，コミュニケーション，運動・移動，セルフケア，家庭生活，対人関係，主要な生活領域，コミュニティライフ・社会生活・市民生活が含まれる（**表3**）．

　活動と参加は実行状況と能力の2つの評価点によって評価される．実行状況とは，個人が現在の環境のもとで行っている活動と参加を示す．

現在の環境には社会的状況を含み，個人に機能障害がない場合でさえ，社会環境が原因となって問題が生じることがある．能力とは課題や行為を遂行する個人の内在能力を示す．個人の完全な能力を評価するためには「標準化された」環境で行うことが必要である．能力と実行状況の間にギャップがあれば，実行状況を改善するために個人の環境に対して何をすべきかについて有用な情報を提供できる．

### 3）活動と参加のリストの使い方

　前述のように，活動と参加は単一のリストを用いている．これは，ICF作成過程において，領域ごとに「活動」と「参加」を区別することが難しかったこと，同様に「個人」と「社会」の観点の区別も難しかったこと，国際的多様性，専門職種間，理論的枠組み間でのアプローチの相違などによる．したがって，ICFでは「活動」と「参加」の関係をどのようにするか4つの選択肢（**表4**）を提示し，決定は利用者に委ねられている．

## 表3 ICF の第1レベルの分類

### 心身機能

| 分類 | 内容 |
|---|---|
| 1. 精神機能 | 全般的精神機能（意識，活力，欲動など） |
| | 個別的精神機能（記憶，言語，計算など） |
| 2. 感覚機能と痛み | 視覚，聴覚，味覚，痛みの感覚など |
| 3. 音声と発話の機能 | 音声と発話を産生する機能 |
| 4. 心血管系・血液系・免疫系・呼吸器系の機能 | 心血管系（心臓および血管），血液系と免疫系（造血および免疫），呼吸器系（呼吸と運動耐容能）に関する機能 |
| 5. 消化器系・代謝系・内分泌系の機能 | 食物摂取，消化，排泄に関する機能，代謝に関する機能，内分泌腺に関する機能 |
| 6. 尿路・性・生殖の機能 | 排尿機能，生殖器の機能（性機能，生殖機能） |
| 7. 神経筋骨格と運動に関連する機能 | 運動と可動性の機能，関節・骨・反射・筋の機能 |
| 8. 皮膚および関連する構造の機能 | 皮膚・毛・爪の機能 |

### 身体構造

| 分類 |
|---|
| 1. 神経系の構造 |
| 2. 目・耳および関連部位の構造 |
| 3. 音声と発話に関わる構造 |
| 4. 心血管系・免疫系・呼吸器系の構造 |
| 5. 消化器系・代謝系・内分泌系に関連した構造 |
| 6. 尿路性器系および生殖系に関連した構造 |
| 7. 運動に関連した構造 |
| 8. 皮膚および関連部位の構造 |

### 活動と参加

| 分類 | 内容 |
|---|---|
| 1. 学習と知識の応用 | 学習，学習した知識の応用，思考，問題解決，意思決定 |
| 2. 一般的な課題と要求 | 課題の遂行，日課の調整，ストレスへの対処 |
| 3. コミュニケーション | メッセージの受信・発信，会話の遂行，コミュニケーション器具や技術の使用 |
| 4. 運動・移動 | 姿勢・位置の変化，移乗（ある場所から他の場所へ乗り移る），移動（物を運ぶ，動かす，操作する，歩く，走る，昇降する，交通手段を用いる） |
| 5. セルフケア | 自分の身体のケア，洗体および拭き乾かす，全身や身体各部の手入れをする，更衣，食べる，飲む，健康管理に注意する |
| 6. 家庭生活 | 住居・食料・衣服・その他必需品を入手する，掃除や修繕，家庭用品の手入れ，他者の支援 |
| 7. 対人関係 | 状況に見合った社会的に適切な方法を用いて人々と基本的で複雑な相互関係をもつために必要な行為や課題の遂行 |
| 8. 主要な生活領域 | 教育，仕事と雇用 |
| 9. コミュニティライフ・社会生活・市民生活 | 家族外での組織化された社会生活，コミュニティライフ，社会生活や市民生活に従事するのに必要な行為や課題 |

### 環境因子

| 分類 | 内容 |
|---|---|
| 1. 生産品と用具 | 個人の身近な環境において，採集，創作，生産，製造された自然または人工的な生産品や生産品のシステム・装置・器具 |
| 2. 自然環境と人間がもたらした環境変化 | 自然（物的）環境における生物的な要素と無生物的な要素．環境のうち，人間によって変えられた構成部分，その環境における住民の特徴 |
| 3. 支援と関係 | 家庭，職場，学校，遊びの場，その他日常的な活動場面において，身体的あるいは心情的に人へ支援を提供したり，養育したり，保護したり，介助したり，人間関係を結んだりする人間や動物．支援を提供する人々の態度は含まれない |
| 4. 態度 | 習慣，慣行，イデオロギー，価値観，規範，事実に関する信念，宗教的信念によって現れる態度 |
| 5. サービス・制度・政策 | 1. サービス：利益を提供し，組織化されたプログラムや事業を供給するもの．公的，私的，任意的がある<br>2. 制度：社会のさまざまな部門でのサービスやプログラム，その他の基盤整備的活動を組織するために，権限ある機関によって制定された行政的統制と監視機構<br>3. 政策：行政機関あるいはその他権限ある機関によって制定された規則，規制，基準 |

表4 活動と参加のリストの使い方

| 活動と参加のリストの使い方 | 詳細 |
|---|---|
| 1. 活動の領域と参加の領域を明確に区別する場合 | 領域によって参加と活動のいずれかに分ける。1つの領域が活動と参加の両方に所属することはない。どの項目を活動/参加にするかは利用者が決定する |
| 2. 活動の領域と参加の領域とが部分的に重複する場合 | 領域によって活動と参加のいずれかに振り分けられるが、一部の領域は活動と参加の両方の項目として解釈される。ただし、重複する領域の評価点は活動と参加で同じでなければならない |
| 3. 活動では詳細なカテゴリーを示し、参加では大まかなカテゴリーを示し、それが重複する場合としない場合 | 同じ領域に活動と参加の両方を適用する場合、参加を第1レベルに限局し、活動には第3あるいは第4レベルを用いる。領域によってはすべてを活動、あるいは参加としてもよい |
| 4. 同じ領域を活動と参加の両方に用いる場合で、完全な重複を伴う | 活動と参加のリストにおけるすべての領域が、活動でもあり、参加でもあると考える。この場合、能力の評価点を活動として、実況状況の評価点を参加とみる |

## 2 背景因子

ICFの特性の一つとして背景因子（contextual factors）を構成概念に入れたことがある。背景因子は環境因子と個人因子で構成される。

### 1）環境因子

環境因子（environmental factors）は、人々が生活し、人生を送っている物的な環境や社会的環境、人々の社会的な態度による環境を構成する因子である。健康状態が同一でも環境が異なれば、個人の実行状況も変わることは容易に想像される。ある人の環境において、それが存在しないこと、あるいは存在することにより、生活機能が改善し、障害が軽減されるような因子を促進因子（facilitators）という。逆に、ある人の環境において、それが存在しないこと、あるいは存在することにより、生活機能が制限され、障害を生み出すような因子を阻害因子（barriers）という。促進因子が含まれる環境は個人の実行状況を向上させ、阻害因子が含まれる環境は個人の実行状況を制限する。阻害因子がなくとも促進因子のない環境においても同じく個人の実行状況が制限されることがある。環境因子には、生産品と用具、自然環境と人間がもたらした環境変化、支援と関係、態度、サービス・制度・

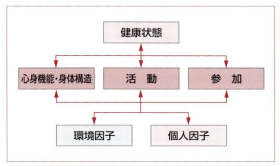

図4 ICFの構成要素

政策が含まれる（**表4**）。

### 2）個人因子

個人因子（personal factors）とは、個人の人生や生活の特別な背景であり、健康状態や健康状況以外のその人の特徴からなる。個人因子はICFの分類には含まれていないが、性別、人種、年齢、その他の健康状態、体力、ライフスタイル、習慣、生育歴、困難への対処方法、社会的背景、教育歴、職業、過去および現在の経験、行動様式、性格、個人の心理的資質、その他の特質などが含まれる。個人因子は、どのレベルの障害においても影響するが、環境因子と異なり、促進因子も阻害因子もない。

22 第1部　リハビリテーションの理念と目的

**表5　大腿骨頚部骨折の事例**

事例：75歳，女性

　6ヵ月前に自宅の居室で転倒し，右大腿骨頚部骨折により入院し，人工骨頭置換術が施行された．2ヵ月で自宅に退院した．自宅は2階建ての持ち家で，居室は1階にある．息子夫婦との3人暮らしである．孫2人は独立し県外に居住している．息子夫婦は共働きで，日中は事例1人となる．週3回，デイケアに通っている．

　事例の身体機能は，右股関節屈曲，内旋可動域に制限があり，右下肢筋力は低下している．記銘力の低下がみられるが，見当識の障害はない．屋内は，1本杖歩行が可能で，階段は手すりを使えば上り下りできる．屋外は，歩行器がないと難しい．身の周り動作は自立している．自宅の浴槽は深く，出入りに介助を要するため，独立心の強い事例はデイケアで入浴を済ませている．家事のほとんどは息子夫婦が担当しているが，昼食の準備と片付けと居室の掃除は事例が行っている．外交的な性格で，受傷前は趣味の絵画教室に通っていたが，居所が都市郊外で公共交通機関が少なく，現在はデイケア以外ほとんど外出はない．

| 構成要素 | 生活機能と障害 | | 背景因子 | |
|---|---|---|---|---|
| | 心身機能<br>身体構造 | 活動・参加 | 環境因子 | 個人因子 |
| 領域 | 心身機能<br>身体構造 | 生活・人生領域<br>（課題・行為） | 生活機能と障害への外的影響 | 生活機能と障害への<br>内的影響 |
| 事例 | ・右股関節屈曲，内旋可動域に制限あり<br>・右下肢筋力が低下している<br>・記銘力が低下している<br>・見当識障害はない | ・屋内は1本杖歩行が可能<br>・屋外は歩行器が必要<br>・階段昇降は手すりを使えば可<br>・身の周り動作は自立<br>・入浴はデイケア<br>・デイケア（週3回）<br>・昼食の準備と片付けをしている<br>・居室の掃除をしている<br>・デイケア以外ほとんど外出しない | ・自宅は2階建ての持ち家<br>・居室は1階である<br>・息子夫婦と同居している<br>・息子夫婦は共働き<br>・日中は事例1人<br>・孫2人は独立し県外に居住<br>・浴槽は深く出入りに介助を要する<br>・家事のほとんどは息子夫婦が担当<br>・都市郊外で公共交通機関が少ない | ・75歳，女性<br>・趣味は絵画である<br>・独立心が強い<br>・外交的な性格 |

## 3　ICF の構成要素間の相互作用（図4）

　ICF の特性は構成要素が双方向の相互作用をもっていることである．したがって，一つの要素に介入すると，他の要素を変化させる可能性があると考える．図4で，生活機能（心身機能・身体構造，活動，参加）の位置をみると，健康状態と背景因子（環境因子，個人因子）に挟まれている．すなわち，生活機能を健康状態と背景因子との相互作用，複合的な関係とみることができる．これは，障害を疾病の帰結としてではなく，逆に障害が健康状態に影響する可能性を示しており，ダイナミックな相互作用を提示していることも ICF の特性といえる．大腿骨頚部骨折の女性を例にあげる（表5）．

　この事例に関する情報を，表2に示す生活機能と障害，背景因子に分類すると，表5のようになる．この事例の現在の生活圏は自宅とデイケアのみと受傷前と比べて狭くなっていることがわかる．その最大の要因は，歩行機能の障害である（図5）．この事例の生活圏の拡大を目指す（外出を増やす）ことを考えるとき，(1) 右股関節可動域の改善および下肢筋力増強（身体機能），(2) 1本杖歩行の強化（活動・参加），(3) 公共交通機関の代替交通手段の確保（環境因子）の3つの側面からのアプローチがあることがわかる．このように，臨床で治療プログラムを立案する際，ICF を用いて問題点を整理するとアプローチの視点を広げることができる．

**図5 大腿骨頚部骨折事例の生活機能障害**

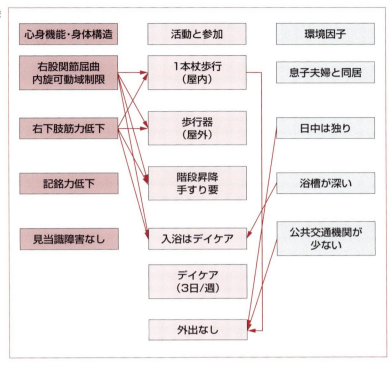

## 4 ICFの記述

ICF分類はコードで記述することによって，国際的な共通言語となっている．コードはアルファベットと数字の組み合わせで表す．コードの最初は構成要素の頭文字（心身機能：b，身体構造：s，活動：a，参加：p，環境因子：e）で表し，続いて第1レベルの項目（1桁），第2レベルの項目（2桁），第3レベルの項目（1桁），第4レベル（1桁）と表記する．ICFのコードは評価点がなければ意味はない．評価点は健康のレベルの大きさ（あるいは障害の程度）を表す．評価点は分離点の後に第1評価点，第2評価点と続ける（**図6**）．ICF分類をコード化しマスターすることは容易ではない．WHOはICF利用者に分類の使用法について研修を強く推奨している．

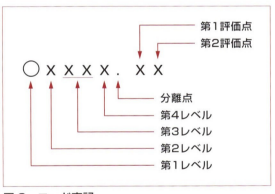

図6 コード表記

## 5 臨床での使用

ICFが2001年（平成13年）に発表されて以来，医療・福祉の垣根を越えた共通言語として定着しつつある．しかしながら，網羅的であるがゆえのコード化の煩雑さが臨床における評価ツールとしての活用を阻害してきた．この問題に対

して，ICF 研究部門（ICF Research Branch）は 2001 年（平成 13 年）の ICF 発表直後より，ICF コアセットの開発を進めてきた．臨床診療における ICF コアセットの目的は，特定の健康状態，健康状態群，医療背景に対して最も関連する ICF のカテゴリーを提示し，ICF 分類を日常診療のために実用的にすることである．言い換えれば，ICF コアセットとは，病期や疾患別にカスタマイズされた ICF セットといえる．現在，30 数種類の ICF コアセットが開発されている．

## CLOSER-LOOK BOX

カルテやリハビリテーション処方で見る診断名（病名）の多くは，ICD-10（国際疾病分類）に基づいているが，精神疾患は DSM-4（アメリカ精神医学会精神障害の診断・統計マニュアル）による場合も多く，臨床実習の学生にとって戸惑うことがあるかもしれない．疾病を理解するためには，疾病の診断基準を知っておくことが基本である．障害についても同様のことがいえる．ICF を用いて障害を分類することは，統計学的にデータを収集するためではなく，患者（対象者）を理解し，障害を軽減するためのアプローチを導き出すために必要不可欠である．さらに，障害にのみ目を向けるのではなく，肯定的部分（残存する生活機能）にも着目し，トータルなアプローチを目指して欲しい．

## FURTHER READING

文献にあげている国際生活機能分類—国際障害分類改定版—（中央法規出版）は WHO の公式マニュアルであり，ICF を学ぼうとする人はぜひ熟読することをお勧めする．また，ICF は毎年のように update されている．最新の情報を知りたい人は WHO の ICF のサイトを訪れて欲しい．

URL：http://www.who.int/classifications/icf/en/

## 文　献

1) 世界保健機関：国際生活機能分類—国際障害分類改定版—，中央法規出版，2008
2) 日本リハビリテーション医学会監訳：ICF コアセット 臨床実践のためのマニュアル，医歯薬出版，2015
3) 佐藤久夫：WHO 国際障害分類試案の内容．リハビリテーション研究 71：38-42，1992

（奥村チカ子）

# 3. 障害を持った人をどう理解し, 接するべきか

## 学習目標

- 受傷し, 障害を持った人の精神的な苦痛, 恐怖心, 不安な気持ちをまず理解する.
- 医療スタッフは, クライエントに対し痛みを共有し, 真剣に向き合う姿勢が大切である.
- リハビリテーションから社会復帰までの道のりは長い. クライエントには, 日々楽しめる プラン, 新たな体験, きっかけづくりが魅力であり, それらが回復の意欲を増進させる.

## エッセンス

　障害を持つクライエントは, 日頃から感情を持つ1人の人間として気遣われることに信頼と感謝の念を深くし, 目標達成の意欲を強く持ち続けることができる.

　理学療法, 作業療法はそれぞれが自立のために役立つ治療であるが, 機能回復を目的とするもの, 日常生活動作を再び獲得するためのもの, そして意欲や生きがいを作り出したり, 発見したりするためのものの3つに大まかに分類できると考える.

　特にリハビリテーションプロセスにおいて実施される訓練の中で, 私が興味を持ったのは, 文化刺繍や皮細工など, 物を作り出す作業で, それまでにない体験や完成する喜び, 周囲から

の評価などを味わうことができ, 新たな意欲のきっかけになった. また, 私の場合, 車いすバスケットボールやスラロームなどのスポーツにも取り組むことができ. 退院後の社会復帰を加速させたのは車いすマラソンであった.

　リハビリテーションを行っていく場合, クライエント自身の積極的な姿勢がその効果を左右するのではないかと感じた. クライエントに意欲を持たせるためには, 技術指導はもちろんであるが, クライエントと医療現場スタッフとのコミュニケーションにより, 相互の意思疎通を上手く図り機転の利いた対応が, より良い結果を招くと考える.

## はじめに

　私は30年間リハビリテーション専門病院のソーシャルワーカーとして勤務し, 現在は, 同病院の顧問として院内外のさまざまな人からの相談に対応している. 40年前, 突然歩けなくなった頃の記憶を掘り起こしつつ, 障害と向き合ってきた自分を振り返ってみたい.

## 1. 受傷と闘病

　当時22歳, 陸上自衛隊に勤務していた. そこは, 身体能力がものをいう世界で, 陸曹候補生として, 日々さまざまな厳しい訓練に汗を流していた. 元来スポーツ好きで運動能力には長けていたため, 将来を嘱望もされ, 充実した毎日を過ごしていた.

　1977年(昭和52年)8月12日, 演習場での掘削作業中に, 突然頭上の崖が崩れ, 一瞬のうち

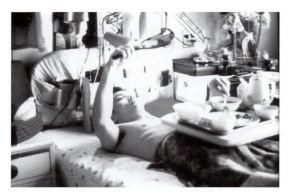

図1　闘病中（鏡を利用しての食事風景）

に土砂に生き埋めになった．仲間によって救出された後，2つの病院を経由し，救急医療病院に救急搬送された．第一腰椎圧迫骨折による両下肢機能の全廃と，左腓骨および脛骨の複雑骨折と診断され，緊急手術となった．

　4時間半に及ぶ手術が終了した後，何が起きたのか自分がどうなっているのか，まったくわからなかったが，ストレッチャーで病棟へ運ばれ病室のベッドを見たとき，おぼろげながら状況が見えてきた．4本の支柱でヤグラが立てられたベッドを目にした途端，どっと不安な気持ちが押し寄せてきた．ヤグラからぶら下がったベルトで，体を吊り下げられ，腰椎骨折部位の接合を待つこととなった．これが闘病生活の始まりであった（図1）．

　全身を動かし汗を流した訓練や演習から一転，身動きのとれない生活を強いられた日々は，身体の痛みもつらかったが，精神的な苦痛は，言葉では表しようのないものであった．当時，早期告知はまだ一般的ではなかった．激痛，感覚のない下半身，動かない足，将来に対する不安，憔悴した自分を支えてくれたのは，家族や友人，職場の同僚であったが，最も身近にいたのは医療スタッフであった．やがて，患部の腫れも引き，体中の激痛も和らぎ，腰椎骨折部の接合も定着してくると，少しずつ動けるようになった．

感覚がなく動かせない両下肢に対する不安の中，リハビリテーションが始まった．

## 2. リハビリテーション

　救急医療病院でのリハビリテーションは理学療法のみであった．リハビリテーションの初日，担当の理学療法士から目的や内容の説明を受けた．自分では動かせない足を，理学療法士が巧みに動かしている様子を見たときは，「感覚も戻り，また歩けるようになるんだ」と希望を抱いた．今から考えるとはかない望みではあったが，回復へ一歩ずつ近づくようで毎日のリハビリテーションが楽しみであった．リハビリテーションは毎日の日課となり，理学療法士と過ごす時間が多くなっていった．

　その後，リハビリテーションのための専門病院へ転院すると，理学療法だけではなく，作業療法やスポーツ療法も加わり，毎日さまざまなリハビリテーション訓練を受けることになった．

　理学療法では，上半身の筋力強化のために，マット上で鉄アレイやダンベルを使用した筋トレや，プッシュアップなどのトレーニングをした．また，現在の脊髄損傷患者のリハビリテーションではみられなくなったが，当時は起立訓練や歩行訓練も受けた．下肢装具を装着し松葉杖での歩行訓練を通して，自力歩行が実用的ではないということを実感した．それは希望を打ち砕かれるようで悲しいことではあったが，「歩けない」という現実を受け入れるきっかけともなった．おかげで，「再び歩く」ことを無駄に追うことはしなくなった．その点では意味のある訓練であったと思う（図2）．

　一方，作業療法も並行して行われた．両上肢に問題はなかったので，「どうして作業療法を行うのか」，「必要性はどこにあるのか」と，無意味に感じた．しかし，文化刺繍や革細工などさまざまな物作りを学ぶうちに，制作過程の苦労や完

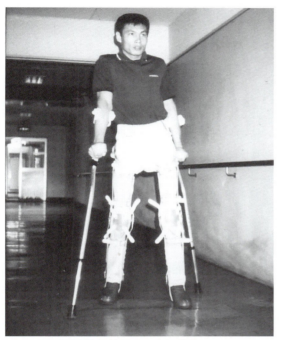

**図2 両長下肢装具着用での歩行訓練**

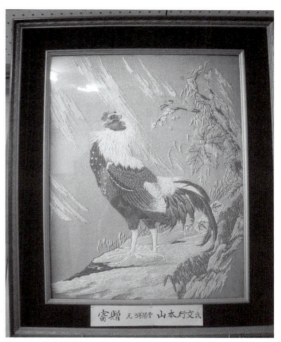

**図3 文化刺繍**

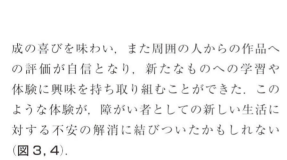

成の喜びを味わい，また周囲の人からの作品への評価が自信となり，新たなものへの学習や体験に興味を持ち取り組むことができた．このような体験が，障がい者としての新しい生活に対する不安の解消に結びついたかもしれない（**図3，4**）．

　作業療法には，3つの意義があると考える．機能回復を目的とするもの，日常生活動作の獲得を目標とするもの，そして意欲や生きがいをつくり出したり発見したりするためのものである．退院して家庭復帰が実現した後，復職できる場合はよいが，そうでない場合，日々の生活で何もやることがなく楽しみもなかったとしたら生きることの喜びは得られないと思う．何かやる気持ち，やれる自信，やりたいことを見つけるきっかけを作業療法は育み提案しているのだと考える．「その何か」があるかないか次第で，退院後の生活が，楽しく充実したものになるかどうかが，大きく変わると考える．

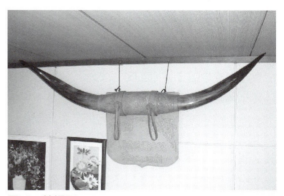

**図4 革細工**

## 3. スポーツと私

　リハビリテーションの一環として，病院施設内の体育館で，車いすバスケットボール，スラ

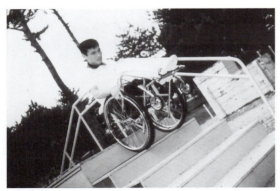

図5 車いすの操作訓練一例

ローム，やり投げなどの体験プログラムが毎日組まれていた．もともと，スポーツが好きであったということもあり，バスケットボールやスラロームは楽しみであった．上手くなりたいという思いから不慣れな車いすを早く使いこなすために時間があれば練習をしていた．訓練というよりも楽しみながら練習することで，いつの間にか体幹が鍛えられ残存機能が強化され，緩やかな坂を上ったり小さな段差を乗り越えたりできるくらいに車いすの操作も上達することができたように思える（図5）．また，仲間と一緒に汗を流すことは，気分転換になり，日々のストレス発散にもなった．スポーツを楽しむことができるほど精神的に余裕ができ，病院を出て社会復帰したいという気持ちも現実的に抱けるようになった．このときのスポーツとの出会いは，その後の人生に大きな影響を与え，そして私を支えることになった．

社会復帰後，1981年の国際障害年に，勤務地の大分で「完全参加と平等」をテーマにした「大分国際車いすマラソン大会」が開催された．国内外の多くの車いすアスリートたちが，マラソン大会に挑戦しているはつらつとした姿をメディアで見聞し，突き動かされるように，すぐに車いすマラソンへの挑戦が始まった．あれから約35年間，車いすマラソンは，ずっと私の生活の一部である．

現行の医療制度では，病院内でリハビリテーションにスポーツを取り入れることは，容易なことではないかもしれないが，創意工夫することで，既存の施設内で実践することも可能かもしれない．少なくとも障がい者スポーツに関する情報を印刷物や動画で提供することは可能だと考える．社会復帰の選択肢を増やし将来の可能性を広げるという点で，スポーツに限らず，できる限り多くの情報を提供することは重要であると考える．

## 4. 社会復帰，転職

リハビリテーションを終え，結局，歩行機能は回復しなかったものの，車いすで社会復帰することができた．車いすでの生活に戸惑いつつも，新たな仕事を覚え慣れるのに忙しい毎日であった．

いったんは元の職場に復帰したが，入院時に私を支えてくれた病院スタッフの仕事の印象が，献身的でやりがいがあり魅力的であったことと，自分の体験や経験を生かすことができるかもしれないという思いで，病院のソーシャルケースワーカーに転職した．当時，車いすの障がい者が病院で働くということは，画期的なことであったと思う．障がい者雇用がある程度義務化された現在でも，障がい者でケースワーカーとして働く者は，私が知る限りではそう多くはない．私を雇用すると決めた当時の病院長にとっては，障がい者の正式採用は冒険であったのではないだろうか．振り返ってみると，クライエントと医療スタッフのパイプ役というケースワーカーとしての仕事は，車いすという私の姿を見て，近しく感じてくれるクライエントやその家族もあり，穏やかにスムーズに話が進むケースも多かったように感じる．

## 5. リハビリテーションスタッフへの提言

　理学療法士も作業療法士も，学んだ技術をフルに活用し，クライエントの身体能力を回復させたり向上させたりすることが，求められる仕事であり，そしてその結果が評価される．リハビリテーションの結果を出すためには，クライエントとの信頼関係の確立や，クライエントに意欲を持たせ，それを失わせないこと，さらに心へのアプローチも必要になるであろう．対象者であるクライエントは，人間である．人間である以上，必ず感情があることを意識するのは必要不可欠なことであると考える．

　脊髄を損傷している私は，見た目に明らかである両下肢機能障害のほかに，直腸機能や排泄機能にも障害がある．歩行できないことはもちろん大変なことであるが，便意や尿意を感じなかったり自然な排泄ができなかったりということは，精神的にも苦痛であり，自尊心を傷つけられることでもある．入院時の看護師による摘便は，みじめさをより強く感じる時でもあった．ある日，理学療法中に，マット上で装着している集尿器が外れて尿が漏れた．人前で尿を漏らしてしまった恥ずかしさと屈辱感に，体が硬直してしまった．「もうここには来れない」と思ったとき，私の思いを察してくれたのだろう．担当の理学療法士が，周囲の人たちに気づかれないよう処理してくれた．その機転の利いた対応のおかげで，その後も毎日休まず訓練を続けることができた．

　障がい者としての人生の中で，障害がゆえに自尊心を傷つけられ，また失った機能や能力がゆえに，さらに屈辱さえも味わわなければならないことは少なくなかった．その都度，単に理学療法士や作業療法士として接するのではなく，クライエントである私を，感情のある1人の人間として気遣ってくれたことに深く感謝している．

　クライエント自身のリハビリテーションに対する積極的な姿勢が，その効果を左右する．クライエントと医療現場のスタッフ間のコミュニケーション不足や，相互の意思疎通が上手くいかないと，クライエントの不安感は増大し，リハビリテーションに対する意欲はそがれ，訓練拒否になってしまう可能性さえある．意欲のない状態で行う訓練では，良い結果を得ることはあまり期待できるものではない．

　忙しい毎日を過ごしていると，目の前のクライエントの外見的なところだけをとらえ，今，どうしてこの人が訓練をすることになったのかということにまで，思いを巡らす余裕を持てないかもしれない．また，リハビリテーションが問題なく順調に進んでいる他のクライエントと比較してしまいがちになるかもしれないが，クライエント1人1人が，失ってしまったものや失いつつあるものに思い悩んでいることをおもんぱかり，人間として，そして，理学療法士や作業療法士として向き合い支えてもらいたいと思う．私は，そんな人間的な療法士の人々に支えられて，社会に復帰することができたと思っている．

### おわりに

　かつて私が入院していた頃とは異なり，現行の医療制度では，リハビリテーションの期間も厳しく制限されている．限られた期間で，より効果を上げるためには，クライエントを囲む医療スタッフやソーシャルケースワーカーが，それぞれの技術を結集し，誠意と思いやりを持ってクライエントと向き合い，役割を果たすチームワークが重要ではないかと考える．

　リハビリテーションを受ける立場から提供する側になり，約30年間勤続できたのは，私を取り巻く多くの職員の理解や協力によるものであると感謝している．

（山本行文）

# 4. チームアプローチの意義と問題・展望

## 学習目標

- チーム医療，チームアプローチの意味を理解する．
- チームの構成と特質を理解する．
- チームアプローチの意義と必要性を理解する．
- チームアプローチの阻害因子と促進因子を整理し，その重要性を知る．

## エッセンス

リハビリテーション医療の対象は，障害そのものや健康問題だけではなく，社会生活を営むその人個人，いわゆる地域とかかわりを持って生活者として生きている人間であるととらえることが重要である．これらリハビリテーションの目標とするところは，1人の生活者としての人間が，生活の再建，人生の再建に向かって「その人らしく生きる権利の回復」が得られるよう援助することである．われわれはその目標に向かいどのような支援を行うべきか，つまりその人のQOL（生活の質）の向上やノーマライゼーションの理念を目指して，患者中心のリハビリテーション活動を行わなければならない．そのため

には，個別性の高いニーズに対応し，サービスに連続性を持たせていくことが重要であり，複数の専門職による共同作業が求められることになる．したがって，リハビリテーション医療が"全人的かつ包括的な復権"を目的としている限り，チームアプローチは必然であり，リハビリテーションの手段として必要不可欠といっても過言ではない．

そこで本項では，リハビリテーション医療の根幹ともいえるチームアプローチの意義と目的を再確認するとともに，その重要性について述べ，阻害因子および促進因子の側面からも整理してみたい．

## 1. チーム医療とは？

チーム医療という言葉には，複数の医療従事者が医療にかかわるということが含意されている．

厚生労働省は，チーム医療推進に関する検討報告書の中で「医療に従事する多種多様な医療スタッフが，各々の高い専門性を前提に，目的と情報を共有し，業務を分担しつつも互いに連携・補完し合い，患者の状況に的確に対応した医療を提供すること」と一般的に理解されていると提示した（厚生労働省，2010）．また，看護師

の間では比較的古くから使われており，1970年代には「総合医療を目指すチームの成員相互の民主的な協働関係」という意味で使用されている例がある[1]．細田は「医療の現場では，医療従事者，患者，患者家族それぞれが，公式の普遍性を備えた知識と，自分が生きているなかでその場その場により得てきた情報とをもって存在している．医療従事者の間でも，医師，看護師，薬剤師，理学療法士，作業療法士，言語聴覚士など，職種によってそれぞれ異なる知識と情報を共有している．知識に関しては同じ職種同士では比較的統一化されているが，情報に関しては多様性の幅は広い．チーム医療とは，異なる

**表1　チームアプローチモデルの定義**

| モデルの類型 | 定　義 |
|---|---|
| 多学際的チーム<br>マルチディシプリナリーモデル<br>(multidisciplinary team) | チームに課せられた人命にかかわる可能性がある緊急な課題を達成するために，しばしば一人の人物の指示により，チームの中で与えられた専門職としての役割を果たすことに重点を置く |
| 学際的チーム<br>インターディシプリナリーモデル<br>(interdisciplinary team) | チームに課せられた複合的な，しかし緊急性がなく直接人命にかかわることが少ない課題を達成するために，各専門職がチームの意思決定に主体的に関与し，それぞれの役割を協働・連携しながら果たすことに重点を置く |
| 超学際的チーム<br>トランスディシプリナリーモデル<br>(transdiscilinary team) | チームに課せられた課題を達成するために，各専門職がチームの中で果たすべき役割を，意図的・計画的に専門分野を超えて横断的に共有した「役割開放 (role release)」を行う |
| チームは与えられた課題を達成するために最も適したモデルを用いるものであり，実際のチームは達成すべき課題の多様性ゆえに，多様なモデル（意思決定の方法と役割開放の有無のさまざまな組み合わせ）を用いる可能性がある | |

（文献3より引用，一部改変）

知識と情報を持つ者同士が，その知識と情報に基づいて自由にコミュニケートしあう中で最適な医療をみつけていく営為（おこない・いとなみ）」と述べている[2]．つまり，チーム医療とは，各領域のプロフェッショナルおよび有力な情報を持ちうる人々から構成される組織によって遂行される医療ととらえることができる．

# 1 チームアプローチとは？

まず，チームアプローチを「チーム」と「アプローチ」とに分けて考えてみよう．チームとは一体どういった意味があるのか．一般的に社会に実在する「チーム」はスポーツチーム，チームワークなど多種多様であるように，われわれのその言葉に対する意味の理解も多種多様である．広辞苑では，「①共同で仕事をする一団の人（プロジェクトチーム）②二組以上に分かれて行う競技のそれぞれの組（チームのために頑張る，野球チーム）」と書いてある．菊地は「チームは与えられた課題を達成するために最も適したアプローチモデルを選択するものであり，選択したアプローチモデルに合わせてチーム内の地位と役割，つまりチームの構造を変化させている」と述べ[3]，チームアプローチの定義を**表1**に示している．

リハビリテーション医療においては，専門家

と患者（サービス利用者）との関係は「パートナーシップ」とも言うことができる．すなわち，チームとは「共通の目的，目標達成」のために構成される組織形態と考えることができ，「アプローチ」とのことばを組み合わせることで，チームアプローチとは，「目的/目標を明確に共有した小集団が，目的/目標の達成に向けて有機的に連携・協働しながら個々の役割と技能を発揮して行う能動的活動の形態」ととらえることができる．つまり，リハビリテーションの過程におけるチームアプローチとは，1人の患者あるいは，障がい者の諸問題に包括的で複数の専門職による効果的・効率的な共同作業が行われることであり，当然ながら情報の伝達・共有が不可欠である．

また，**表1**の3つのモデルで考えた場合，リハビリテーション医療においては，障害により複雑で多様なニーズを持つ患者を対象とし，そのニーズ達成のために必然的に多くの専門職がかかわることから，学際的チーム (interdisciplinary team) が，最も適切なアプローチの方法として理解され行われている．

その他，多学際的チーム (multidisciplinary team) は救命救急や手術室での医療活動，超学際的チーム (transdisciplinary team) は地域リハビリテーション活動に適しているとされている．

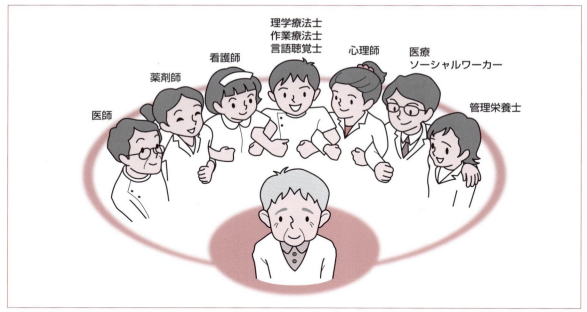

図1　患者を中心とするチームアプローチ

## 2　リハビリテーション医療に必要なチームはどんな組織？（チームワークとは？）

　現代医療は，時代の要請に応えるべく，細分化された業務と専門分化した高度で専門的な知識と技術を持ち，自らの専門分野で専門性を発揮していくことにある．しかし，一方では，専門性を分化するあまり，縦割的な組織となり，専門職の間から水（共有すべき情報や目標）が漏れることを恐れなければならない．

　リハビリテーション医療では，患者個人の目標を実現するために，チームメンバー全員で継続的に力を合わせ，それぞれの役割を担う中で責任を果たすことのできるチームワークが重要である．それは，例えばオーケストラのように，各パートの役割がかなりの程度に固定し，ほかのパートで代替することができない組織といえる．つまり，専門職間の切れ目のないバトン渡しのリレーではなく，専門職同士が互いに腕を組み合い，ときには overlapping することも念頭に入れ，各職が支援する1つ1つ，1点1点，1場面1場面の"点"とされる支援を，チームワークにより"線"へと繋いでいく，連続性のある1つの団結した取り組みを行う組織と考える（図1）．

## 3　チームアプローチの目的を整理してみよう

　チームアプローチはチームという組織形態の特徴を生かし，それぞれの職種のベクトルが同じ方向性を持ち，統一した方針を基にリハビリテーション医療を実践していくものである．ここでは，多彩な機能を有するチームアプローチの目的を3つの側面から整理してみたい．

### 1）真のニーズ

　患者の持っている多くの問題点，すなわち，真のニーズを正確に把握する必要がある．その認識のためには，チームによる多職種のかかわり，それぞれ異なった職種が多角的にニーズ（問題点）をとらえることで，患者の全体像を把握することが可能となる．このことは，チームアプ

ローチを実践していく上では絶対に欠かすことのできない重要事項であることを改めて確認すべきである.

### 2) 共通の達成目標

患者中心の協働的なリハビリテーション医療であることから, チーム全員で共通の目標が明確になることが重要である. 各職種がバラバラに目標を持っていたら大きなマイナスを生じるだけである. しかもこの目標は決して単一的なものではなく, 個別性であり複数の目標を想定し, インフォームド・コンセント(説明と同意；informed consent：IC)を得た上で, 主体的に選択されるべきものである. したがって, 共通の達成目標を明確にすることがチームアプローチを円滑に機能させていくための鍵となる.

### 3) 協業によるアプローチの遂行

リハビリテーション医療における各職種はそれぞれに専門性を持ち, アセスメント(評価)を行い, 問題点を整理し, 独立して仕事をするようになりがちである. しかし, 患者の真のニーズは各職種の壁を越えたものである. この真のニーズをとらえ, 共通の達成目標を明確にし, アプローチを行っていくためには「協業によるアプローチの遂行」が必要である. 例えば, 理学療法士の専門範囲とされる歩行について考えてみても, ADLと不可分に結びついている. 歩行は移動の手段であり, 目的の行為を安全かつ確実に遂行するためにはきわめて重要である. 例として, 朝の起床後のADLでは, トイレあるいは洗面台へ移動し, 狭い空間の中で方向転換などの小刻みで安定性を要する動作を必要とする. また, 物を片手に持って運ぶなど直線的歩行能力だけでなく, 生活の動線を結ぶ高度な移動技術が求められる. このような高度で応用性が要求される歩行や移動の訓練・指導に積極的に介入して, 作業療法士が行うADL訓練と「協業」することが理学療法士にとって, また, それぞ

れの職種間にとっても大事なことである. このような協業に立ったアプローチの遂行によってはじめて高い目標が達成されるのである.

したがって, チームアプローチは共通の目的(真のニーズ), 達成目標, アプローチに合意し, 疾病ではなく"障害, その人個人"に焦点を当て, 対象者の利益のために働きかけていくものである. そのためには絶えず密接な連絡をとることに努め(多職種との風通し＝コミュニケーションをよくするためのツール), 結果として, 上記に述べたチーム組織による特質を持つことが可能となり, リハビリテーション医療の機能を円滑に推し進めることができる.

## 4 チームアプローチの意義

個々の患者と医療従事者は, 1対1の応答関係を保ちつつ, 近年では個別性の高いサービスを提供することが求められている. これはリハビリテーション医療においても同様である. 何が対象者の目標なのか, どのように目標が達成されれば対象者の利益になるのか, 決めるのは対象者本人である. しかし, はじめから対象者の目的が明確であることは少なく, チームアプローチの経過の中で具体化されていくことがほとんどである. そのためには可能な限り多くの職種の医療従事者が, 異なる視点を持ち, 多方面から患者を把握することに努め, 患者の求める生活に配慮した高次の目標(QOL；生活の質)を共有化することに大きな意味がある. 結果, 対象者にとって最高の利益をもたらすことができる. これこそがチームアプローチの意義であると考える. 図2にはチームアプローチによって奏効した事例を紹介する.

## 5 チームの構成メンバー

リハビリテーション医療のチームメンバーの構成を表2に示す. 中心に位置づけるものは何

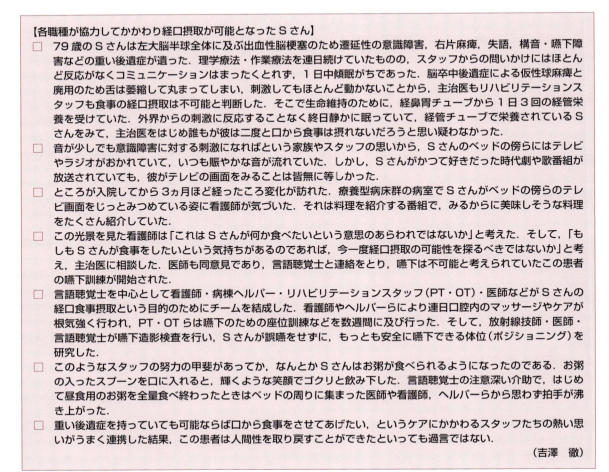

図2 チームアプローチによる奏効例 (鷹野和美：チーム医療論, 医歯薬出版, 36, 2002 より引用)

か？　患者の目指す目標であり患者本人を中心とする家族である（家族は中心でもあり，メンバーの一員でもある）．周りには医師（Dr），薬剤師（Ph），看護師（Ns），理学療法士（PT），作業療法士（OT），言語聴覚士（ST），医療ソーシャルワーカー（MSW），介護福祉士（CW），公認心理師（臨床心理士）（CP），管理栄養士（Rd），義肢装具士（PO）などの種々の多くの専門職がかかわる．これは一部であり，このほか必要に応じて職種や地域のボランティアなどの多団体が加わる可能性が十分にある．就学復帰を目指す児童が対象であった場合，行政機関，学校，自治体，市の窓口担当者，教師などがチームに加わることとなる．

このようにリハビリテーションのチームメンバーの構成は必ずしも一定ではなく，患者のニーズにより変化することが少なくない．しかしながら，理学療法士，作業療法士，言語聴覚士は，患者ニーズのいかんにかかわらず，決して欠くことのできない重要なメンバーであることはいうまでもない．

## 6　専門職のマインド

リハビリテーション医療における専門職種の役割と業務内容については，他項で詳しく述べ

**表2　リハビリテーション医療のチームメンバー構成**

| 医療メンバー ＼ 施設・機関 | 病院 | 病院デイケア | 精神病院 | 一般療養所 | 訪問看護ステーション | 在宅介護支援ステーション | 特別支援学校 | 障害者更生援護施設 | 障害者授産施設 | 障害者デイサービスセンター | 老人デイサービスセンター | 知的障害児通園施設 | 保育所 | 地域生活支援センター | グループホーム | ケアハウス | 特別養護老人ホーム | 介護老人保健施設 | 肢体不自由児施設 |
|---|---|---|---|---|---|---|---|---|---|---|---|---|---|---|---|---|---|---|---|
| 理学療法士 | ○ | ○ | ○ | △ | ○ | △ | ○ | ○ | ○ | △ | ○ | ○ |  |  |  | ○ | △ | ○ | ○ |
| 作業療法士 | ○ | ○ | ○ | △ | ○ | △ | ○ | ○ | ○ | ○ | ○ | ○ |  | △ |  | △ | △ | ○ | ○ |
| 言語聴覚士 | ○ | ○ | ○ |  |  |  | ○ |  |  |  |  | ○ |  |  |  |  |  | △ | ○ |
| 看護師・保健師 | ○ | ○ | ○ | ○ | ○ | ○ | ○ | ○ | ○ | ○ | ○ | ○ | △ | ○ | ○ | ○ | ○ | ○ | ○ |
| 医師 | ○ | △ | ○ | ○ | ○ |  | △ | ○ |  |  | △ | △ |  |  |  |  | △ | ○ | ○ |
| 薬剤師 | ○ |  |  |  |  |  |  |  |  |  |  |  |  |  |  |  |  |  | ○ |
| 介護福祉士 | ○ |  |  |  | ○ | ○ |  | ○ |  | ○ | ○ |  |  |  |  | △ | △ | ○ | ○ |
| 社会福祉士 | ○ | ○ | ○ |  | ○ | ○ |  | ○ | ○ | ○ | ○ |  |  | ○ |  |  |  | ○ | ○ |
| 臨床心理士 | △ | △ | ○ |  |  |  |  | ○ |  | △ | △ | ○ |  |  |  |  |  |  | ○ |
| 管理栄養士 | ○ |  | ○ |  |  |  |  |  |  |  |  |  |  |  |  |  |  |  |  |
| 保育士・教員 |  |  |  |  |  |  | ○ |  |  |  |  | ○ | ○ |  |  |  |  |  | ○ |
| 職業カウンセラー |  |  |  |  |  |  |  | ○ |  |  |  |  |  | ○ |  |  |  |  |  |
| 指導員 |  |  |  |  |  |  |  | ○ | ○ |  |  |  |  |  |  |  |  |  |  |

注）○：メンバーになることが多い　△：メンバーになるかもしれない

（吉川ひろみ：標準作業療法学 専門分野 作業療法学概論 チームアプローチ，医学書院，2004 より引用，一部改変）

られているため割愛するが，ここでは各専門職が持つ，マインドについて触れてみたい．

リハビリテーション医療では前述した通り，患者の持つさまざまな問題に対応することを目的として，専門職（professional）が専門的，総合的，系統的にかかわり，チームを構成し，それぞれの役割を担い，責任を果たしている．石村によると，「プロフェッションとは学識的に裏づけられ，それ自身一定の基礎理論を持った一般化された特殊な技能を，特殊な教育または訓練によって習得し，それに基づいて，不特定多数の一般市民の中から任意に提示された個々の依頼者（client）の具体的要求に応じて具体的奉仕を行い，よって社会の利益のために尽くすことを社会的に承認された職業」であると述べている[4]．このプロフェッショナルの意識を持つことはもちろんであるが，リハビリテーション・マインドと呼ばれる医療哲学を持つことがより重要と筆者は考える．

そのリハビリテーション・マインドとは次のようなものである．① 障害を診る心を持つ，② 障がい者の社会復帰・社会参加を目指す，③ チームを大事にする，という3つの側面を持っている．理由はただ1つ，リハビリテーションは疾病を対象とするのではなく，「障害」への対処，その人個人の支援を考えているからである．今後もこのようなマインドを大切にしっかりと持った医療従事者がさらに増え，障がい者への適切な対応が行われることが強く望まれる．

## 7　チームの核として

わが国のリハビリテーション医療は，チーム医療の形態と機能が比較的よく保たれているといわれる．実際，リハビリテーション部門における会議（カンファレンス）が行われる頻度は，ほかの診療部門に比べると高く，また多くの職種が携わっている．このカンファレンスでは，

各専門職種の専門性の上に立った情報が積極的に提供され，最善と考えられるプログラムおよび具体的な目標設定を検討すべき討論が行われる．こうした会議の中では，リーダー的存在が必要である．一般的に，医師を中心として進められることが通常的な考えであると思われるが，リハビリテーション医療におけるチームアプローチの核（中心）となるべき職種は，生活機能障害を対象としている理学療法士，作業療法士，言語聴覚士であることを忘れてはならない．具体的には，ICF（国際生活機能分類）の心身機能・身体構造，活動，参加，背景因子（個人因子・環境因子）に分類して，問題を整理し，アプローチを行う専門職がリーダーとして存在し，コーディネートしなければならない．

## 2. チームアプローチの促進因子および阻害因子

効果的にリハビリテーション医療を進めていくには，各スタッフの日頃の情報交換が重要であることはいうまでもない．その際，チームは方向性が同じであることが大前提であるが，職種の専門性が違うこと，卒前教育で連携教育が十分なされていないことなど，チームアプローチを実践していく上で最も重要となる相互理解が課題となる．よりよいチームアプローチを進めるためにはコミュニケーションの機会をつくり，実践的工夫をしていくことが不可欠となる．

ここでは，チームアプローチにとってのプラス因子を含めた促進因子と阻害因子（マイナス因子）を整理してみる．

### 1 促進因子（プラス因子）

#### 1）リーダーシップ

リハビリテーション医療の主導は医師であることはすでに周知の通りである．しかしながら，必ずしもよいチームリーダーになれるとは限ら

ない．一般的に，望ましいリーダーシップの条件を，三隅は「業績に対する意欲と人間に対する配慮」と述べている[5]．また，Lundbergは「ほかのメンバーに信頼されている」「任務におけるメンバー各自の役割が重要なものであるようにする」「その役割を各自が遂行可能なものに設定する」などと述べ[6]，そのほかに5つほどの条件を指摘している．

各個人がミスもなく，役割を100%の力で責任を果たすことは患者のニーズの大きさ，背景から考えて困難である．また，リスク管理の側面からは，高まることが予測されるため，十分な配慮を行わなければならない．逆に，これをカバーするのもチームアプローチであると考えるべきである．チームを円滑に機能させ，マネージメントしていくチームリーダーの存在は大きなものとなる．医師はリハビリテーションの治療方針を決定するための十分な知識と情報をまとめ，多職種をマネージメントする能力を有している．リハビリテーションの中軸をなす，理学療法士，作業療法士，言語聴覚士が発揮するリーダーシップは，リハビリテーション分野間，専門職種間，関係機関間の連携によって行わなければならない．

例として，活動・参加制限に対するコーディネート的存在である．「できるADL（日常生活活動）」をのばし，「しているADL・するADL」を定着させるために多職種との連携の推進，現状把握の促進，チーム力向上に繋げる役割を担う．つまり，小さな連携が大きな効果を生むことに繋がる．理学療法士，作業療法士，言語聴覚士に求められるリーダーシップは，現状を把握するための情報収集力，情報共有力，伝達能力，それぞれの専門性を発揮しやすいよう相手を敬い，協力する心を持つ能力が必要となる．また，急性期，維持期，回復期，施設療養，在宅療養の各局面では，医療・福祉にかかわるさまざまな職種が協力し連携して，その現場で最も相応しいチームリーダーを創り出すべきであり，柔

軟に患者の病状や環境に応じてリーダーが交替していくことも重要である．

### 2）円滑な情報交換・共有

チームアプローチを機能させていくためには，多くの要因があるが，その手段の1つとして，情報交換＝情報共有が大きな鍵を握ることになる．例えば，治療方針，看護ケア，服薬管理，栄養サポート，リハビリテーション，退院調整などの情報共有がなされていなければならない．こうした情報交換・共有の円滑性を増していくためには，全体システムをつくることが大切であると考えられる．ここでは，情報を共有することの大切さを考えてみたい．

最近では，医療連携や経営戦略においても重要な意味を持つ電子カルテの導入，多様性に準じた医療計画を示すクリニカルパスおよび地域連携パスの活用，情報プラットフォームの作成など，一元化された情報共有を行えるツールが導入されている．これまでも情報交換の中軸として，診療カンファレンスや回診，各部署でのミーティング（カンファレンス）などが行われてきた．その目的はいうまでもなく，患者の医療情報を各職種間で正確に共有し，連携を行うためである．さらに医療分野にかかわらず連続性を持たせることにある．いかにすぐれた媒体であったとしても，患者とコメディカル，医師とコメディカル，コメディカルとコメディカル，分野間のコミュニケーションが不足していればトラブルは後を絶たない．それどころか上手く情報が交わされないことによって医療事故が発生し，深刻な問題へと発展しかねない．

円滑な情報交換を行うためには，システムを構築させることは不可欠なことではあるが，人と人のコミュニケーションを基礎につくりあげていくことを考えたい．つまり，円滑な情報交換は職種間のコミュニケーションが密に行われていることの証であり，さまざまなリスクを事前回避することに繋がり，より正確な患者の

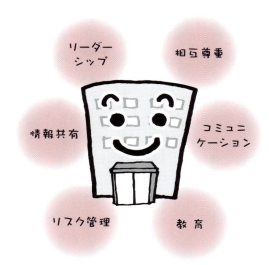

ニーズの把握と最善のサービス提供を実現することが可能となる．

### 3）相互の専門性を理解し，尊重する関係づくり

患者の求める生活に配慮した高次の目標（QOL）を共有化するためには，多くの職種の医療従事者が，異なる視点を持ち，多方面から患者を把握する重要性はこれまで何度となく述べてきた．しかしながら，ほかの専門職を本当に理解することは，非常に困難であることをまず強調しておきたい．というのも詳細は後述するが，コミュニケーションを大きく阻むものとして，専門用語が存在することである．それと，独自の理論を持つため，各専門職が対等な関係性を築きにくいことが考えられる．これまでの現状を考えてみても，各職種は専用の訓練室や部屋を持ち，時間をずらして部屋を訪れたり，訓練室で日常的に訓練を繰り返すことがほとんどで，時間を共有する接点が決して多くはなかった．しかし，対象者を中心としたチームアプローチの考え方を実践していく過程では，バリアとなっていた時間のずれは少なくとも解消されていくものであり，共通の問題点として解

消すべく努力を行わなければならない．また，多くの職種が多角的に患者のニーズを捉えることで，目標設定が異なったりアプローチの意図が理解されづらいことがしばしば見受けられる．

例えば，病棟で看護師が患者をトイレへ誘導し，便器へ移乗する際，手すりを掴ませ過剰な努力のもと動作を行うため，全身の緊張が高まり危険な動作へと変化することがある．セラピストが行う際は，重心移動に着目し，動作誘導を行うため全身の緊張が高まるなどの状態は最小限に抑えられる．このように，治療としてかかわる療法士とケアとしてかかわる看護師との間には，目標のずれや治療方針および予後予測にまで影響が生じてくることもある．しかし，普段よりコミュニケーションをとることに努め，同じ空間で患者の現在の様子や介助方法などを確認するなどの情報共有を行うことで，互いの専門性や役割がみえはじめ，理解する機会ができる．つまり，このように互いの専門性や役割，職域をいかに理解し，対等な関係で業務を行うことをベースに，互いが尊重し合う関係づくりを築き上げていくかがキーポイントと考える．

### 4) 定期的なカンファレンス（ミーティング）

まず，カンファレンスとは，「複数の専門職によって進められるリハビリテーションの過程で対象者に関する評価を共有し，治療計画を立て，協働して円滑に効率よくアプローチしていくために用意された会議のこと」である．なかには，部署だけのカンファレンスもあるが，ほとんどのカンファレンスは複数の職種の集まりであり，必要に応じて患者・家族を含めることもある．チームアプローチにとってカンファレンスは，情報，目標を共有するためのツールとして不可欠なものである．重要性はここまでで理解してもらえると思うが，最良のツールとなる具体的な内容について触れてみる．1つ目として，カンファレンスを通して，チームメンバーが自分の意見や発想を述べ，主体的に参加することによって，実際

の治療介入が確実に行われ，自身およびチームの能力の向上に繋がる．2つ目として，顔を見合わせて討論できるコミュニケーションの促進がある．基本となる事項は，評価や経過，今後の治療計画などが中心となるが，チームメンバーの個々もそれぞれ不安や悩みなどを抱えており，聞き入れてもらい問題解決への話し合いが行われることで情緒的安定にも繋がる．

このような人的，時間的に開放される場を持つこと，意思疎通を図ることは人が人を支えるリハビリテーション医療にとって最も重要なことである．

### 5) コミュニケーション（良好な人間関係）

質の高い安心かつ安全な医療が求められる今日，チーム医療の概念がより加速している．そうした中，日々の業務ではチームアプローチや協業といった日々の実践的取り組みが行われている．このチームアプローチが有効に機能するために最も重要なことはコミュニケーションが円滑に行われることである．チームメンバー間の濃厚なコミュニケーションによって良好な人間関係を築き，相互理解を深め，目標の共有化を行い，基本的な重層構造のないフラットな地位関係によって業務を遂行する．必要な情報が，スタッフ内で障壁なく，ストレートに伝わっていくことはいうまでもないが，より良いコミュニケーション手段の方法論と実践は永遠のテーマであると思われる．ここで大切にしたいことは，どんなに短い時間であっても顔を合わせての意思表示を行うことではないかと思われる．チームメンバーの個々が顔を合わせたコミュニケーションを大切にすることの意味と，そこから生まれるメリットを十分に理解し，工夫を凝らして取り組んでいかなければならないことを決して忘れてはいけない．

### 6) リスク管理（医療過誤を防ぐ）

チームアプローチは，複数の専門職によるさ

まざまな視点を提供し，患者の問題の理解を高め，包括的なサービスを提供できる反面，かかわる専門職の責任の分散・拡散を招きやすいという問題もはらんでいる．チームアプローチでは最も発生しやすい危険であり，事故が起こりやすい状況をつくる．つまり，すべての者が責任者であり，だれひとり責任者がいないということになる．誰かがやってくれるだろうと互いが思っていれば，蓋を開けてみれば誰もやっていなかったり，また，チームの場合においてもトラブルが発生あるいは予測される場合など，積極的に関与しない傾向が出現する危険性もある．したがって，チームでありながら，単体での働きになるため，リスクの危険性が増すことになる．しかし，言い換えれば，互いに理解し合い，十分なコミュニケーションを図ることによって，医療事故を未然に防ぐことが可能となる．これはチームアプローチの大きな利点の1つととらえることができる．それは職種間の勾配がなく，言いたいことがきちんと言える，伝えることができる対等の関係性が構築されていることである．不足点は不足として，評価できる点はきちんと評価すべきである．

こういった関係性が専門性として成長し，チームとして進歩できる可能性を持つことに繋がる．互いが不足点を補い，フォローし合う精神こそが根底に必要なのかも知れない．

### 7）教育

リハビリテーション医療はさまざまな専門職種がかかわっているが，これらの教育はそれぞれの大学や学部，専門学校などに分かれて，別々に養成され，即戦力として働ける人材の育成がなされてきた．しかし，大半はチームアプローチの重要性を知りながらも，それに必要なコミュニケーション技術や多職種の専門性の理解，連携のあり方や必要性など，十分な教育が行われているところは数少ないのが現状である．結果として，さまざまな職種が別々の環境で教育され，チームアプローチに必要な教育材料の整備が不十分であるため，実際の臨床現場で求められる能力に対しては，意識も当然のことながら，それぞれの専門性の相互理解に乏しく，いくつかの課題を抱えることとなる．

したがって，今後，チームアプローチを促進するための教育の整備と体系化が行われることが急務であり，チームアプローチの概念を再構築する意義は大きいと考える．

## 2 阻害因子およびマイナス因子

### 1）専門用語

チームアプローチを促進していく最も重要な要因としてコミュニケーションをあげたが，それを阻む要因として専門家ジャーゴン（professional jargon）と呼ばれる専門用語の存在がある（**表3**）．専門用語そのものは専門性を持つには必要なものであるが，このジャーゴンはある一定の集団内にしか通用しないことばであり，便利に使われているが，ほかの集団にはまったく理解できないマイナスの要因として大きく影響している．

例えば，セラピスト間では麻痺の程度をあらわす際，麻痺のステージ（段階）が○○，そのほか，筋力などにおいても○○レベルなどといった表現を使い，互いに情報交換を行っている．しかし，他職種からしてみればさっぱりわからない内容の表現である．他職種と情報交換を行う際は，もちろんそのことを理解したうえでわかりやすい表現を使う必要性があるが，それが十分できているかどうかは疑問の残るところである．そのほかにもそれぞれの専門職には違いがあり，その違いを活用してチームアプローチとしての機能を促進していることも忘れてはならない．

したがって，チーム内で理解を高める工夫を行うことが必要となる．わかりやすい表現（口頭レベルからカルテ記載レベルまで），写真や動画の活用，チーム内では必ず知っておくべき用語

表3 専門家ジャーゴン例(専門用語)

| 専門用語 | 使う人 | 意味 |
|---|---|---|
| ベジ | 医師・看護師など | 植物状態(英語 vegetable から) |
| ステル | 医師・看護師など | 死亡する(ドイツ語 sterben から) |
| エッセン | 看護師など | 食事(ドイツ語 Essen から) |
| ボウセン | 看護師など | 膀胱洗浄の略 |
| タイコウ | 看護師など | 体位交換の略 |
| ムンテラ | 看護師など | 医師が患者に説明すること(ドイツ語 Mundtherapie から) |
| 要監視 | 理学療法士など | 動作時の見守りが必要 |
| //内 gait ex | 理学療法士など | 平行棒内歩行練習 |
| w/c | 理学療法士など | 車いす,wheel chair の略 |
| FOT | 作業療法士など | 運動機能の回復を目指す作業療法,functional OT の略 |
| アクト | 作業療法士など | 手工芸作業 |

(吉川ひろみ:標準作業療法学 専門分野 作業療法学概論 チームアプローチ,医学書院,2004 より引用,一部改変)

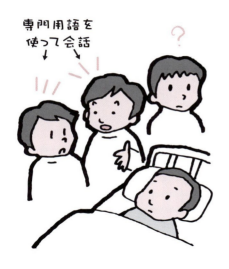

の一覧など,理解を共有するための努力を続けることが大きな課題・目標となる.

### 2) 目標のずれ

チームは,対象者の最高の利益という目標達成を行うためにアプローチを進めていく.それは目標の達成度をもとに,成功の度合いを判断することができると思われるが,連携を持つための目標が単なる寄せ集められたものだけになっていないか,統合性のとれた内容であるかどうかを十分に確認していく必要がある.対象としている患者の問題そのものが多様化していること,そのニーズの幅がますます広がっていること,これらは時間の経過とともに変化していることが十二分に理解されていないと"目標のずれ"が生じ,チーム単位の目標達成に陥ってしまうことになる.

常々,ニーズの変化に柔軟に対応できるチームづくりを心がけ,さまざまな問題が出てきたときに解決を図っていく姿勢を互いに持ち続けていかなければならない.

### 3) 社会保障制度の影響

日本の社会保障制度においては,国民皆保険という非常に医療にかかりやすいシステムがすでに構築されており,世界的にみても誇れる医療制度といえる.しかしながら,現在の厚生労働省の医療・介護・福祉政策の策定・施行については,診療報酬の算定,日数制限や予防重視型システムへの転換などいくつかの問題点を抱えている.なかでも慢性疾患の増加や超高齢社会などの抱えている医療問題において,医療保険から介護保険のリハビリテーションにシフトする際に"断絶"が起こり,多くの患者が継続的なサービスを受けることができず,逆に機能を悪化させてしまっていることなどがあげられている.

また，地域リハビリテーション支援体制推進事業など，国の補助事業から各都道府県における事業へと移行したことで財政や人的（マンパワー）に不足が生じ，チームアプローチへの理解不足ならびに連携に影響を及ぼす結果となり地域格差がみられている．

チームアプローチは限られた経済的，人的資源を有効に活用するために，地域の中核的病院とほかの医療機関との連携，地域包括支援センターが関与する介護保険制度と医療機関の連携は避けて通ることのできない課題である．そのためには，行政に対しても必要な改正に向けて働きかけを行うことが重要である．

## CLOSER-LOOK BOX

近年，リハビリテーション医療の対象者は急激に増加し，同時に高齢者にかかわるリハビリテーション以外の専門職もリハビリテーションの考え方が求められるようになった．介護保険を先駆けに障害者自立支援法などのさまざまな制度の開始は，この大きな変革を裏づけるものといえる．患者や障害のある人々のニーズは，障害の種類や程度，発症時期，ライフステージ，本人を取り巻く環境，生活スタイルなどによってさまざまであることはいうまでもない．したがって，この多様な社会的ニーズに対応するためには，医療や福祉の政策にかかわっていくことが重要視され，地域における包括的なケアシステムを実践すべく「地域リハビリテーション」の展開が今後より求められることになる．

われわれリハビリテーションの専門職は，保健，医療，福祉に跨る幅広い支援を念頭に入れ，自分の専門性を核として新たな役割分担と時間的連続性を含めた連携（チームアプローチ）を確実なものとしていく必要があり，連携のシステムとプログラムを的確に実践できる能力がこれまで以上に重要となってきている．

## RELATED STUDY

リハビリテーションが実践および発展の時代に入り，ますますチームアプローチの重要性は増し，今後は，より連携教育の必要性と体系化の整備が求められてくるものと考える．

## FURTHER READING

1. 鷹野和美：チーム医療論，医歯薬出版，2002

近年，わが国のリハビリテーション医療と保健，福祉サービスの充実がより強く求められる中，チームアプローチ（チーム医療）の必要性が認識されて久しい．本書では，チームアプローチ（チーム医療）における患者医療者関係，医療現場から地域医療までの流れ（連続性）を実際の事例をもとに重要性と役割について平易に述べてあり，合わせてチームの倫理や教育についても解説している一冊である．

2. 椿原彰夫：PT・OT・ST・ナースを目指す人のためのリハビリテーション総論，診断と治療社，2007

数あるリハビリテーション入門書の中で医学と医療の知識について，わかりやすく説明しているテキストは多くはない．本書はコメディカルを目指す学生向けに，わかりやすく解説し，重要な用語やポイントについては欄外に説明および整理してあるため，取りつきやすい一冊である．

### 文　献

1) 中西睦子：チーム医療における医師―看護婦関係．看護 29（5）：6，1977
2) 細田満和子：チーム医療とは何か．チーム医療論，医歯薬出版，1-10，2002
3) 菊地和則：多職種チームとは何か．リハビリテーション看護研究 4：2-15，2002
4) 石村善助：専門職の倫理―ひとつの考察．理・作・療法 17（3）：149-153，1983
5) 三隅二不二：リーダーシップ行動の科学，改訂版，有斐閣，1984
6) Lundberg LB：What is leadership? Nurs Adm 12：32-33，1982

（渕野浩二）

# 第2部

## リハビリテーション専門職の役割と独自性

# 1. 理学療法士

## 学習目標

- 理学療法の変遷とその歴史的背景を理解する.
- リハビリテーション関連職種における理学療法士の独自性と役割を理解する.
- 今後における理学療法士の役割を考える.

## エッセンス

　理学療法は遠く古代にその歴史が始まった. 近代における社会背景の下, 医学の発展と共に歩み今日に至る. その足跡を紹介し, リハビリテーションにおける理学療法士の役割・特徴・独自性・専門性について考えてみたい.

## 1. 誕生・法的背景

　「理学療法士及び作業療法士法」第2条において,「理学療法」とは「身体に障害のある者に対し, 主としてその基本的動作能力の回復を図るため, 治療体操その他の運動を行なわせ, 及び電気刺激, マッサージ, 温熱その他の物理的手段を加えることをいう.」と定義されている. また, 日本理学療法士協会によれば「病気, けが, 高齢, 障害などによって運動機能が低下した状態にある人々に対し, 運動機能の維持・改善を目的に運動, 温熱, 電気, 水, 光線などの物理的手段を用いて行われる治療法」とされている. 両者共にその手段を「物理的」としている. この「物理的手段」が「理学療法 (physical therapy：PT)」という言葉の由来であろう.「物理的手段」の治療への応用は古代に始まった.

## 2. 誕生から現在までの足跡

　水治療法や日光療法, マッサージなどの物理的な治療法は, 古代ギリシャや中国, ローマ帝国で行われていた. 19世紀以後, ヨーロッパでは電気療法, 水治療法, 温泉療法, 運動療法, マッサージは健康を回復させるとして「物理療法医学 (physical therapy medicine)」と呼ばれた. 20世紀には2回の大きな戦争があり, 戦傷者のリハビリテーションのために, 運動機能障害への対応として理学療法が用いられた. 1931年(昭和6年)に連合国で物理医学(physical medicine), 1946年(昭和21年)にはアメリカで同じく物理医学が誕生した[1]. 第二次世界大戦後にRuskらはリハビリテーションセンター構想を立てて, 医師・精神科医・心理士・理学療法士・作業療法士・社会福祉士・職業指導員などの専門職で構成される学際的チームの必要性を説いた. 世界で初めてリハビリテーションチームが提唱され, その一員として理学療法士が位置づけられた.

　わが国では, 1931年(昭和6年)に九州大学温泉治療学研究所が設置された. 1935年(昭和10年)に東京大学医学部内科物理療法学教室, 日本温泉協会学術部を母体とし, 日本温泉気候学会(現：日本温泉気候物理医学会)が設立された. 1942年(昭和17年), 東京帝国大学整形外科教授であった高木憲次は肢体不自由児療育を提唱

した．高木は障がい児の生活は国民全てで支えるべきであるとし，機能訓練や職能訓練の必要性を説いた．高木は本邦で初めてリハビリテーションの概念を提唱し，理学療法の必要性を訴えた[2]．戦時中という時代背景もあり，高木の主張は一部に留まり日本社会を動かすには至らなかった．戦後，1950年代に当時の厚生省（現厚生労働省）は先進国の状況をもとにリハビリテーション専門職の養成の必要性を説くようになった．それを受け1959年（昭和34年）に厚生省内に機能療法および職能療法に関する研究会が設置された．時を同じくして1957年（昭和32年）に日本整形外科学会の中にリハビリテーション委員会が設置され，専門技術者制度の成立に大きな役割を果たした[3]．1965年（昭和40年）に「理学療法士及び作業療法士法」が公布・施行され，理学療法の定義が規定された．そして，翌年の1966年（昭和41年），最初の養成校である国立療養所東京病院付属リハビリテーション学院の卒業年度に合わせて第1回理学療法士・作業療法士国家試験が実施され，本邦に理学療法士が誕生した[4]．

戦傷者や肢体不自由児を対象として近代リハビリテーションの思想が芽生え，理学療法が位置づけられた．しかし，本邦において理学療法の広がりを見せた社会的背景は高齢化社会であった．1989年（平成元年）に当時の厚生省が「高齢者保健福祉推進10ヵ年戦略（通称ゴールドプラン）」を策定した．その後も「新ゴールドプラン」「ゴールドプラン21」が続き，2000年（平成12年）に介護保険法が施行された．いずれも日本社会における理学療法士の役割は重要とされ，理学療法士はその職責を果たした．結果，理学療法士の有資格者数は着実な増加を見た．現在も厚生労働省が提唱している地域包括ケアシステムの一翼を担っており，更なる超高齢化社会の進行を背景にその需要増加が見込まれている．

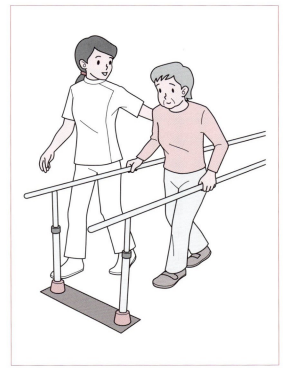

図1　歩行訓練

## 3. リハビリテーションにおける役割・特徴・独自性・専門性

リハビリテーションチームにおける理学療法士の役割で大切なキーワードは基本動作である．疾病で心身機能や身体構造に障害をきたした場合の代表的な活動制限は日常生活活動（activities of daily living：ADL）である．そのADLの根幹をなす動作が基本動作である．例えば，食事をするためには「起き上がる」必要がある．そして「座る」動作を保持できなければならない．トイレに行って用を足すためには「立ち上がって」「歩いて」トイレまで移動しなければならない（図1）．この，「起き上がる」「座る」「立ち上がる」「歩く」などを基本動作と呼ぶ．理学療法士の役割は，理学療法を以て基本動作を可能とさせることである．

理学療法士が取り扱う主な心身機能は関節可

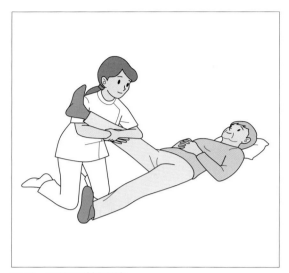

図2 関節可動域訓練

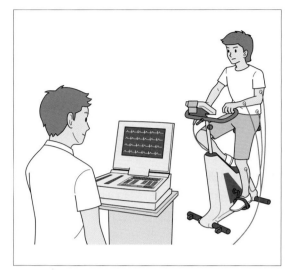

図3 内部障害（循環器障害）理学療法

動域（range of motion：ROM）と筋力，持久力，バランス能力などである．ROMとは，身体における関節の可動範囲のことである．股関節や膝が曲がらなければ歩いたり，座ったりすることはできない．筋力とは筋の収縮によって生じる張力のことである．筋力がなければ立ち上がったり歩いたりすることはできない．持久力とは，一定強度の運動を長時間持続する能力のことである．バランス能力とは，転倒せずに安定して姿勢を保つ能力のことである．理学療法士はROMや筋力，持久力，バランス能力，基本動作能力を向上させ，ADLを自立させて可能な限り社会参加を促す役割を担う（図2）．

リハビリテーション医療の流れは，急性期リハビリテーション，回復期リハビリテーション，維持期リハビリテーションと整理されてきた．急性期リハビリテーションにおける理学療法は，疾患や患者特有のリスクを考慮しつつ，関節可動域制限や筋力低下などの廃用症候群を防ぐことがその主な内容である．回復期リハビリテーションにおける理学療法は，急性期の病状が安定した時から開始される．関節可動域や筋力などの心身機能を向上させ，到達可能な最大限ま

で活動能力を向上させることである．また，その期間は最小限でなければならない．維持期リハビリテーションにおける理学療法は，最適な機能まで達した状態を維持させることである．ケースへの支援は介護が介入する割合が多くなる．理学療法は生活支援や生きがい，社会参加を重視した内容が求められる．廃用症候群による機能低下があれば，適宜回復期リハビリテーションへ移行する[1]．急性期および回復期では主に医療保険として，維持期では主に介護保険として，病期に応じた理学療法が提供される．

保険適応となる理学療法の主な対象疾患は従来，脳卒中・神経筋・骨関節疾患であったが，対象年齢が広がるにつれて，呼吸器疾患，循環器疾患，代謝性疾患，がんなど，対象疾患が増えた．それに伴い専門分化が進み，理学療法の専門分野は拡大した（図3）．

また，理学療法は予防領域へも広がりつつある．2013年（平成25年）に厚生労働省より，理学療法士が身体の障害のない者に対して医師の指示なしに健康指導を行うことを認める見解を示した[5]．今後，健康増進・予防領域分野における理学療法が展開され，需要が拡大するもの

と考えられる.

理学療法の専門分野は, 日本理学療法士協会における専門理学療法士の専門分野として示すことができる. 挙げると, 理学療法基礎系研究部会, 神経系理学療法研究部会, 骨・関節系理学療法研究部会, 内部障害系理学療法研究部会, 生活環境支援系理学療法研究部会, 物理療法研究部会, 教育・管理系理学療法研究部会である. さらにこれらは同協会における認定理学療法士の認定領域として 23 領域に細分化されている (表1)[6].

理学療法士は医療専門職である. ある特定の事柄に対する高度な体系知識・技術を持ち, 他によって代替されない職業が専門職である. 特定の研究領域を持ち, 一定期間の教育・トレーニングを経て, 固有の職責を果たすことができる. 相応の職業上の地位が認められる. 理学療法士は卒後のできるだけ早い時期に, 興味ある分野, ライフワークとして生涯勉強を続ける分野を選び, 日本理学療法士協会における専門理学療法士, さらに認定理学療法士となることが望まれる. 分野の専門分化は進歩の結果として望ましい. しかしその一方で, 高齢化社会においては, 総合的で横断的な知識や判断が求められることも忘れてはならない.

理学療法の名称は治療手段として「物理的な方法」を用いることに由来する. 柔道整復師, マッサージ師, 鍼灸師などは治療に物理的手段を用いる点において理学療法士と共通点がある. 手段が共通しているので, 治療風景を見ても区別がつきにくい. 違いは, 法律的に医師の指示の下に診療の補助を行うことが認められていること. その医療行為を「理学療法」と呼ぶことができること, 医療保険や介護保険における診療報酬を得られることである. 国際障害分類 (international classification of functioning, disability and health : ICF) を基盤としたリハビリテーションの思想が根底にあることもこれらの類似職種との相違点であろう.

表1　認定理学療法士の認定領域

| | |
|---|---|
| 1) ひとを対象とした基礎領域 | 12) 呼吸 |
| | 13) 代謝 |
| 2) 動物・培養細胞を対象とした基礎領域 | 14) 地域理学療法 |
| | 15) 健康増進・参加 |
| 3) 脳卒中 | 16) 介護予防 |
| 4) 神経筋障害 | 17) 補装具 |
| 5) 脊髄障害 | 18) 物理療法 |
| 6) 発達障害 | 19) 褥瘡・創傷ケア |
| 7) 運動器 | 20) 疼痛管理 |
| 8) 切断 | 21) 臨床教育 |
| 9) スポーツ理学療法 | 22) 管理・運営 |
| 10) 徒手理学療法 | 23) 学校教育 |
| 11) 循環 | |

(文献6より引用)

根拠に基づいた医療 (evidence based medicine : EBM) の必要性が言われて久しい. 臨床研究に基づいて統計学的に有効性が証明された治療が重要視され, より効果的な質の高い医療が求められる. 理学療法における EBM は日本理学療法士学会ホームページに根拠に基づく理学療法 (evidence-based physical therapy : EBPT) として示されている. 臨床場面で責任ある理学療法を提供するために参考にされたい.

理学療法士は患者や障がい者を温かい態度で受け入れ, かつ優しい思いやりのある心で向かい合う豊かな人間性を持つことが不可欠である. また, リハビリテーションチームの一員として信頼される人間性を持ち合わせていなくてはならない. 挨拶, 規範意識, 責任感, 判断能力, 清潔な身だしなみについて常識的であることが求められる.

本邦の社会保険制度は国民の健康と生活を一律に守っている. 国民皆保険制度に対する国民の信頼は厚い. 今後もこの制度は維持されるであろう. 法に従って行われた理学療法は医療保険や介護保険の適応となり, 理学療法士の所属施設は診療報酬を得ることができる. この経済的基盤が理学療法士の身分を安定したものにしている.

2014 年度 (平成 26 年度) における理学療法士

の所属は，日本理学療法士協会によれば医療施設が約72％，医療福祉中間施設が8.7％，福祉施設が2.6％，教育・研究施設が2.6％，行政関係施設が0.4％，健康産業が0.1％，その他（自宅など）が13.6％となっている（**表2**）．医療保険と介護保険領域の施設に所属している理学療法士がほとんどを占めている．今後，更なる高齢化に伴って介護保険領域の福祉施設における理学療法の需要増加が見込まれる．また，健康増進・予防領域における理学療法の拡大により，社会保険外の需要増加も予想される．

## 4. 養成課程

　1963年（昭和38年）に国立療養所東京病院付属リハビリテーション学院が設立され，その後も3年過程の専門学校が増えていった．1979年（昭和54年）に最初の短期大学3年制の理学療法教育課程が金沢大学医療技術短期大学部として設置された．1992年（平成4年）に4年制大学として広島大学医学部保健学科（看護，理学療法，作業療法専攻）が設置された[6]．2015年（平成27年）における理学療法士養成課程を持つ教育機関は，4年制大学98校，3年生短期大学6校，4年制専門学校67校，3年制専門学校82校である[7]．

　世界における理学療法士教育課程を見渡すと，アメリカでは2015年（平成27年）に博士課程養成となった．カナダは修士課程養成が中心となった．イギリス，スウェーデンは学士課程養成となっている．ドイツ，フランスは専門学校が中心であるが，ドイツは2010年（平成22年）に学士課程が認可され，移行が始まった．なお，ヨーロッパの学士課程教育は3年制である．アメリカ，カナダでは大学院教育に移行しており，ヨーロッパでは3年制大学へ統一されつつある[8]（**表3**）．

**表2　日本理学療法士協会会員の所属施設（2014年度）**

| 施設の種別 | | 会員数（名） | 割合（％） |
|---|---|---|---|
| 医療施設 | 大学病院 | 1,823 | 72.0 |
| | 総合病院 | 13,224 | |
| | 老人病院 | 2,426 | |
| | 小児病院 | 354 | |
| | 一般病院（一般病床） | 36,074 | |
| | 一般病院（療養型病床） | 950 | |
| | 精神病院 | 85 | |
| | 結核病院・ハンセン病病院その他 | 2,443 | |
| | 診療所 | 7,502 | |
| | 小計 | 64,881 | |
| 医療福祉中間施設 | 介護老人保健施設 | 5,574 | 8.7 |
| | 老人訪問看護ステーション | 1,514 | |
| | 老人デイサービス | 314 | |
| | 老人デイケア | 73 | |
| | その他 | 400 | |
| | 小計 | 7,875 | |
| 福祉施設 | 老人福祉施設 | 1,261 | 2.6 |
| | 地域包括支援センター | 196 | |
| | 身体障害者福祉施設 | 230 | |
| | 児童福祉施設 | 652 | |
| | その他 | 35 | |
| | 小計 | 2,374 | |
| 教育・研究施設 | 特別支援学校 | 52 | 2.6 |
| | 専門学校 | 1,094 | |
| | 短期大学 | 56 | |
| | 大学 | 1,060 | |
| | その他 | 124 | |
| | 小計 | 2,386 | |
| 行政関係施設 | 保健所 | 22 | 0.4 |
| | 市町村保健センター | 49 | |
| | 都道府県 | 8 | |
| | 市 | 57 | |
| | 町 | 4 | |
| | 村 | 1 | |
| | 社会福祉協議会 | 4 | |
| | その他 | 189 | |
| | 小計 | 334 | |
| 健康産業 | スポーツ関係施設 | 33 | 0.1 |
| | フィットネス施設 | 15 | |
| | 小計 | 48 | |
| その他 | 職業センター | 5 | 13.6 |
| | リハ関連企業 | 49 | |
| | 一般企業 | 121 | |
| | その他 | 12,085 | |
| | 小計 | 12,260 | |
| 合計 | | 90,158 | |

（文献6より引用）

## CLOSER-LOOK BOX

　日本の高齢化に伴う理学療法士の需要増加はいずれ終焉を迎える．理学療法士は従来の形式に固執せず，日本国民の利益となることを示さなければならない．理学療法の予防領域への展開については前述した．理学（運動）療法は生活習慣病予防（血圧・血糖値その他の適正化）や転倒予防に有効であり，したがって日本国民の健康寿命に寄与することを示すべきであると考える．筆者は長年，整形外科の診療所に勤務した．高齢化に伴う疼痛を訴えるケースが外来患者の多くを占めた．多くは筋力が低下し，姿勢の変化が見られた．これらは，適切な運動習慣がないことによる骨・関節の生活習慣病と解釈できる．加齢と運動の不適切さが相まって起きる生活習慣病を予防して，充実した生活を送ることは多くの人が望むことであろう．予防は治療より費用対効果に優れる．

　近年，理学療法士がテレビなどのマスコミに登場する場面を目にする．筋膜に着目した疼痛治療の研究を重ねた理学療法士が人気を集めている．また，腰痛と夜間の寝返りとの関係を研究した理学療法士が脚光を浴びた．理学療法が人の健康に有効であり，そのことが報道され，広く国民に理解されている．また，超音波による画像評価が最近話題となっている．運動器障害における理学療法の効果判定が画像により明確になり，国民の理解が進むと考えられる．超音波による画像評価の出現が，運動器障害に対する理学療法を進歩させる機会となることが望まれる．

　理学療法士は予防医学（第1の医学）・治療医学（第2の医学）に続くリハビリテーション医学（第3の医学）の担い手とされ日本社会に登場した．しかし，現状を見ると，理学療法は明らかにこの予防・治療・リハビリテーション医学の垣根を越えている．リハビリテーションの始まりは戦傷者や肢体不自由児であった．通常の医療行為で治療効果を上げることが不可能な一部の患者たちであった．関節可動域や筋力だけでなく，他のどんな手段を使ってでも社会的に生存させたいという慈悲深い心があってリハビリテーションの思想が生まれた．今もその心は継続されているが，日本社会は国民意識においても社会保障制度においても成熟した．一部の患者たちが対象と言うより，国民すべてを対象とする時代へと変化した．2007年（平成19年）の世界理学療法連盟総会声明文で「理学療法士は障害学だけでなく，運動生理学の知識を持ち合わせた運動専門職である」としている．臨床医学で有効性を実証し，理学療法の公益性を実証し，日本の国民すべてに貢献することが今後における理学療法士の役割であると考える．

## RELATED STUDY

　物理的な手段を用いて関節可動域や筋力を向上させ，基本動作能力を向上させること．その目的は，ICFにおける「社会参加」の充実すなわちリハビリテーションであることが理学療法である．今後はさらに理学療法学を発展させ，広く多彩に日本社会に貢献することが求められる．理学療法士は，どのような形で日本社会に貢献できるであろうか．

表3　教育制度別にみた理学療法士養成コースの国際比較（2013年1月現在）

| 養成コース（プログラム） | 日本 | アメリカ | イギリス | カナダ | オーストラリア |
|---|---|---|---|---|---|
| 3年制専門学校（昼間） | 77 | | | | |
| 3年制専門学校（夜間） | 22 | | | | |
| 4年制専門学校（昼間） | 70 | | | | |
| 4年制専門学校（夜間） | 16 | | | | |
| 短期大学 | 5 | | | | |
| 大学（学士） | 90 | | 39 | | 12 |
| 大学院（修士） | | 1 | 17 | 14 | 10 |
| 大学院（博士） | | | 204 | | 1 |

（文献9より引用）

## FURTHER READING

**1. 八重田 淳：リハビリテーションの哲学，法律文化社，2005**

　障がい者の生き方が眩しく思える時がある．本書は障がい者から学ぶ哲学を改めて教えてくれる．元気になれる本である．

**2. Luigi Stecco/Carla Stecco 著，竹井　仁（訳）：筋膜マニュピレーション，医歯薬出版，2011**

　限られた分野の実用書なので広くお勧めすることはできないが，筆者が臨床で疑問に思っていたことが本書により理解できることがあったので紹介したい．理学療法学の発展のため新しい着目点を探すという観点よりお勧めする．

### 文　　献

1) 中村隆一：入門リハビリテーション医学，第3版，岩谷　力ほか編，医歯薬出版，4-19，174-182，2008
2) 嶋田智明：セラピストのための概説リハビリテーション，天満和人ほか編，文光堂，3-57，2016
3) 嶋田智明：概説理学療法，文光堂，2-23，2009
4) 斉藤秀之：理学療法士．リハビリテーション研究 168：12-13，2016
5) 黒澤和生：理学療法士に必要な臨床技能と人材育成．理学療法ジャーナル 51：105-106，2017
6) 日本理学療法士協会五十年史，日本理学療法士協会，74-76，80-81，2017
7) 吉元洋一：理学療法教育における継往開来．理学療法ジャーナル 49：1071-1076，2015
8) 田中幸子ほか：先進諸国における理学療法教育の再編動向とその特徴—アメリカとスウェーデンを中心にして—．理学療法学 43：174-175，2016
9) 藤澤宏幸：理学療法養成における教育制度の国際動向 2013．医学のあゆみ 25：16-21，2014

（松本典久）

# 2. 作業療法士

## 学習目標

- 作業療法の主な定義を説明できる.
- 作業療法の歴史とリハビリテーションにおける役割について説明できる.
- 作業療法の目的と視点について説明できる.
- 作業療法の専門性について説明できる.

## エッセンス

作業療法士 (occupational therapy：OT) とは, 1965 年 (昭和 40 年) 6 月に制定された「理学療法士及び作業療法士法」に基づく国家資格である. 同法第 2 条 4 項において,「作業療法士とは, 厚生労働大臣の免許を受けて, 作業療法士の名称において, 医師の指示の下に, 作業療法を行うことを業とするものをいう」と位置づけられている. そして, この法律で「作業療法とは身体又は精神に障害のあるものに対し, 主としてその応用的動作能力又は社会的適応能力の回復を図るため, 手芸, 工作その他の作業を行わせることをいう」と定義づけられた.

日本作業療法士協会はこの定義を受け 1985 年 (昭和 60 年) に以下のように定めている. 作業療法とは「身体又は精神に障害のある者, またはそれが予測される者に対し, その主体的な生活の獲得を図るため, 諸機能の回復, 維持及び開発を促す作業活動を用いて, 治療, 指導及び援助を行うことをいう」としている.

また, 作業療法では「作業活動 (activity)」を治療に用いる. 英語の activity は活動状態, 活動,

働きと訳され, 日本語では活発に動く, 働くことを意味する. 日本作業療法士協会によると作業療法の「作業活動」は,「日常生活の諸動作, 仕事. 遊びなど人間の生活全般にかかる諸活動を作業療法の作業活動」と呼んでいる. 一方,「作業」は英語の occupation に由来, 占領する (場所), 占有する (物), 要する (時間) を意味する. つまり, 作業療法は人間が行うすべての活動を作業として捉え, その作業を主体的に行う生活者に対して, 心身の機能の向上・維持を含めた生活での障害の軽減, 生活の安定的な維持を図るものである. さらに, 生活者本人がより満足のできる生活を構築していくことを目的に行うものといえる. 現在, 作業療法の領域は, 身体障害や精神障害, 老年期障害や発達障害など, 医療分野をはじめ, 保健, 福祉, 教育・職業領域と幅広い分野で展開されている.

本項では, 歴史から見えてくる作業療法の専門性と領域の広がりについて理解を深めて欲しい.

# 1. 誕生・法的背景

## 1 作業療法の起源：世界における作業療法の誕生

　作業療法の歴史は，人の歴史＝人間の生活歴を辿ることを意味するといっても過言ではない．それは，人は地球の環境の中で生きる術を編み出し道具をつくり，工夫を凝らし生活してきたという文化的背景がある．作業療法は元来精神科領域で始められ，フランスの精神科医師フィリップ・ピネル（Philippe Pinel）が道徳療法の一環として，精神病治療のために作業を用いたとされている．18世紀後半頃に作業や活動の治療的有効性が認められたのはヨーロッパの精神科医の間とされる．ちょうどこの時期に米国初の医学校の教授トマス・エディ（Thomas Eddy）はヨーロッパを訪問し1815年に「人道主義の思想に基づく仕事療法（work therapy）」を持ち帰り，現代米国の作業療法の先駆けとなったといわれている．結果，鎖を放たれ青空の下で作業を行い，活発に動き回ることを処方された者は，心身ともに他者に勝って健康であったとされる．作業や活動を通して手足を使い，頭を使う諸活動は，運動機能の高まりばかりでなく脳の活性化，精神の安定と活発化を生み出し，その個人として生きることに価値の高まりを加えることになった．このように人間が作業や活動を行うか否かによって明確な差が現れることが明らかになり，医師はその成果に着目し，治療的価値が評価されるに至った．こうして作業活動を精神科領域の治療だけに用いるのではなく，結核や戦後の障がい者に対する機能訓練，能力開発など身体障害領域においても用いられるようになった．

## 2 日本における作業療法の誕生

　日本では1875年（明治8年）に公立としては初めて精神病院が京都に設けられ，岩倉村の患者を収容するが，1882年（明治15年）に閉鎖となる．1884年（明治17年）に岩倉精神病院（私立）が建ち，村全体で地域精神医療を実践したとされている．日本の精神科作業療法の幕開けを担ったとされる呉秀三は，ヨーロッパ留学から戻り巣鴨病院院長となり，1901年（明治34年）に拘束器具の一掃と女子病室内に2室の裁縫室をつくり，病衣や枕を縫わせる作業を開始した．また，患者の人間性の回復をめざし，職員や作業場の整備を行うなど，作業により病的観念からの転換を目指したとされる．その後，呉に師事した精神科医の加藤普佐次郎は，作業療法は開放治療を目標に行われるべきで，それが病院機能の拡大にも役立ち，そのためには作業療法のための組織が必要であると述べた．その時代，医者は白衣を着て実験室で脳解剖に明け暮れるのが常であったが，加藤は男性患者を屋外に連れて出て，民謡や軍歌，讃美歌を列の先頭に立って歌い，ともに土を掘り，積み上げたとされている．一方，高木憲次は1916年（大正5年）肢体不自由児に対する巡回相談の必要性を認め，教育や医療施設の建設の必要性を強調し，上肢の応用動作訓練ならびに日常生活動作訓練を実施した．いずれにおいても日本の作業療法は，精神病院で行われていた作業を用いた治療をはじめ，結核，脳性麻痺などの肢体不自由児への作業療法，身体障害領域の作業療法が行われるに至ったとされている．

## 3 法的背景

　第二次世界大戦後に制定された『日本国憲法』では，「すべて国民は，健康で文化的な最低限度の生活を営む権利を有する．国は，すべての生活部面について，社会福祉，社会保障及び公衆衛生の向上及び増進に努めなければならない．」と明記され，社会保障の理念が示されている．また，この理念に基づいて医療に規定している『医療法』では，「医療は，生命の尊重と個人の尊

厳の保持を旨とし，医師，歯科医師，薬剤師，看護師その他の医療の担い手と医療を受ける者との信頼関係に基づき，及び医療を受ける者の心身の状況に応じて行われるとともに，その内容は，単に治療のみならず，疾病の予防のための措置及びリハビリテーションを含む良質かつ適切なものでなければならない．（第一条の二）」と述べている．こうした法的背景の下，1965 年（昭和 40 年）に「理学療法士及び作業療法士法」が制定され，医療法に基づいた専門領域の治療法として正式に作業療法が行われることになった．

また，法体系においては，「作業療法士でないものは，作業療法士という名称または職能療法士その他作業療法士にまぎらわしい名称を使用してはならない」（同，第 17 条）と規定され，名称独占となっている．業務独占については，規定されておらず，作業療法そのものを行っても違法とはならない．

## 2. 誕生から現在までの足跡

ここでは，日本の作業療法士の誕生において大きな影響を与えたとされる米国の歴史も見ながら，現在までの足跡を辿ってみたい．前述したようにトマス・エディは 1815 年にヨーロッパから米国に，作業を治療に用いる方法を持ち帰ったとされる．その後の米国作業療法士協会の発足までには，アメリカ作業療法の父とされるダントン（Dunton, W.R.）が「混迷状態の患者に決まった仕事をさせると，思いがけないほどによい働きをして才能を発揮している」と述べ，最初の作業療法を紹介した．1917 年にジョージ・バートン（George Burton）が作業療法を occupational therapy と命名し，この作業療法に関心を持つ同志に働きかけ「作業療法推進全国協議会」（National Society for the Promotion of Occupational Therapy：NSPOT）と名づけ，作業療

の振興，研究，教育の推進，その他，7 項目を目的として掲げた．また，同じ時期に起こった第一次世界大戦を機に作業療法の価値が社会的に認知されるに至った経緯がある．米国が参戦直後に，負傷兵のリハビリテーションが国家的問題として表面化し，1918 年（大正 7 年）傷病軍人リハビリテーション法が設立され，このことが身体障害領域の作業療法の一歩を築き上げる大きなきっかけとなった．翌々年，1920 年（大正 9 年）には NSPOT からアメリカ作業療法協会（American Occupational Therapy Association：AOTA）と名称を変更し，専門職組織としての新たなスタートを切った．世界の動向としては，1952 年（昭和 27 年）にアメリカ，イギリス，カナダなど 10ヵ国が加盟する世界作業療法士連盟（World Federation of Occupational Therapists：WFOT）が設立され，1958 年（昭和 33 年）には WFOT が作業療法士教育最低基準を設定した．

一方，わが国では 1963 年（昭和 38 年）に養成校（国立療養所東京病院附属リハビリテーション学院）が清瀬に開校した．その後 10 年間は厚生省管轄下，労働省福祉事業団，東京都による 3 校のみで，特殊学校体制で運営され，1974 年（昭和 49 年）に私立の養成校が，1979 年（昭和 54 年）に文部省の医療技術短期大学が発足した．理学療法・作業療法に関する法律は 1965 年（昭和 40 年）に制定され，翌年の 1966 年（昭和 41 年）に第 1 回国家試験が施行され 20 名が合格し，同年 9 月には日本作業療法士協会（会員数 18 名）を設立した．1972 年（昭和 47 年）には日本も WFOT に加盟し，2014 年（平成 26 年）には日本（横浜）で WFOT 世界大会が開催された．作業療法関連の年表を**表 1** に示す．

現在，国内における作業療法士の有資格者総数はおよそ 85,000 名弱（2017 年（平成 29 年）4 月時点）である．年間約 5,000 人前後の有資格者が誕生している（**図 1**）．

**表1　作業療法関連年表**

| 世界の状況 | | 日本の状況 | |
|---|---|---|---|
| 18世紀後半<br>（フランス） | ピネル（Pinel）が道徳療法の一環として，精神病治療のために作業を使った | | |
| 18世紀後半<br>（アメリカ） | ダントン（Dunton）が作業療法をアメリカに紹介した | | |
| 19世紀初<br>（イギリス） | チューク（Tuke）が精神科において仕事療法（work therapy）と道徳療法を強調した | | |
| | | 1916 | 呉 秀三が日本にドイツの作業療法を紹介した |
| 1917<br>（アメリカ） | バートン（Barton）が作業療法（occupational therapy）と名づけ，作業療法のための組織が設立された | | |
| | | 1924 | 高木憲次が身体障がい者への作業療法を紹介し，肢体不自由児に手工芸練習を処方した |
| | | 1936 | 新井英夫が肺結核患者の作業療法について記載した |
| | | 1946 | 水野祥太郎が身体障がい者公共職業補導所において，作業を使って評価，指導を行った |
| 1952<br>（世界） | アメリカ，イギリス，カナダなど10か国が加盟する世界作業療法士連盟（WFOT）が設立された | | |
| 1954<br>（世界） | WFOT第1回大会がエジンバラで開催された | | |
| 1958<br>（世界） | WFOTが作業療法士教育最低基準を設定した | | |
| | | 1963 | 初の作業療法士養成校が設立された |
| | | 1965 | 「理学療法士及び作業療法士法」が制定された |
| | | 1966 | 第1回国家試験が行われた．日本作業療法士協会（JAOT）が設立された |
| | | 1972 | 日本がWFOTに加盟した |
| | | 1979 | 金沢大学で医療技術短期大学（部）での作業療法士養成課程が始まった |
| 1986 | ヨーロッパ諸国作業療法士協議会（COTEC）が設立された | | |
| | | 1992 | 広島大学医学部保健学科で4年制大学における作業療法士養成課程が始まった |
| | | 1996 | 大学院に作業療法学のための修士課程が設置された |
| 2006 | アジア太平洋地域グループが設立された | | |
| | | 2014 | 日本でWFOT世界大会が開催された |

（吉川ひろみ：作業療法の歴史．標準作業療法学 専門分野 作業療法学概論，第2版，医学書院，42-43，2011より引用，一部改変）

## 3. リハビリテーションにおける役割・特徴・独自性・専門性

### 1 役割

ICFの構成要素に即した作業療法の役割を簡単に整理してみたいと思う．

### 1）心身機能・身体構造への働きかけ

身体機能面に対して，作業活動を通じて，実際の生活に必要な筋力や関節の動き，感覚機能などの維持・改善を図るとともにスムーズな動きや全身の耐久性の獲得などを行う．また，精神・高次脳機能面に対しては，生活に必要な時間・物の扱い方・周囲の状況の認識，物事の記憶や計算，何かを行おうとする際の段取り（順

**図1 作業療法士有資格者数と協会会員数の年次推移**
(作業療法白書2015より引用，一部引用)

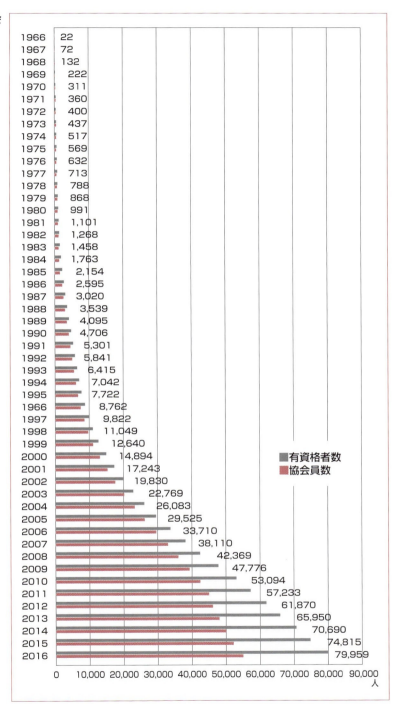

序)や計画，方法を決定して行う遂行能力などを評価し，治療・訓練を行う．そして，心理面に対して，入院や障害により，失われやすい精神活動や生活に対する意欲の維持・改善を図るとともに，不安を和らげたり，自信づけを行う．

**表2　公的制度からみた作業療法の特徴**

| | 公的制度 | | | | | |
|---|---|---|---|---|---|---|
| | 医療保険制度 | | | 介護保険制度 | 障害福祉制度 | 地域保健 | 学校教育制度 |
| 作業療法（対象と関わり） | ・身体障害の対象疾患は，脳血管障害，パーキンソン病などの中枢神経疾患，骨折などの整形疾患，呼吸器・心臓疾患などの内部障害や悪性新生物などである<br>・主に日常生活活動や就労就学などの応用的能力ならびに社会的適応能力の改善に努める | ・精神障害の対象疾患は，統合失調症，感情障害，アルツハイマー病・脳血管性認知症，精神遅滞・知的障害，アルコール依存症，神経症性障害などである<br>・主に認知心理機能の基本的能力，コミュニケーションならびに対人技能や生活リズムなどの応用的能力および社会的適応能力の改善に努める | ・発達障害の対象疾患は，脳性麻痺，自閉症などの発達障害，精神遅滞・知的障害，てんかんなどである<br>・主に運動機能や感覚知覚機能，認知心理機能などの基本的能力の改善に努める．就学に向けては，コミュニケーションならびに対人技能の応用的能力の改善に努める | ・対象は75歳以上の後期高齢者が80％以上を占める．対象疾患は脳血管障害，認知症などを含む器質性精神障害，骨折，パーキンソン病などである<br>・介護老人保健施設，通所サービス事業所，訪問看護ステーションなどで実施される<br>・主に日常生活活動や余暇活動などの応用的能力かつ社会的適応能力の改善に努める | ・障害者総合支援法による介護給付，訓練等給付，地域生活支援事業が提供される．対象疾患は，精神遅滞，知的障害，自閉症などの発達障害，脳性麻痺などである<br>・主に日常生活活動や就学前訓練などの社会的適応能力をはじめとし，コミュニケーションならびに対人技能などの応用的能力の改善に努める | ・母子保健においては，乳幼児健診事業への介入や子育て支援事業に関わる<br>・障害の有無に関係なく，子どもへの直接的な支援や家族支援，地域支援を行う．また，育児不安や精神的ストレスが原因で子どもに対する虐待などを防ぐことに繋がる支援を行う | ・特別支援教育の対象とされる児童生徒は年々増加傾向にあり，疾患は自閉症などの発達障害，てんかんや知的障害などである<br>・作業療法の特性を生かし，学校の環境や教育構造を理解し学校と連携して個別の支援について具体的な関わりなどを提示し，クラス担任の教員と協力し支援を行う |

### 2）活動・参加への働きかけ

　日常生活活動面に対しては，食事，更衣，排泄などの身辺動作や家事動作について，その動作ができない原因を評価し，その人に合った適切なやり方や動作の方法を訓練・指導する．また，就労・就学に対しては，身体機能，作業能力，一般能力（学習能力，注意力，問題解決能力など），移動，コミュニケーション能力などを評価し，訓練を行う．

### 3）環境因子・個人因子への働きかけ

　環境因子に対しては，生活者を中心とした家族や親族，近隣やボランティアなどの人的環境，家屋環境の調整や改修，公共機関，道路や建物などのバリアフリー化などの物的環境の把握や調整を行う．また，社会保障制度や生活保障な

どの国・自治体の制度・政策など社会政策の把握や活用の検討を行う．

　個人因子に対しては，生活者の年齢や性格は元より，これまでの生活習慣や社会的背景，職業などを十分理解し，さらには趣味や興味を把握したうえで個人の意思を把握し，望む生活を一緒に決めていく．

## 2　特徴

　わが国の医療・保健・福祉・教育・労働における法律は，作業療法を必要とする高齢者から子どもまで多岐にわたり，対応する体制づくりが行われている．公的制度を中心に作業療法の特徴を**表2**のようにまとめた．

## 3 独自性・専門性

作業療法の専門性は，生活者が作業に対してどのような意味や価値を持ち，あるいは役割（生きがい）を持ち，どのような場所（環境）で，生活を送ってきたのかを十分に把握し，生活者の望む作業（活動と参加）に焦点を当てた支援（評価とアプローチ）が実践できる点である．ここでは生活の視点から作業療法アプローチの独自性を考えてみたいと思う．

## 4 作業療法の独自性：生活の視点からのアプローチの重視

もしたった今，転倒で利き手を骨折したとする．痛みをこらえながら病院に行き治療を受ける．治療後の利き手はギプスで固定され生活では使用できない状態である．家に帰って食事やトイレ・入浴などさまざまな生活活動で不自由することは予想がつくと思われる．学生であれば授業中ノートに書くことができず困るはずである．病気にしても外傷にしてもある日突然に起こり，完治するまで時間が止まってくれるわけでもなく，その状態で生活を行っていかなければならないのである．つまり障害を持っていてもその人が住み慣れた地域や家で，いきいきと豊かにその人らしく生活ができるように，クライエントの生活課題を捉え，残存機能，潜在機能を最大限に発揮させ，援助するのが作業療法である．

クライエントを『生活者＝生活する主体』として捉えるのであれば，生活する場はどこなのかを考えなければならない．入院（入所）中であれば，その施設内が生活の場であり，病室を出ればそこは参加の場と考えるべきである．日頃使用しているベッドから起き上がり，車いすに移乗し，行きたい時間に行きたい場所へ自ら移動できるようになることで，活動は向上しその人らしい生活の仕方ができるはずである．そのためには生活の場である病室で前述のような一連の動作が獲得できるようにリハビリテーションを行う必要があり，またベッド周辺の環境整備も必要になるであろう．

例えば，「朝起きたままの服装で寝癖のついたまま外出する勇気がありますか？」「私は無理です．」多分大半の人が同様であろう．

これは入院および入所者にも当てはまることである．パジャマのままで，しかも寝癖がついた状態で，食堂やリハビリテーション室など他者の集う所に行ってそのような自分をみられたくないはずである．TPO に合わせた服に着替え寝癖を直し，男性であれば髭を剃り，女性であれば化粧をすることで他者と会う心の準備が整うであろう．ただ単に着衣練習を行うのではなく着たい服を選んでもらい，整容動作もできる部分は本人に行ってもらい，できない部分はこちらで行う．また，そうすることで家族や医療スタッフなど他者の声かけの内容も変わると思う．「今日は（も）綺麗ね」とか「すてきな服着てますね」など褒め言葉をかけられれば悪い気はしないであろう．むしろ「またあの場所に行きたい」や「またあの人と会いたい」というポジティブな気持ちになるはずである．このようにその人の"やる気"を起こさせることで活動が向上し，さらに参加する力も向上してくる．またできない課題に対して作業療法士がさまざまな工夫をすることで，その課題を克服する可能性があり，できたことによって本人も"達成感"や"楽しさ"など生活に対する意欲の向上に繋げることができる．

一方，作業療法の各専門領域は，日本作業療法士協会が 2003 年（平成 15 年）度に「生涯教育制度」へ改定を行い，2004 年（平成 16 年）には認定作業療法士，2009 年（平成 21 年）には専門作業療法士制度による資格認定制度を設け取り組みを行っている．専門作業療法士は全 9 分野となっており（**表 3**），現在合計（延べ人数）96 名である（2017 年（平成 29 年）4 月）．医療技術が日進月歩を続ける中，根拠に基づく作業療法（evidence-based occupational therapy：EBOT）

を日々積み重ね，専門知識と技術向上に努めなければならない．

近年では，日本作業療法士協会が2008年（平成20年）より厚生労働省老人保健健康等事業を6年間継続して受託し，自立支援型アプローチの開発，研究を行い，「生活行為向上マネジメント（Management Tool for Daily Life Performance：MTDLP）」を開発した．これはより多くの作業療法士が生活者の活動と参加を促進させるために，生活行為に焦点を当てた作業療法のマネジメントツールとして効果的に活用できるものとしている．

## 4. 養成課程

日本の作業療法士養成は，前述した1963年（昭和38年）に3年制各種学校としてスタートし，現在は厚生労働大臣指定の養成施設，文部科学大臣指定の短期大学（1992年（平成4年）より4年生大学を含む）で行われている．さらに大学院教育（1996年（平成8年））が開始され，大学院と作業療法の理論的研究分野の環境が整いつつある．作業療法白書2015によると，2015年（平成27年）4月では，大学61校，短大3校，国公立養成施設1校，私立119校の総計184校（196課程）である．

教育制度は，1965年（昭和40年）に理学療法士作業療法士学校養成指定規則が制定され，幾度か改正が行われたのち，1999年（平成11年）に教育内容が大綱化され，時間制から単位制へと変更された．教育内容は大きく3つに分けられ，基礎分野（科学的思考の基盤，人間と生活），専門基礎分野（人体の構造と機能及び心身の発達，疾病と障害の成り立ち及び回復過程の促進，保健医療福祉とリハビリテーションの理念），専門分野（基礎作業学，作業療法評価学，作業療法治療学，地域作業療法学，臨床実習）となる．単位数は，基礎分野14単位，専門基礎分野26

**表3　専門作業療法士の領域と認定者数（2017年4月）**

| 領　域 | 認定者数 |
| --- | --- |
| 福祉用具 | 12 |
| 認知症 | 13 |
| 手外科 | 32 |
| 特別支援教育 | 15 |
| 高次脳機能障害 | 11 |
| 精神科急性期 | 1 |
| 摂食嚥下 | 6 |
| 訪問作業療法 | 2 |
| がん | 4 |
| 合計（延べ人数） | 96 名 |

日本作業療法士協会ホームページ 教育部資格認定リスト（専門作業療法士）を参照．

単位，専門分野は臨床実習18単位を含む53単位，合計93単位以上とされている．今後は，さまざまな領域でさらに質の高い作業療法士養成が望まれることから，日本作業療法士協会は指定規則の改定に向けて他団体との協議を進めている．

### CLOSER-LOOK BOX

わが国は平均寿命，高齢者数，高齢化スピードの3点において，世界一の超高齢社会となっていることは周知のことと思われるが，さらに国民の医療や介護の需要が増加することが見込まれている．厚生労働省は，団塊の世代が75歳以上になる2025年を目途に，高齢者の尊厳の保持と自立生活の支援の目的の下で，可能な限り住み慣れた地域で，自分らしい暮らしを人生の最期まで続けることができるよう，地域の包括的な支援・サービス提供体制（地域包括ケアシステム）の構築・実現を目指している．その中で作業療法士は生活者の日常生活活動や買い物や外出などの手段的日常生活活動などの課題において，要因の整理と対処法を的確に提案できることが求められる．今後はより生活者（本人）・家族・支援者との連携が重要性を増し，そのツールとしても使用できるMTDLPなどを活用し，リーダーシップを含め作業療法の専門性を

発揮していかなければならない.

## RELATED STUDY

　作業療法の説明は，決して容易にできるものではないと筆者は思う．なぜなら，人の人生を簡単に理解できるものではないと考えるからである．だからこそ，作業療法の視点は多角的であり，その人を知り，人生を理解することを前提としているといえる．作業療法の視点から自身の日常生活（暮らし）を捉えてみよう，そして，日常の作業を考えてみよう．

## FURTHER READING

吉川ひろみ：「作業」って何だろう　作業科学入門，医歯薬出版，2008

　作業療法は，「作業」が治療手段として用いられ，人々の健康回復をめざしたリハビリテーションの1つである．この「作業」が持つ治療的効果を理解するには，作業とは何かを知る必要がある．本書は，ア

メリカで発達してきた「作業科学」の考え方をベースに，作業の意味や形態など作業の性質や可能性をわかりやすくまとめた一冊である．同時に自分たちの作業について考える機会を持てるテキストである．

### 参考文献

1) 日本作業療法士協会編：作業療法学全書 第1巻 作業療法学概論，協同医書出版，1990
2) 日本作業療法士協会監，杉原素子編：作業療法学全書，改訂第3版 作業療法学概論，協同医書出版，2010
3) 岩崎テル子編：標準作業療法学 専門分野 作業療法学概論，第2版，医学書院，2011
4) 長崎重信監，里村恵子編：作業療法学ゴールドマスター・テキスト 作業療法学概論，改訂第2版，メジカルビュー社，2015
5) 日本作業療法士協会：作業療法白書2015，2017
6) 日本作業療法士協会：日本作業療法士協会五十年史，2016
7) 石川　齊ほか編：図解作業療法技術ガイド，第3版，文光堂，2011

（渕野浩二）

# 3. 言語聴覚士

## 学習目標

- 言語聴覚士の法的な位置づけ理解する.
- 言語聴覚士の対象となる障害を理解する.
- 言語聴覚士の独自性・専門性を理解する.
- リハビリテーションにおけるチームアプローチの中で, 言語聴覚士の役割を理解する.

## エッセンス

　言語聴覚士(ST)は1997年に成立した「言語聴覚士法」により規定された国家資格である. 言語聴覚士は言語や聴覚に障害のある障がい者や患者に対して, その障害された機能そのものと, そこから生じるコミュニケーション障害を評価・改善・維持・代償させるための訓練を行い, 同時に本人や家族の相談にのり, 助言や指導を行う. そのためには, ことばを発するための脳の機能や身体の器官の構造や機能, 障害の原因となる病気のこと, 障害の言語学的・心理学的・(小児であれば発達学的)な性質を押さえておかなければならない.

　話すこと, 聴くこと, 読むこと, 書くこと, 食べること, いずれもヒトが社会的・文化的な生活を営むにあたり, 重要な活動であることはいうまでもないが, 健康な時には何事もなく行えていたことが, ある日突然, 病気の発症とともにできなくなってしまう. その時の悩みや, 苦しみを伝えたくても, 患者はその伝達手段であることばが障害されているため, その気持ちを伝える方法が制限されてしまうことになる. 言語聴覚士の役割は身体機能の回復・向上だけでなく, 時にはカウンセリングの手法を用い, 患者の想いの代弁者としての役割を果たすこともある.

　言語聴覚士の専門性・必要性について考えてみたい.

## 1. 誕生・法的背景

　言語聴覚士(speech-language-hearing-therapist：ST)は, 1997年に成立した「言語聴覚士法」により, 「音声機能, 言語機能または聴覚に障害のある者についてその機能の維持向上をはかるため, 言語訓練その他の訓練, これに必要な検査および助言, 指導その他の援助を業とする者」と規定された比較的新しい国家資格である. しかしながら, わが国における言語聴覚療法の歴史は古く, その体系は教育と医療に分かれていた.

　学校教育領域では1878年(明治11年)京都盲唖院(現 京都府立盲学校. 視覚・聴覚に障害のある児童を教育対象とした)にて聾(重度の聴覚障害)教育が始まった. 1923年(大正12年)の盲学校及び聾唖学校令の制定により盲と聾を分離した教育が始まった. 戦後は1948年(昭和23年)に聾学校が学年進行で義務教育となり, それまで未就学であった聴覚障害児の入学が増えた. さらに各地の聾学校に幼稚部が設置され, 3歳入学による早期教育も広がった. これらの教育の効果は着実に上がり, 聾学校幼稚部修了段

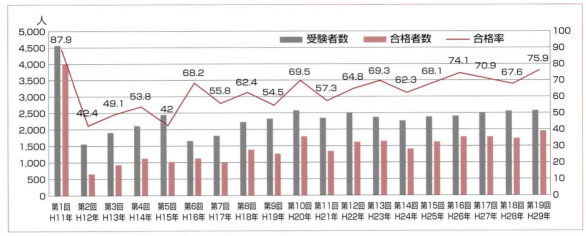

図1 言語聴覚士国家試験受験者数，合格者および合格率

階や，小学部低学年で普通学校へ転校する「インテグレーション（統合教育）」も盛んになった．

医療領域では1930年（昭和5年）に東京大学・九州大学に音声言語障害の治療・研究部門が設置され，1958年（昭和33年）国立ろうあ者更生指導所（後の国立聴力言語障害センター，現在は国立障害者リハビリテーションセンターに統合）が開設され，1971年（昭和46年）には同センター付属の聴能言語専門職員養成所（現，国立障害者リハビリテーションセンター学院言語聴覚学科）において養成教育も始まった．

理学療法士（PT），作業療法士（OT）は，「理学療法士および作業療法士法」（1965年（昭和40年）施行）で「医師の指示の下に，理学療法/作業療法を行うことを業とする者」と定義されており，医療における業務のみが想定されていた．言語聴覚士法も医療職種の資格法であるが「医師の指示の下に」との記述が記載されていないことが特徴といえる．これは，福祉・保健・介護など医療以外での業務も想定されているためである．しかし，後述する嚥下訓練など診療の補助行為については，医師または歯科医師の指示の下に行うことを義務づけられており，医療現場以外で働く際，主治医と連携をとりその指示を受けなければならないとされた．この記述は医療現場以外でのコ・メディカルスタッフへの需要に対応したものであるといえる．

## 2. 誕生から現在までの足跡

1997年（平成9年）12月12日に制定され，1998年（平成10年）9月1日より施行された言語聴覚士法に則り1999年（平成11年）3月28日に第1回言語聴覚士国家試験が行われ4,003名のSTが誕生した（図1）．その後，毎年1,000～1,700人ほど増え続け，2017年（平成29年）現在29,212人のSTがいる（図2）．

## 3. リハビリテーションにおける役割・特徴・独自性・専門性

### 1 STの職域

資格化以降，回復期リハビリテーション病棟制度と介護保険制度が発足し，2008年（平成20年）の地域包括ケアシステム構想のスタートに伴ってSTに対するニーズは高まっている．そ

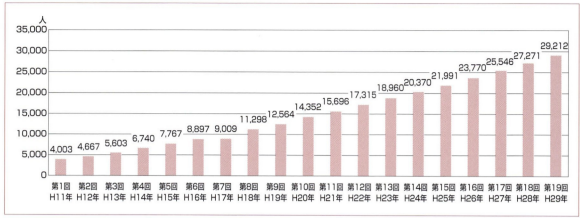

**図2 わが国における有資格者数**

れに伴い職域も広がっている．

### 1）医療機関

STの多くは医療機関に勤務しており，リハビリテーション科，脳神経外科，神経内科，耳鼻咽喉科などに所属している．

### 2）福祉機関

近年，介護保険関連施設におけるSTの需要が急速に増大しており，供給不足の状況も見受けられる．また，難聴幼児通園施設では，言語聴覚障害担当者の配置が義務づけられている．

### 3）保健機関

1歳6ヵ月や3歳児など，子どもの発達をチェックする健診業務においてSTが携わっている自治体が増加している．併せて地域リハビリテーションの観点から保健・医療・福祉の連携の中核として保健所や保健センターに所属するSTも増えてきている．

それぞれの分野におけるSTの割合は医療機関が70%近くを占め，福祉機関が15%，保健機関は若干数となっている．その他には養成校教員や障害児教育などの分野もあげられる．

## 2 STの対象となる障害

STの対象となる障害を考える際，スピーチチェーン（図3）にあらわされる，ことばを介した話し手と聞き手間の情報伝達を考えてみよう．

話し手と聞き手がいてコミュニケーションは成立する．話し手は大脳で話したい内容や単語，文法を考える．次に実際に話すために神経を介して発話に必要な発声発語器官（呼吸器・声帯・軟口蓋・舌・下顎・口唇など）の筋肉を動かす．発せられた音声は空気振動として聞き手の耳に伝わると同時に，話し手自身も耳で聞きフィードバックを行っている．聞き手の耳に伝わった空気振動は聴覚器の有毛細胞で電気的興奮に変換され，聴神経を介して大脳へ伝わり，ことばの意味が理解される．

コミュニケーションの障害はこのいずれの過程が障害されても発生する．すべての障害を述べることはできないため，一部を紹介する．

### 1）言語学的段階の障害

失語症は大脳半球の言語中枢（多くのヒトは左大脳半球）の損傷により，ことばという記号の操作（聞く・話す・読む・書く）が難しくなって起こる．前頭葉の損傷にて生じ，表出面の障害を

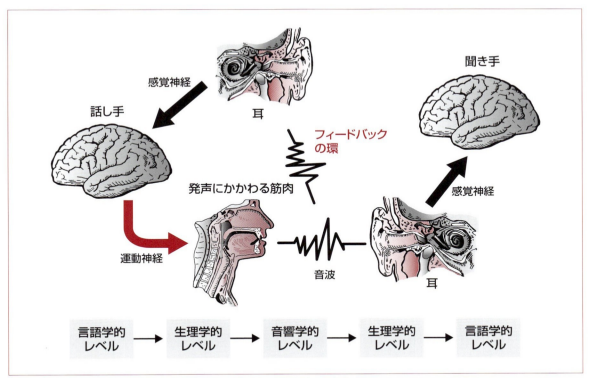

図3 話しことばのコミュニケーションの図式（スピーチチェーン）

主とする運動失語（Broca失語）は，言いたい内容をあらわすことばや，そのことばに対応した音の組み合わせが頭の中に思い浮かばなくなる障害である．対して側頭葉の損傷にて生じ，理解面の障害を主とする感覚失語（Wernicke失語）は，ことばを聞いてもその意味が理解できなくなる障害である．さらに広範な損傷によって生じる全失語は言語機能すべての面で重篤な障害を呈する．そのほかにも言語中枢や失語症の分類があるがそれに関しては成書を参照されたい．

失語症を含め，① 麻痺がないにもかかわらず目的に沿った運動を遂行できない失行，② 特定の感覚を通して対象を認知することができない失認，③ 個人的生活史の中で時間や場所の情報を失う記憶障害，④ 右半球損傷による左半側空間無視，⑤ 物事を計画的に実行できない遂行機能障害，⑥ 特異の事柄に意識を向け続けることのできない注意障害などを併せて高次脳機能

障害という[3]．一見軽度に見えても日常生活や職場・学校でさまざまな問題を生じる．症状の把握，随伴する神経心理症状の評価が重要である．

小児においては知的発達の遅れを原因とする言語発達の遅れがあげられる．言語理解の障害や言語表出の障害，自閉スペクトラム症を背景とする対人関係の障害などに分類される．特別支援教育制度の制定とともに今以上の役割が期待されている．

### 2）生理学的段階の障害

大脳の運動野や発声発語器官を制御する神経系の障害や筋自体の障害によって生じる運動障害性構音障害（神経原性発声発語障害/ディサースリア），発声発語器官の形態の異常による器質性構音障害，声帯に限局した嗄声（しわがれ声）を主症状とする音声障害などがあげられる．こ

れらの障害は失語症と異なり，言語の操作能力自体は保たれるため，重度の構音障害では文字盤やコミュニケーションノート，喉頭摘出などの音声喪失では人工喉頭や食道発声といった代償的コミュニケーション手段が有効な場合が多い．

ここで，ことばとは少々離れるが，本来，呼吸や摂食のための器官であった発声発語器官に障害を持つ人の多くは，食べること・飲み込むことの障害（摂食嚥下障害）を併せ持つ．誤嚥によって肺炎を呈し生命の危機に至る場面もある．ST は摂食嚥下障害患者に対し他動的運動・自発的運動により筋力強化や可動域拡大，協調運動の制御を図る．また，安全に摂取できるように食物の形態や粘度，摂食嚥下時の姿勢などの評価・指導も行う．

近年，高齢者や脳血管障害患者，代謝障害患者などの増加に伴い，低栄養患者が増えてきている．そのような患者の栄養状態改善を図る多職種チーム医療である栄養サポートチーム（nutrition support teams：NST）活動を行っている施設が増えてきている．栄養摂取量の検討の際，経口摂取の可否が問題となり，そのためのリスク管理と栄養管理の重要性を含めて NST における ST の重要性が高まっている．

ここでまた，スピーチチェーンに話を戻そう．聞き手の生理学的段階として聴覚障害があげられる．聴覚障害は，先天性のものと，後天性のものに分けられる．特に先天性難聴はその発見が遅れると言語発達に影響を与え，音声言語の獲得ができなくなる場合がある．聴覚障害の早期発見と適切な補聴器装用，それに続く聴能言語指導・訓練が必要となる．

補聴器の効果が得られにくい最重度の難聴に対し，人工内耳の手術適応が増えてきている．音を感じる有毛細胞が存在する蝸牛に約 20 チャンネル（機種によって差がある）の電極を挿入し，マイクで拾った音声をコード化してそれぞれの電極に伝える．電極は有毛細胞を電気刺激し音感を伝える．人工内耳による聞こえ方は装用者ごとに異なるため，よりことばらしく聞こえるように各種調節することをマッピングという．これは ST が行う診療補助行為に規定されている．

## 3　ST の独自性・専門性

ST の業務はコミュニケーションや食べることの障害を持つ人々の言語や聴覚，摂食嚥下の機能の獲得・回復・維持に向けて治療・訓練を行う．また，機能そのものの獲得・回復が困難な場合，代償手段（augmentative and alternative communication：AAC，拡大・代替コミュニケーション手段）を用いる訓練を行う．そのため，不可欠になるのが事前の評価・診断（言語病理学的診断）の過程である．

面接やスクリーニング（ふるい分け）検査，それぞれの言語聴覚・嚥下障害に合わせた各種検査を用いてデータを収集し，障害の性質，重症度，発症原因，残存能力，予後について推定，治療（訓練）計画の立案を行う．また，環境調整も重要な業務の側面である．家族・職場・学校・地域など，患者の環境に関して働きかける．

もう 1 つ忘れてはならないのは，リハビリテーションチームに対して，患者とスタッフのスムーズな意思伝達を可能とするための情報を伝えることである．例えば，脳血管障害の発症初期から，ST が介入することによって，患者のニーズを的確に捉え，それをリハビリテーションスタッフへ伝える．もし，優位半球の損傷であれば，言語障害を合併するリスクはかなり高い．そうなれば，なおさらのことである．患者の言語機能の改善を待って，それからニーズを聞いていたのでは，生活の質（QOL）の確保にはならない．患者のニーズは常に変化しうる．患者の機能回復のステージに合わせたコミュニケーション手段を，常に確保しておかなければ対応できない．そしてその手段は，ST−患者間だけのものではなく，他職種や家族も使える手

段でなければ意味がない．1日の中で患者にとってSTと向き合う時間以外は，他職種や家族と接している時間であり，当然こちらの時間の方が長くなる．いつでも患者の意思伝達を確保するためには，STだけが患者と意思疎通できるのではなく，患者を取り巻くスタッフ全員が言語障害を乗り越えて意思疎通できることが理想である．そのためには，スタッフ間でのカンファレンス時などに，患者とコミュニケーションを図る際の手段や，ルール，注意点などを的確にわかりやすく伝達し，チーム一丸となって患者に接しなければならない．

コミュニケーションの専門職として患者の方を向いているだけではなく，各スタッフと患者のより良い橋渡し的な役割も重要である．

# 4. 養成課程

## 1 養成の歴史

STの資格検討はPT・OTと同時期の1960年代に開始されたが，なかなか法制化に至らなかった．1963年（昭和38年）ST養成にあたりASHA（The American Speech and Hearing Association；米国言語聴覚学会）に規定された「4年制大学で大学院課程と連なる形で行う」との養成基準を基に医療制度調査会が資格制度の法制化を提案した．それに対し，当時の厚生省（現，厚生労働省）からは高卒3年の養成でSTの国家資格を法制化する提案がなされた．これは当時，医師・歯科医師以外の医療従事者の基準に沿ったものであった．

1975年（昭和50年）「STの4年制大学での養成」「医学的診療を補助する職種として位置づけない」という姿勢で資格を目指す日本聴能言語士協会が発足した．

厚生省との検討会は続いたが，「専任者不足を充足するための養成機関の数的拡充の必要性」

から，高卒3年の教育をベースにする形との折り合いがつくことはなかった．

1985年（昭和60年）日本聴能言語士協会内部で資格の早期実現を目指すグループが活動を開始し，「高卒後3年養成」「医師の指示下での業務」を掲げた日本言語療法士協会を設立した．二分した団体は以後10年余り膠着状態となった．

その間，資格化までに国内ではST養成校16校，約2,000名の卒業生がその身分が不明確なまま医療現場で業務を行っていた．

1996年（平成8年），厚生省は「STの資格化に関する懇談会」を設置．その中で両協会のヒアリングを設け報告書を作成，それを受けて1997年（平成9年）秋の臨時国会に「言語聴覚士法」を上程し，30年余にわたったSTの国家資格に関する論争は決着し，同年12月12日に成立した．

現在，両協会は解散しており2000年（平成12年）に発足した日本言語聴覚士協会がさらなるサービスの質の向上に向けて活動している．

## 2 養成カリキュラム

悲願であった国家資格化によって，医療・保健・福祉分野の需要に応えるべくST養成も加速した．2017年（平成29年）現在，言語聴覚士法に基づいた指定養成校（**図4**）は，高卒3年・4年の専門学校，大学，大卒2年の専門学校など，総数75校80コースになろうとしている．ST養成のカリキュラム（高卒3年コースを例にあげる）は以下のように構成される．

### 1）基礎分野

人文科学・社会科学・自然科学から2科目ずつ，それ以外に外国語などを含む．

### 2）専門基礎分野

基礎医学系，臨床医学系，臨床歯科医学系の他に音声学，言語学，言語発達学，音響学，各種心理学，社会福祉，教育系と多岐にわたる科

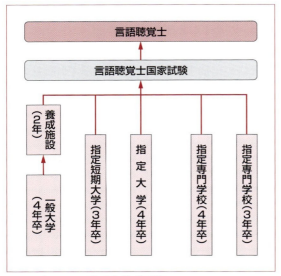

図4 主な言語聴覚士養成課程

目で構成される．

　他のコ・メディカルの養成カリキュラムに比べ特徴的なものは言語学や音声学，音響学，心理学であろう．言語学，音声学は日本語の文法的な仕組みや発音方法などについて専門的に学ぶ．音響学は音に関する物理学である．ことばは空気の振動で伝わり，聞こえの問題とも関係する．心理学系は，学習認知心理学，発達心理学，聴覚心理学，臨床心理学，心理測定法と多岐にわたる．心とことばの関連は深く，専門的に多角的に心をとらえることは，コミュニケーション障がい者を理解し検査・訓練へ繋げる基礎となる．

### 3）専門分野

　STの対象となる言語聴覚障害に関し，原因や症状，評価，訓練法などについて系統的に学んでいく内容になる．

　失語症・高次脳機能障害学系，言語発達障害学系，発声発語・嚥下障害学系，聴覚障害学系の4領域から構成される．専門分野における臨床実習は480時間（12単位）以上と規定される．

　このように，ヒトのコミュニケーションとその障害を扱うSTの養成においては，かなり広範囲な知識を必要とし，単位数にして高卒対象者で93単位，大卒対象者で73単位を履修し，言語聴覚士国家試験受験資格を得ることになる．ただし，これだけの単位を修め国家試験に合格すればSTとして万全というわけではない．日々進歩する評価訓練方法に対し，アンテナを張り，常に新たなことを学び，吸収していかなければならず，生涯，自ら学ぶ姿勢が重要になることはいうまでもない．

### CLOSER-LOOK BOX

　リハビリテーションの3つの柱であるPT・OT・STにおいて，STについての背景や役割について述べてきた．言語聴覚士の活躍の場も，医療機関，福祉機関そして保健機関へと広がりを見せ，当然，領域に関しても失語症や構音障害，音声障害，発達障害，聴覚障害などを歴史的背景としながら，摂食・嚥下障害が臨床・研究の分野として加わってきた．また，高次脳機能障害に対するアプローチもますます重要度が増してくる．

　しかし，いずれの領域においても，STが向かい合うのは自らの悩みや苦痛・不安を訴えることのできない患者である．コミュニケーションの専門家として，患者が何を言おうとしているのか？　何を訴えたいのか？　何をわかってもらいたいのか？　STは他職種にも増して，それらを敏感に感じ取る感性と想像力，相手の気持ち・思いを引き出す能力，それらをわかりやすく伝える能力が必要である．ST側のコミュニケーション能力がさらに問われていることを忘れてはいけない．

### RELATED STUDY

　リハビリテーション3職種の中で最も有資格者の少ない言語聴覚士が，約600万人ともいわれる言語聴覚・嚥下機能に障害のある人々の支えになるにはどうすればよいのだろうか？　単純

に有資格者を増やすだけが答えではないだろう.

## FURTHER READING

1. 毛束真知子：絵でわかる言語障害 第2版 言葉のメカニズムから対応まで，学研，2013

　複雑な言語障害についてことばに関する基礎知識から，その障害像，言語聴覚障害者との接し方まで，必要な情報をコンパクトにわかりやすく解説している．STの入門書としてだけでなく，医療スタッフや家族の方も読んでいただきたい.

2. Willard R. Zemlin 著，舘村　卓（監訳）：ゼムリン言語聴覚学の解剖生理（原著第4版），医歯薬出版，2007

　解剖・生理に関する数多の書の中で，speech, hearing という観点を貫いた記述，標本写真や図など非常にわかりやすい．学生が一気に読み上げるには難しいかもしれないが，レファレンスのために持ち合わせていると，その利用頻度は高くなるであろう.

### 文　献

1) 小寺富子：言語聴覚療法臨床マニュアル改訂，第3版，協同医書出版，2014
2) 廣瀬　肇：言語聴覚士テキスト，第2版，医歯薬出版，2011
3) 石合純夫：高次脳機能障害学，第2版，医歯薬出版，2012

（安藤隆一）

# 4. 医師

## 学習目標

- リハビリテーション医学発展の背景と診療に携わる医師の現状を理解する.
- リハビリテーション医とリハビリテーション専門医の違いを理解する.
- 日本におけるリハビリテーション専門医養成の現状と問題点を理解する.
- 望ましいリハビリテーション医像とリハビリテーションチームのあり方について考える.

## エッセンス

リハビリテーション科はさまざまな臓器, 疾病を対象とするため, 整形外科, 神経内科, 脳外科, 泌尿器科など関連領域の専門科からリハビリテーション科に転身する場合と, 大学卒業時点でリハビリテーション医を目指す場合がある. 医学生へのリハビリテーション医学教育は大学医学部のリハビリテーション医学講座を中心に行われる. しかし, 未だに講座のない大学も多い. 他科医師のリハビリテーション医療に対する理解を深め, 同時にリハビリテーション医を目指す若手医師を増やすためには, 講座のある大学が増える必要がある. リハビリテーション医は他科医に比べ, 目に見える独自技術が少なく, その役割が見えにくいところがあるが, リハビリテーションの効果を最大限引き出すための身体管理をすること, "リハビリテーションマインド"に満ち溢れたチームを構成し, 率いるという重要な役割を担っている.

## 1. 誕生・法的背景

リハビリテーション医学の誕生と発展の背景は2頁にある通りであるが, 米国でのリハビリテーション医学のルーツを辿ると放射線医学に重なる. 1890年(明治23年), American Electro-Therapeutic Association(AETA)が発足している. このことから, 当時電気治療が新たな治療手段として広がっていたことがうかがえる. 一方, 1896年(明治29年)にレントゲン(Wilhelm Conrad Röntgen)が放射線を発見し, その後, 急速に注目を集めていった. どちらも物理医学という共通項があり, 1923年(大正12年)にAmerican College of Radiology and Physiotherapy(ACRPT)が結成された. その後放射線医学会はACRPTより分離独立し, 1925年(大正14年)にAmerican Congress of Physical Therapyとなった. リハビリテーション医学領域で最も歴史と権威のある雑誌として, Archives of Physical Medicine and Rehabilitationが知られているが, その第1巻第1号は何と1920年(大正9年)に発刊されたJournal of Radiologyであり, 現存する資料からも歴史を辿ることができる. このように米国でのリハビリテーション医学は第一次世界大戦(1914～1918年(大正3～7年))を前後して発展した時代背景が見えてくる.

わが国では, 第二次世界大戦後, 戦後復興を経て経済成長と時を同じく1960年代にリハビリテーション医学の礎が築かれ, 1980年代に高齢化社会の到来を背景に大きく発展してきた. さて, 現代の日本へ目を移そう. 一般に回復期病棟などリハビリテーションの臨床現場で働く医師のことをリハビリテーション医というが, これ

らの呼称はリハビリテーション専門医と同義ではない．外科，内科，眼科，耳鼻科など，何の診療科を標榜するかは基本的に医師の自由である．極端な話，医師免許さえ持っていればリハビリテーション医と名乗っても法的には何ら問題はない．一方，標榜する診療科と別に，専門医資格がある．臨床に従事する医師は一人で複数の専門医資格を持っていることが多い．この専門医資格は国家資格ではなくそれぞれの学会が認定する団体資格なので，法的には"業務独占"でもなければ"名称独占"でもない．だからリハビリテーション専門医の資格を持たなくとも回復期リハビリテーション病棟の専従医になれるわけである．このようにセラピストとリハビリテーション医やリハビリテーション専門医には，その資格に国家資格であるか否かという法的な大きな違いがある．

## 2. 誕生から現在までの足跡

次にリハビリテーション専門医の歴史と，取り巻く環境について説明しよう．理学療法士，作業療法士の国家資格が法律で制定される2年前，1963年（昭和38年）日本リハビリテーション医学会が創設された．さらに時を経て1980年（昭和55年），ようやくリハビリテーション専門医制度が発足した．ところでリハビリテーション専門医制度発足後すでに40年近くが経過しているにもかかわらず，なぜ団体資格であると診療報酬に反映されないのだろうか．わかりやすく言い換えれば，専門医の診察もそうでない医師の診察も診療代金は同じである．団体資格の場合，その研修制度や認定の基準がそれぞれの団体でばらつきが大きく，簡単に医療保険制度に反映させるわけにはいかないという事情がある．しかし2011年（平成23年）に厚生労働省は「専門医の在り方に関する検討会」を発足させ，これまで多くの議論を重ね，専門医制度改革の

方向性を模索してきた．そして2014年（平成26年）に日本医師会，日本医学会，全国医学部長病院長会議などからなる中立的な第三者機関として一般社団法人日本専門医機構が設立され，先々は専門医の認定と養成プログラムの評価・認定を統一的に行う予定である．2018年（平成30年）4月，新制度がスタートし，学会認定の専門医から機構認定の専門医へと徐々に移行していく予定である．今後の展開次第では，専門医資格が診療報酬にも反映される可能性がある．

学会は主に学術研究に重きを置く団体であるが，リハビリテーションは本来実学であり，いわゆる研究だけでなく，臨床現場の充実が非常に重要である．1989年（平成元年）全国のリハビリテーション病院の横のつながりを深め，現場の意見を集約し国の制度の改善や向上を目指して日本リハビリテーション病院協会が設立された．その後1997年（平成9年）には老人保健施設などを含め日本リハビリテーション病院・施設協会となり活動の幅を広げている．また2000年（平成12年）に創られた回復期病棟に対応して，2001年（平成13年）には全国回復期リハビリテーション病棟連絡協議会が開設され，2012年（平成24年）の回復期リハビリテーション病棟協会設立へとつながった．

## 3. リハビリテーションにおける役割・特徴・独自性・専門性

リハビリテーション医の守備範囲は？ 筆者自身，リハビリテーション医を志した後，しばしば自問することがあった．専門医試験では知識のレベルとして神経，筋，骨関節，呼吸，循環，排尿管理など，全人的医療の実践に必要な広範囲にわたる知識を問われる．しかし，実際にはオールラウンドプレーヤーというのは口で言うほど簡単ではなく，それぞれの得意分野を持ちながら上手に専門家へコンサルトする能力が必要とされる．つまり，自分自身の守備範囲を

しっかり認識し，どこまで責任を持って行えるかを明確にする必要がある．そして自分の守備範囲外について誰とどう連携プレーをとれば良いのか考えなければいけない．

現代医療はその高度化のために細分化され，専門領域と専門領域の間に思わぬ"落とし穴"ができることがある．腰が痛いと整形外科に行ったら，痛みが強いのでとりあえず入院して経過観察しましょうということになったが，実はその痛みは腹部大動脈瘤破裂の予兆で，入院後，大出血を起こし死亡したケースがある．急性腰痛の鑑別診断を十分に行っていたら，運命は変わっていたかもしれない．このケースの背景には，鑑別診断に十分な時間をかけられるだけの人的余裕が足りなかったこと，臓器別に細分化された医療では，特定の臓器のみに注意が集中しやすいこと，二つの医療システムに関わる問題点が内在している．このように誰も悪意はないのに，"医療システムのわな"にはまり込み，不幸な転帰を辿るケースがある．医療システムが複雑化すればするほど，その狭間で不利益を被る可能性がある．その隙間を埋める役割を担うのはリハビリテーション科を始め，総合診療科や小児科，老年科など横断的領域で活動する医師であろう．また逆に，高齢化率の高い地域の第一線で，かかりつけ医として活躍するにはリハビリテーションに関する知識が必須といっても過言ではない．総合診療能力を高めたリハビリテーション医は，今の日本の地域で最も必要とされる理想的な医師像のひとつであろう．

どんなに優れた技術を持つセラピストが担当しても，リハビリテーションの効果を発揮できる心身状態でなければ望ましい成果は得られない．痛みの訴えがある場合，疼痛管理が不十分では，前向きな気持ちになれず，リハビリテーションどころではない．栄養管理や体内のホルモン環境に問題があっては，筋肉を始めさまざまな生体内で必要な蛋白の生合成が円滑に進まない．睡眠覚醒のリズムが狂っていては，脳機

**表 1　リハビリテーションの効果を最大限引き出すための身体管理**

ベストコンディションのためのチェックポイント 10ヵ条
1. 睡眠覚醒のリズムは狂っていないか？
2. うつや落ち込みなど精神的不安定要素はないか？
3. 排尿や排便管理がうまくできているか？
4. 骨や筋肉の痛みは十分にコントロールされているか？
5. 水分管理は十分か？（全身の血液循環はうまくいっているか？）
6. 栄養管理は十分か？（エネルギーやビタミンの過不足はないか？）
7. 酸素は十分に取り込まれているか？
8. ホルモン環境は整っているか？
9. 潜在的な慢性感染症（誤嚥に伴う慢性の気道炎症など）がないか？
10. 薬の作用で脳活動に悪影響がないか？

能は十分に活かせず，学習効率も落ちる．等々，リハビリテーション医の医師としての役割はやはり，リハビリテーションの効果を最大限引き出すための身体管理をすることである（**表 1**）．

さらにリハビリテーション医の腕の見せ所は，リハビリテーションの効果を最大限引き出すための身体管理をすることもさることながら，いわゆる"リハビリテーションマインド"に満ち溢れたチームを構成し，そして率いる能力である．ある意味，資質，素養といっても良いかもしれない．リハビリテーション専門医が皆，そのような資質を兼ね備えているかというと，そうではない．また逆にリハビリテーション専門医の資格を持っていなくても，疾病や医学モデルばかりに固執せず，患者の生活の視点で考えることができ，しっかりリーダーシップを発揮できる医師もいる．そうなると，リハビリテーション医の腕の良し悪しを何で評価すれば良いかはっきりしない．またリハビリテーション医の腕が，患者の予後や帰結，本人の満足度にどのように関わってくるかよくわからない．このように医師自身の評価が困難であるのもリハビリテーション医の特徴といえよう．

リハビリテーション医にはその他の特定の臓器を専門にする医師と異なり，専売特許となる

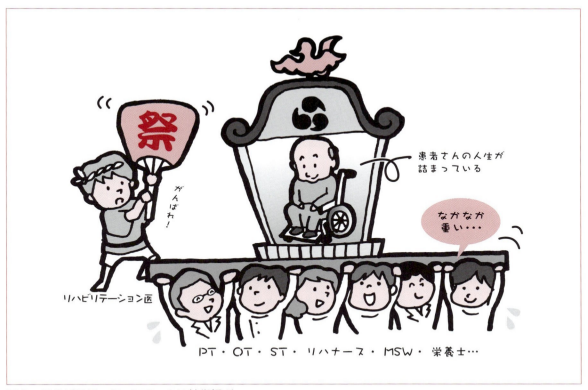

図1 リハビリテーションチームは神輿担ぎ

ような独自技術がほとんどない．ともすれば若い医師にとってそれは魅力に欠けることにもなりかねないが，リハビリテーション医の技術は医療チームを構成し，そのパワーを最大限発揮できるよう調整する能力であると筆者は考えている．スタッフの意欲を発揚し，同じ方向性を目指してそれぞれの専門性をうまく組み合わせていく．リハビリテーションチームは神輿担ぎのようなものである．患者の人生そのものが乗っかった神輿はなかなか重たい．一人二人ではとても担げないが，そこを皆でワッショイワッショイ言いながら担いでいく．同じ方向を目指して神輿を担ぎ，患者の新たな人生の門出をリハビリテーションチーム総出で支えていくのである．筆者が患者なら，希望を感じさせるような明るさと，生きる意欲が引き出されるような楽しい雰囲気があり，それでいてスタッフは皆真剣で信頼のおける，そんなチームであって欲しい（図1）．

## 4. 養成課程

リハビリテーション医一人一人の経歴を辿っていくと，整形外科，神経内科，脳外科，泌尿器科等々，医師としてのスタート地点はさまざまである．もちろん卒後2年間の臨床研修終了時点でリハビリテーション医を目指す場合もある．リハビリテーション科は臓器，性別，年齢が限定されず裾野が広く，いろいろな経歴の医師を受け入れることのできる懐の深い領域である．では，そのリハビリテーション医はどこで養成されているのだろうか．

リハビリテーション専門医の養成は大学病院

のリハビリテーション科を始め日本リハビリテーション医学会が認定する研修施設（2018 年（平成 30 年）1 月現在 648 施設）となっている病院を中心に行われる．研修施設の資格として，リハビリテーション科を標榜し，日本リハビリテーション医学会の認定する指導医が常勤し，学会の定める専門医制度卒後研修カリキュラムに基づいた研修が可能であることなどが必要とされる．全国で 648 施設なので，都道府県別での平均を考えると 1 県当たり 10 数施設しかなく，十分とはいえない．

　主な養成場所となる施設が十分ではないことも問題であるが，実はもっと問題なのは，すべての医師を育てる場である医学部医学科の教育課程の中に，十分なリハビリテーション医学教育がなされているところが少ないという現実がある．どういうことかというと，大学医学部は教育と研究の場であるが，その管轄は文部科学省となる．一方，臨床の場である大学病院は厚生労働省の管轄となる．全国どこの大学病院でもリハビリテーション部やリハビリテーション科が存在するのであるが，大学医学部医学科にリハビリテーション医学講座のない大学が意外に多く，学生時代にリハビリテーション医学を知る機会に乏しい実状がある．

　わが国におけるリハビリテーション医学講座の歴史は浅く，1974 年（昭和 49 年）に獨協医科大学と川崎医科大学での開設が最初である．遅れること 14 年，国立大学では 1988 年（昭和 63 年）に鹿児島大学での開設が最初である．この開設の背景には田中信行霧島分院内科教授（のちの初代リハビリテーション医学講座教授）の文部省（現文部科学省）への粘り強い陳情があった．その当時，医学教育で学ぶべき項目の中にリハビリテーション医学という文言はなく，新たな領域を切り開く苦労は並々ならぬものであった．その後，私立大学を中心に徐々に増えたが，現在でも講座が設置されているのは国公立大学法人（省庁大学校である防衛医科大学校を含む 51

大学）では 2 割程度，私立大学（31 大学）でも 6 割弱にとどまっている．一方で社会的ニーズはどんどん高まり，附属病院の診療科としてリハビリテーション科が，あるいは中央診療施設としてリハビリテーション部が設けられたが，スタッフの数や研究面の充実など，卒前卒後教育の要となる講座があるかないかの違いは大きい．実際，社団法人日本リハビリテーション医学会の認定する研修施設は 2009 年（平成 21 年）時点で，全国各地に 466 施設あったが，新たな専門医は年間 30〜50 人程度しか増えておらず，このままではこの先 50 年たっても，社会的ニーズから必要とされる数を満たせないことが当時の試算上明らかになっている．また大学病院であっても，指導責任者の認定を受けたリハビリテーション専門医がいないなど，研修施設の施設基準を満たせずに認定を受けていない病院もあった．新専門医制度への移行に伴い状況は変化すると思われるが，具体的な展望は見えていない．さらに専門医を育てるためには，学生時代の医学教育を重視しなければならない．講座のない大学では，教員数も少なく基本的に独立したリハビリテーション医学教育は行われていない．整形外科など関連領域の講義で，いくらか触れられる程度のカリキュラムも未だに多いようである．

## CLOSER-LOOK BOX

### リハビリテーション科と理学診療科

　厚生労働省では，広告が可能な医業・歯科医業の診療科名を定めている．“リハビリテーション科”という標榜が認められたのは，実はそれほど昔のことではない．1996 年（平成 8 年）にそれまで用いられていた“理学診療科”が廃止となり，新たに“リハビリテーション科”が加えられたのである．またさまざまな専門を背景に持つリハビリテーション専門医のアイデンティティについても，内科や外科のような基本領域とすべきか，多領域に横断的に関連すると判断すべ

きか議論の分かれるところであった．2002年（平成14年）最終的に基本領域の18学会のひとつとなり，リハビリテーション専門医のアイデンティティが明確になった．

## RELATED STUDY

どんな会社でも役所でも，組織は人の集まりで構成される．当然のことながら読者の皆さんも，いずれ何らかの組織に属して仕事をすることだろう．もちろん現在も大学，専門学校などで学生という組織の一員である．良い組織とはどんな組織だろうか？ そのためにあなたができることは何があるだろうか？

## FURTHER READING

1. 久野研二，中西由起子：リハビリテーション国際協力入門，1版，三輪書店，2004

異文化に積極的に触れ，他国と同時に日本を知ろう．広い視点で仕事に取り組めるプロフェッショナルになろう．

2. 才藤栄一，渡辺俊之，保坂　隆（編集）：リハビリテーション医療心理学キーワード，1版，文光堂，1995

当然のことながら，リハビリテーション医療において心理的側面からのアプローチは必須である．さまざまなケースに対応できるよう，知識と感受性を豊かにしよう．

### 文　献

1) 社団法人日本リハビリテーション医学会 リハビリテーション医学白書委員会：リハビリテーション医学白書 2013年版，医歯薬出版，2013
2) 第2回リハビリテーション科専門医会学術集会 パネルディスカッション「リハ科専門医の需給を考える」．日本リハビリテーション医学会雑誌 45：517-534，2008

（飯山準一）

# 5. 看護師

## 学習目標

- 職業看護婦誕生時より，傷病者の自立生活復帰への支援が看護師の役割であることを理解する．
- 看護は，その本質にリハビリの要素を含むことを知る．
- 看護業務の特殊性から，看護は医療チームの各職種と特に関わりの深い位置にあることを知る．

## エッセンス

人の1日は，まず目覚めて起き上がるところから始まり，歩き，排泄を済ませ，食事をして外で社会生活を営み，お風呂に入って床に就くという一連の日常生活活動で成り立っている．健康であれば当たり前に苦もなくできるこれらの活動であるが，病気や外傷で身動きに手助けが必要となった時に，人は初めて自立して動けることの偉大な価値に気づくのだろう．

看護師の業務は「保健師助産師看護師法」で「療養上の世話又は診療の補助」とされている．療養上の世話とは言い換えると日常生活の援助ということである．ヘンダーソン（Henderson）は，人の日常生活上の基本的ニードを，生理的欲求をはじめ自分の感情や要求，意見を表出して他者とのコミュニケーションを図るなど14項目を挙げ，看護師の役割は，人がそれらを自分で十分にできない部分を援助することと述べている[1]．

現在，リハビリテーションは個々の患者に対し関連職種チームが一体となって取り組み，看護の場は，患者が自身の自立への課題を1日の生活を通して実践する場であると考えている．

24時間患者とともにいる私達看護師は，患者の生活活動実践現場に密接に関わっており，実施時の状態を見極め，患者の思いや考えを関連職種チーム内に伝えて，リハビリテーションを患者にとってより良い方向に調整していく役割があると考えている．

## 1. 誕生・法的背景

看護が職業として出現したのは，1868年（明治元年）薩摩・長州藩を中心とした明治新政府軍と旧幕府軍との間に勃発した戊辰戦争の時である．

多くの負傷者を抱えた薩摩藩が医師の派遣を依頼したのが，ナイチンゲール（Nightingale）による近代看護発祥国のイギリスであった．イギリス公使館から医師ウィリアム・ウィリス（William Willis）とジョセフ・シッドール（Joseph Siddal）が派遣され，新政府軍が開設した「横浜軍陣病院」の負傷兵看病のため，ナイチンゲールの業績を知っていたウィリスが初めて女性看病人を採用したのが始まりである[2]．

医師シッドールは，「日本陸軍病院に関する報告」で女性看病人について，「患者にわがままな行為を許さないためにも欠くことのできぬ確固たる態度が彼女らには不足している．（途中割愛）発熱している15歳の少年が体を洗うことを拒み，付き添いの婦人たちは私の指示を遂行す

るのを恐れたため，私自身が彼を洗わねばならなかった[3]．」と報告している．

当時はまだ看護教育制度もなく，彼女らは正規の教育を受けたわけではないが，シッドールの記録から，本来なら人の手助けなしに自分でできる体の清潔保持などが彼女らの仕事であったことがわかる．

傷病者を看病するということは，根本的に，自立して生活できなくなっている状態の人の世話をしながら，その人が自立した生活に復帰できるよう働きかけることである．

リハビリテーションとは，その語源から「再び適した状態にすること」とされており，傷病者の自立した生活への復帰を目指す看護は，その本質にリハビリテーションの要素を含む職種と言えるだろう．

時代とともに女性看病人の数が増え，「看護婦」の名称が初めて用いられたのは 1876 年（明治 9 年）である．その後日清・日露戦争を経て急激に看護婦の数が増え，派出看護婦会[注1]も多く出現したが，看護婦の質は著しく低下し，内務省が看護婦試験と資格取得年齢（18 歳）および看護婦の業務内容を定めた「看護婦規則」を発令したのは，大正時代に入った 1915 年（大正 4 年）である[4]．

## 2. 誕生から現在までの足跡

職業看護婦が誕生したのは，1868 年（明治元年）に明治新政府軍が採用した女性看病人としてで，8 年後の 1876 年（明治 9 年）に名称は「看護婦」に改められた．正規の教育制度もないまま，勤務している病院や開業医で仕事を教えら

れるだけの状況で，日清戦争や日露戦争勃発により必要に迫られ，その数は急激に増えていったという状況がある．

この間，ナイチンゲール創立の看護学校をもつ聖トマス病院に留学した医師高木兼寛や宣教師としてアメリカから帰国した同志社の新島襄，宣教師ツルー（True）の尽力でそれぞれ 3 校の看護婦養成所が設立され，続いて日本赤十字社，聖路加病院も看護婦の養成を始め，1885 年（明治 18 年）より看護婦専門教育が開始されている．

その後派出看護婦会が多く出現して，誰でも看護婦になれる状況であったため質が低下し，大正時代に入って看護業務を規制する「看護婦規則」が発令された．

昭和に入り第二次世界大戦敗戦後の 1945 年（昭和 20 年），アメリカが東京に GHQ 司令部を設置．以前ミッショナリー・ナースとして短期間来日し，すでに聖路加病院のことを知っていたグレース・オルト（Grace Alt）が看護課長として赴任した．彼女は大正以来遅々として進まなかった看護制度の改革に着手し，1948 年（昭和 23 年），看護職資質向上を目指した「保健婦助産婦看護婦法」（保助看法）が制定されたが，正看護婦と准看護婦を 1 本化できず，現在まで続いている．

また，オルトの提言により，認可された看護婦学校卒業後に国家試験を受け合格した者が厚生省の免許を取得できることが決められ，1950 年（昭和 25 年）から国家試験が実施されている[5]．

アメリカより 53 年遅れて 1952 年（昭和 27 年）に高知大学，翌年に東京大学が看護科を設置して大学教育が始まり[4]，2015 年（平成 27 年）には 249 大学となっている[6]．

男性で看護志望者が増え，2002 年（平成 14 年）に名称が看護婦から看護師に変更された．

---

注1：当時，入院患者や在宅患者の付き添いで，その家族から収入を得るという看護婦たちがおり，彼らが看護婦を派出させるための会を組織化し，それを派出看護婦会と言う．

# 3. リハビリテーションにおける役割・特徴・独自性・専門性

## 1 リハビリテーション看護の定義

わが国では，まだ公的に定められたリハビリテーション看護の定義はない．以下に石鍋圭子と酒井郁子によるリハビリテーション看護の定義を示す．

「リハビリテーション看護は，障害をもち，生活の再構築に直面した人々の健康を生活者の観点からとらえ，人間の尊厳と可能性に焦点を合わせて，患者中心のケアを提供することで，患者の自立を支援する」[7]．

## 2 看護師の役割と特徴・専門性

関連職種チーム内での看護師の役割と特徴・専門性について以下に記す．

① 看護は患者の生活の場の中で，それぞれの職種のセラピストが個別に行っているリハビリテーション内容のすべてに関わりを持つことを特徴とする．

② 保助看法に規定されている「患者の療養上の世話または診療の補助」の観点から，安全・安楽を念頭に患者の生活行動実施を見守り又は補助し，状態に異変が起きた場合でも医師の指示のもと，注射や点滴等医療行為を行えるところが看護師の役割と特徴および専門性と言える．

## 3 リハビリテーションにおける看護師の独自性

リハビリテーションにおける看護師の独自性は，患者の日常生活の観点から以下の3点にまとめることができ，概要を**図1**に示す．

① 身体障害部位の改善は，その部位の細胞への栄養・酸素の供給と産生された老廃物を取り除いて細胞の活性化を図るために，血液循環量を増やすことが重要であると考える．

例えば脳卒中片麻痺などの患者であれば，看護師は温湯による手浴や足浴を行い，心地良さを感じてもらいながら浮腫の軽減を図ることができるし，麻痺部を動きやすい状態にしてリハビリテーションに送り出すことができる．

② 入浴介助では全身の観察が行え，異常があれば関連職種チーム内での情報共有を図り，医師の指示のもと治療行為ができる．

③ 看護チームは24時間患者のそばにいるため接する時間が長く，患者はリハビリテーションに対して感じていることや心配事など，自分の真実の思いを看護師に語ることが多い．患者の生活行動実施場面に密接に関わっている看護師は，患者の思いや考えを関連職種チーム全体に伝えて，リハビリテーションを患者にとってより良い方向に調整していく立ち位置にいることも独自性の一つと言えるだろう．

# 4. 養成課程

## 1 看護師養成の歴史と諸外国との比較

ナイチンゲールによる近代看護発祥の地，世界で最も早く看護学校が設立されたイギリスと，ナイチンゲール方式による看護学校設立後，急速に看護を大学教育へと移行させたアメリカを選び，日本における看護師養成の歴史との比較を**表1**[8,9]に示す．

なお，日本の職業看護婦養成は，明治時代にアメリカより12年遅れて開始されているが，その後の発展に大きな開きがある．

### CLOSER-LOOK BOX

看護は，援助の在り方により傷病者を早期に

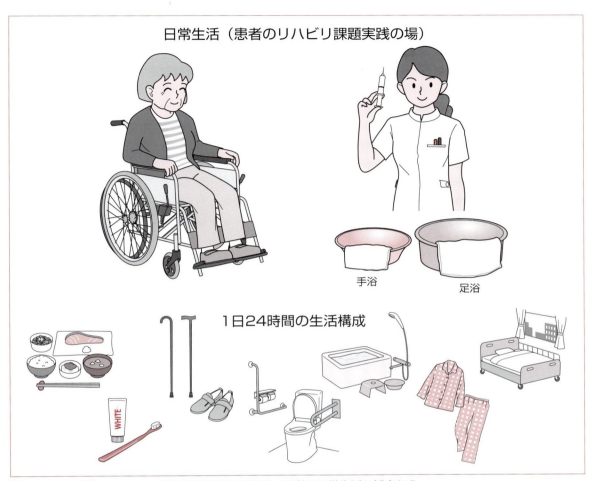

図1　リハビリテーションにおける看護師の独自性—患者の日常生活の観点から

表1　看護師養成の歴史比較

| 日本 | イギリス | アメリカ |
|---|---|---|
| 1885　「有志共立東京病院看護婦教育所」設立<br>1886　「京都看病婦学校」と「桜井女学校付属看護婦養成所」設立<br>1890　戦場での傷病兵の看護を目的に「日本赤十字社看護婦養成所」開設<br>1915　「看護婦規則」と「私立看護婦学校養成所指定標準」が制定された<br>1948　第二次世界大戦敗戦後，GHQの指導で看護婦の資質向上のため「保助看法」が制定された<br>1950　国家試験開始<br>1952　高知大学が看護科設置<br>1953　東京大学が看護科設置<br>2002　看護婦の名称が看護師に変更された<br>2015　現在の看護系大学は249校 | 1860　ナイチンゲールが聖トマス病院に看護学校設立<br>1900年代　各病院が看護学校設立<br>1919　「看護婦登録法」成立<br>2009　すべての看護教育コースが大学教育に移行 | 1873　「ベルビュー病院看護学校」，「マサチューセッツ総合病院看護学校」，「コネチカット看護学校」の3校が設立された<br>1899　コロンビア大学で看護教育プログラム開始<br>1908　ミネソタ大学に看護学部設立<br>1914　コロンビア大学で公衆衛生看護教育開始<br>1916　シンシナティ大学が5年課程の看護学部設置<br>以後多くの大学が看護学設置<br>1931　アメリカ看護婦麻酔師協会設立<br>1965　コロラド大学でナース・プラクティショナープログラム開始 |

（文献8，9より引用）

自立した生活へ戻れるよう支援できるし，逆に寝たきりにしてしまう危険性も含んでいる．

筆者は以前アメリカで看護師として働いていたが，帰国して看護学生と病棟実習に出た初日，あまりにも高齢者の寝たきり患者が多いことに逆カルチャーショックを受けた経験がある．リハビリテーション病棟をはじめ，どの病棟も日中であるにもかかわらず，ギャッチアップ角度はフラットから30°であった．筆者はアメリカで，このような低い角度のベッドに日中患者が横たわっている光景を見たことがなく，ひどく違和感を覚えた．

共に内科医である宮本顕二・宮本礼子夫妻もスウェーデンで病院や介護施設を見学した時に，「寝たきり老人は一人もいなかった」とその著書で述べている[10]．スウェーデンでは経管栄養や点滴などで延命処置をしないことがその一因としてあるのは確かであろうが，筆者は日中のギャッチアップ角度の低さに問題があるように思えてならない．実際，看護学生が実習で寝たきり高齢者を受け持ち，ギャッチを60°くらいに上げただけで，患者の顔つきが変わり，2週間の実習が終わる頃には，ポータブルトイレで排泄ができるようになる症例を多く見てきた．

関連職種チームでギャッチアップキャンペーンなるものを展開して，結果を観ていくのも良いかも知れない．

## RELATED STUDY

現在，看護分野でリハビリテーションナースの資格として認められているのが，2010年（平成22年）に日本看護協会が認定を開始した「脳卒中リハビリテーション看護認定看護師」である．役割は ① 脳卒中患者の重篤化予防のためのモニタリングとケア，② 早期リハビリテーション，③ 生活再構築のための機能回復支援とされている．5年以上の実践経験と615時間以上の認定看護師教育修了後，認定看護師認定審査に合格することで資格が取得できる．

全国で，現在6県で認定コースが開講されている[11]．

## FURTHER READING

1. 三好正堂：脳卒中リハビリテーションの要諦 改訂版，現代書林，2014

神経内科医で，ニューヨーク大学リハビリテーション科のラスク教授の下で3年間レジデントとして指導を受けている．

脳卒中のリハビリテーションとして，全身の筋活動を促す起立訓練の効果を実績で示し，患者が続けやすいシンプルな手法のリハビリ効果を説いている．

2. 市川　衛：脳がよみがえる 脳卒中・リハビリ革命，主婦と生活社，2011

東京大学医学部卒業後にNHK入局．番組ディレクターとして「ためしてガッテン」「NHKスペシャル」などを担当している方である．

現代は脳科学的リハビリテーション手法が提唱されるようになり，鹿児島大学病院霧島リハビリテーションセンターで行われている促通反復療法「川平法」を「NHKスペシャル」で取り上げ，それをもとに書かれた非常に興味深い内容である．

3. 宮本顕二，宮本礼子：欧米に寝たきり老人はいない，中央公論新社，2015

著者の二人は共に内科医の夫妻で，2012年のブログに書いたことをまとめた本である．

スウェーデンに行ったことがきっかけで終末医療に関わることになり，スウェーデンの介護の状況を報告した著書で，日本との違いがわかる読みやすい1冊である．

### 文　献

1) エドワードJ. ハロラン編，児玉香津子訳：ヴァージニア・ヘンダーソン選集，医学書院，22, 2007
2) コータッツイ著，中須賀哲郎訳：ある英人医師の幕末維新，中央公論社，364, 1985
3) コータッツイ著，中須賀哲郎訳：ある英人医師の幕末維新，中央公論社，348-349, 1985
4) 看護史研究会：看護学生のための日本看護史，医学

書院，68-97，1989
5) ライダー島崎玲子：戦後日本の看護改革，日本看護協会出版会，374，2003
6) 日本看護系大学協議会要望書，2015
7) 酒井郁子ほか編：リハビリテーション看護，第2版，南江堂，20，2015
8) 新納京子ほか：看護史年表，第3版，医学書院，164，1991
9) Nursing in the world 編集委員会編：NURSING IN THE WORLD，第5版，メジカルフレンド社，922-

923，2008
10) 宮本顕二ほか：欧米に寝たきり老人はいない，中央公論新社，244，2015
11) "資格認定制度 専門看護師・認定看護師・認定看護管理者"日本看護協会 http//nintei.nurse.or.jp（閲覧日：2017年9月17日）

（永井あけみ）

# 6. 義肢装具士

## 学習目標

- 義肢装具士のこれまでの歴史を理解する.
- 義肢装具士の資格制度について理解する.
- 義肢装具士の活躍する領域について理解する.
- 義肢装具士の役割について理解する.

## エッセンス

2016年(平成28年)9月に開催されたリオデジャネイロ・パラリンピックの閉会式内で披露された東京のプレゼンテーション「トーキョーショー」を見た人は多いだろう. その中で義足モデルとして活躍するGIMIKOさんや片足を失ったダンサー大前光市さんのパフォーマンスはクールで美しく, 障害をプラスに捉えた表現であると感じた. また同年日本で開催された義足女子のファッションショー「切断ヴィーナスショー」では, パラリンピック出場を目指すアスリートがモデルを務め, 義足を露に軽やかなステップを魅せた.

近年のリハビリテーション工学のめざましい進歩により, 次々と高性能な義肢・装具が開発されている. 2020年東京パラリンピックではウサイン・ボルトが持つ100m, 200mの世界記録が障がい者により塗り替えられる瞬間が訪れるかもしれない.

しかし, 技術の進歩に伴って, 変わるのは機能ばかりではない. 技術的に実現可能なことが増えると, 生活に特化した機能や見た目などパーソナルなニーズが増え, まさに個性の1つとなる. 多様化するニーズを実現することこそ, リハビリテーションチームの一員である義肢装具士の腕の見せ所である. 障がい者自身が持つ壁を取り払い, 取り巻く世界を変える力を義肢装具士は秘めているともいえる.

本項では, 義肢装具士が誕生するまでの歴史的な背景を踏まえ, 現在のわが国における義肢装具士の状況やリハビリテーションスタッフとのかかわりを中心に解説し, これからの義肢装具士やリハビリテーションスタッフに期待される専門性や独自性について考えるヒントにして欲しい.

## 1. 誕生・法的背景

### 1 世界の歴史

義肢についての歴史は極めて古く, 最古の義肢についての記録は紀元前1200年に成立した古代インドの聖典の1つ「リグ・ヴェーダ」である. その中に, 当時からすでに手足の切断に対する治療やその後のADL向上のために義肢が使われていた記述がある. 2007年(平成19年)エジプトで発見されたミイラの足に装着されていた人工の親指(**図1**)は, 紀元前600年から1,000年の間に使われた木と革製のもので, 現在エジプトの考古学博物館に展示されている. 古代ギリシャの歴史家ヘロドトスが書き残した, 紀元前500年頃の預言書ヘゲシストラトスには, スパルタの捕虜であった彼が, 逃げ出すため鎖で

繋がれた自らの足を切断して逃れ，木製の義足を作り，再び戦いに臨んだとされている．

この時代では，義肢と医学との関係は全くなかったようで，ヒポクラテスやガレノス，ケルススといった有名な医学者は何も書き記していない．

義手の記録は義足に比べるとかなり遅れている．有名なのは中世ドイツに実在したローマ帝国騎士ゲッツ・フォン・ベルリヒンゲン（図2）である．戦争で右腕をなくした代わりに鋼鉄の義手をつけて戦ったことから「鉄腕ゲッツ」の異名を持つ．彼の義手が有名なのは，自伝の書が残っていることの他に，ゲーテが1773年に書いた戯曲「鉄の手ゲッツ・フォン・ベルリヒンゲン」に負うところが大きい．これはゲーテの処女作であり，これの出版により両者の名前はドイツで一躍有名になった．このゲッツの義手は自ら考案したものをお抱えの武器職人に作らせたといわれている．

「近代外科学の祖」といわれるアンブロワーズ・パレは身分の低い床屋医者（床屋の生業とともに，外科処置を行う）出身であり，直接創傷に触れ治療をする現在でいう外科医であった．彼が1575年にまとめた著書に「人体の欠損を補う手法と方法」という表題で義肢について書かれている．パレの義肢は当時パリに住んでいた le petit lorian（小さなロートリンゲン人）というあだ名の錠前作りの職人に作らせたことから「小さなロートリンゲン人の義肢」と呼ばれている．

このように義肢装具を医師が自ら作ることもあったが，次第に医師や注文主から依頼された武器鍛冶や錠前作りなどの職人が製作を担当するようになり，今日の義肢装具士の誕生へと繋がっていったものと考えられる．

## 2 日本の歴史

日本で発見されている最古の義肢は，1986年（昭和61年）鹿児島県の旧家の墓から発掘された

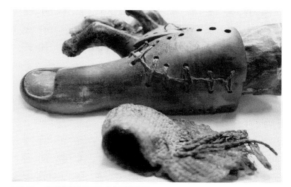

図1　世界最古の人工装具

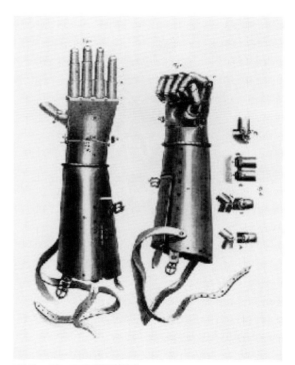

図2　ゲッツの鉄製義手

義足であり，墓の年代から1818年以前の物であると考えられている．また，記録として残っている最初の義肢装着者は，幕末から明治にかけて立女形として活躍した三世沢村田之助（図3）とされている．彼は，当時人気絶頂の歌舞伎役者であったが，脱疽のため，1867年アメリカ人医師ヘップバーン（Hepburn）によって左下腿切断術を受けた．しかし，舞台への想いを断ち切

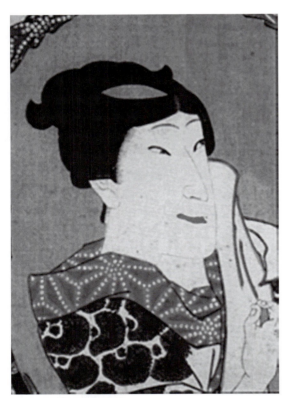

図3　三世沢村田之助

表1　義肢装具士のルーツ

| 自主創業 | | |
|---|---|---|
| ・奥村済世館 | 明治26年 | 大阪 |
| ・田村義肢製作所 | 明治35年 | 岩手 |
| ・松本義肢製作所 | 明治38年 | 名古屋 |
| ・関西義肢工業 | 明治41年 | 京都 |
| ・有薗製作所 | 明治43年 | 八幡 |
| ・青木製作所 | 大正5年 | 東京 |
| ・日本義手足製造株式会社 | 大正7年 | 静岡 |
| ・田澤製作所 | 大正8年 | 東京 |
| ・澤村義肢製作所 | 大正12年 | 神戸 |
| ・佐々木義肢製作所 | 明治5年 | 仙台 |
| 医療機器業界から独立 | | |
| ・長野製作所 | 明治22年 | 東京 |
| ・橋本義肢製作所 | 明治37年 | 東京 |
| 人形師系列から独立 | | |
| ・北信義肢工業 ・溝口製作所 | 明治42年 | 東京 |
| 病院，公的機関等から独立 | | |
| その他 | | |

（鈴木祐一：義手足纂論，1902 より引用）

れなかったのか，活人形師松本喜三郎に義足の製作を依頼するが，実用には至らなかった．翌年4月，アメリカのSelpho社製の義足を装着し，再び舞台に出演したといわれている．

わが国における最初の義肢装具を本格的に製作する会社は，奥村芳松（通称義松）が1899年（明治32年）に開業した義肢装具専門店（後の済世館）である．彼は，もともと歯科技工士であり医療機器の販売をしながら，1893年（明治26年）に独立し，その傍らで義肢装具の製作を試みていた．その後，アメリカ人医師の指導，研究により製作に自信を得たため義肢装具製作に専念するのである．

このように日本でも世界と同様，職種のルーツは異なるものの職人の関与があったことになる（表1）．

## 3 法的背景

義肢装具製作に携わる技術者の育成は，各製作所における徒弟制度の下で行われていた．旧国立身体障害センターにも附属補装具技術研修所があり，主に義肢装具製作会社の後継者が長期研修生として勉学に励んでいた．しかし，これも徒弟制度の延長線上にあるものであった．

しかし，義肢装具の高度化やリハビリテーション医療の発達により，チーム医療の中で高い知識と技術を持った義肢装具専門職が求められるようになり，1982年（昭和57年）に国立身体障害者リハビリテーションセンター学院に3年制の義肢装具専門職員養成課程が開設され，わが国で初めて体系的な義肢装具の教育が開始された．

その後，1987年（昭和62年）に義肢装具士法が成立し，1988年（昭和63年）に第1回義肢装具士国家試験が実施され義肢装具士（prosthetist and orthotist）が誕生している．

## 2. 誕生から現在までの足跡

### 1 義肢の発展と戦争[1]

義肢の発展の大きなきっかけは1346年の火薬戦争といわれたクレシー戦争である．大砲，爆撃による激しい衝撃の武器の使用で，多くの切断戦傷者を生み出した結果，義肢などの需要が高まった．

さらなる義肢の発展は，第一次世界大戦，第二次世界大戦という世界規模で，長期にわたった戦争の影響が大きい．戦争によって生み出された大量の切断者に支給されるために必然的に起こったもので，戦争当事国が戦って手足を失った人々へ供給するための国政による義肢研究開発であった．義肢のデザインが力学的な視点を基に検討されるようになったのはこの時代である．

1960年代後半に開発された骨格構造のモジュラーシステムにより，それまで職人により作られてきた個の製品から，部品を組み上げていくようにシステム化したことが義肢の機能向上に大きく役立ってきた．

また，1980年代に入ると世界的な経済発展から，軽量で強度をもつ素材が義肢の分野に投入され画期的な高機能義肢の開発に大いに役立った．この頃から下肢切断者に対する義足は，立ったり歩いたりするためだけのものではなく，走ったりスポーツに参加することまでも視野に入れてデザインされ始めた．

1980年代，90年代は世界各地で起こった近代戦争による戦傷者が大きな注目を浴びた．特に対人地雷兵器による多数の切断者は世界規模で社会問題として対策が検討されている．このような状況の中で，限られた時間内で多数の切断者に義足を支給するためにCAD-CAM（Computer Aided Design/Computer Aided Manufacturing コンピュータ利用の設計と製造）が導入された．これはモジュラー義肢実用化の促進に大いに役立ったといえる．

このように，残念なことではあるが，義肢の発展には戦争が大きく関わっていることがわかる．

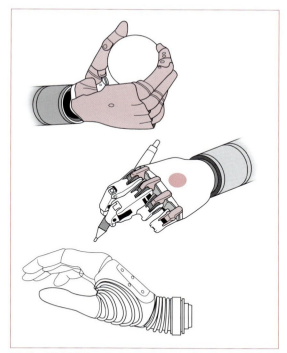

図4 筋電義手

### 2 近年の義肢装具

義肢装具は日々，新しい素材や技術がたくさん導入され義肢装具の機能も劇的に向上している．ここで近年導入されている義肢装具を紹介する[2]．

#### 1）筋電義手

体外力源能動義手に使われる手先具（図4）．手先具内のモーターをバッテリーから供給されるエネルギーで作動させるもので，その制御を筋電位で制御するものが筋電義手である．現在，

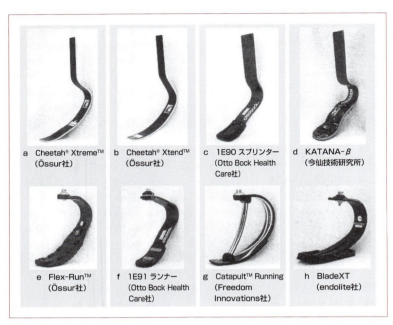

図5 陸上競技用義足足部（上段：J型，下段：C型）

わが国で利用できる電動ハンドは把持・保持機能を有するものが一般的であるが，筋電信号パターンをあらかじめスマートフォンなどのアプリに登録して筋電義手とリンクさせることで，さまざまな把持，ピンチのパターンを選択できるものが市販されている．

### 2）陸上競技用義足

陸上競技に特化した義足は，いわゆる「板バネ」と呼ばれるカーボンファイバー製足部が特徴的で，外観上も機能的にも日常用の義足とは大きく異なる．陸上競技用カーボンファイバー製足部は，その形状と機能からJ字型とC字型（図5）に大別できる．

### 3）歩行補助装具

下肢の軽度の麻痺を対象とした機器として，本田技研工業株式会社のHonda歩行アシスト（図6）がある．これはバッテリー容量などで使用時間に制限があり，日常生活で使用するというよりは，歩行能力改善を目的で使用される

ことが多い．一方で，イスラエルのReWalk Robotics社が開発したReWalk™（図7）や，藤田保健衛生大学が開発したWPALGなどは，機能代償を主眼とした歩行補助装具とされている．

## 3. リハビリテーションにおける役割・特徴・独自性・専門性

### 1 義肢装具士法からみえる専門性

義肢装具士法第2条，第37条では医師の指示の下に採型，義肢装具の適応を行うことができると規定されている．義肢装具士は，リハビリテーションチームの一員であるが，対人職よりも技術職のイメージを持たれやすい．義肢装具を製作する際，利用者に適合していないと，いくら高機能であっても利用者の満足は得られない．利用者のニーズを十分に把握するなど，他のリハビリテーション職と同じように人との関係を非常に大切にすることが求められる職業といえる．

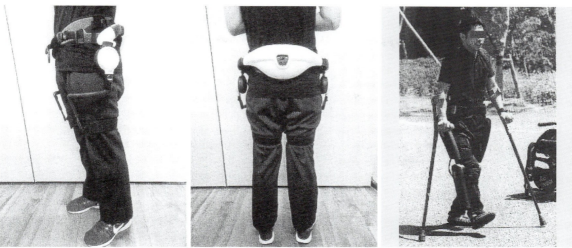

図6 Honda 歩行アシスト

図7 ReWalk™
ReWalk Robotics 社によって開発された着用可能な外骨格型の歩行補助ロボット．
（画像提供：株式会社安川電機）

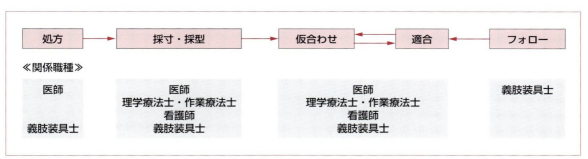

図8 義肢装具完成までの流れ

## 2 義肢装具製作の流れ

「義肢装具にかかわる医師のガイドライン」では，製作の流れを大きく，① 処方，② 採寸・採型，③ 適合と規定している（図8）．義肢装具士は，この流れのすべてに関与し適切な義肢装具の製作を行う[3]．

処方では，医師から形状，構造，機能，ならびに禁忌事項など必要な情報を確認する．

採寸・採型では，リハビリテーション部門や診察室，病室，手術室などで採型を行うが，その際，理学療法士，作業療法士，看護師などのリハビリテーションスタッフから情報収集を行い，利用者の義肢装具の種類を決める．

適合では，採寸・採型で得た正確な情報をもとに，身体や目的に合っているかを十分に確認し，リハビリテーションスタッフ立ち会いのもと，機能性や装着感など違和感がなくなるまで調整（仮合わせ）を繰り返し完成させる．

しかし，義肢装具士は義肢や装具を製作すればよいというわけではない．使用に関する注意点や装着方法の説明，修理を含めたフォローなど利用者へのアドバイスを的確に行うことも重要な義肢装具士の役割の1つとなっている．

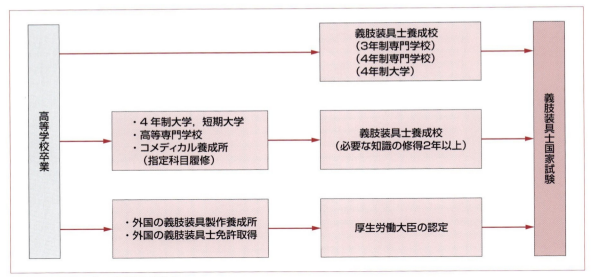

図9　義肢装具士国家試験受験まで

## 3　他職種との連携

　義肢装具士法第39条には，医師その他の医療関係者との緊密な連携を図ることが明記されており，医療関連職種の資格制度の中で初めてチーム医療の必要性が盛り込まれた内容となっている．理学療法士・作業療法士などの評価結果や義肢装具の費用などに関するケースワーカーの情報など，義肢装具製作に関する諸問題の解決には，医師および義肢装具士以外のリハビリテーションチームの協力が必要であり，密接な連携が適切な義肢装具製作には不可欠である．

## 4　義肢装具士の活躍するフィールド

　厚生統計要覧によると民間の義肢装具製作会社勤務が約99％，病院勤務が約1％となっており，他の職業に比べ特殊な勤務体系をとっていることがわかる．一般的に民間の義肢装具製作会社や障害者福祉センターなどに所属して，その所属している会社や福祉センターが提携・契約している病院などへ出向き，義肢，装具の採型，仮合わせ，調整などを行う．

## 4. 養成課程

　義肢装具士は「義肢装具士法」に基づく国家資格で，高校卒業後，厚生労働大臣が定める養成施設を修了し，国家試験に合格する必要がある（図9）．

　義肢装具士法においての義肢装具士国家試験受験資格は，次の3つがある．

(1) 大学に入学することができる者で文部科学大臣が指定した大学または厚生労働大臣が指定した義肢装具士養成所で3年以上義肢装具士としての知識及び技能を修得した者

(2) 大学，高等専門学校または厚生労働大臣が定める学校もしくは養成所で1年（高専は4年）以上修業し，かつ，厚生労働大臣の指定する科目を修めた者で，養成所において2年以上義肢装具士として知識，技

能を修得した者

(3) 職業能力開発促進法の規定に基づく義肢，装具の製作に係る技能検定合格者で養成所において1年以上義肢装具士として知識，技能を修得した者

国家試験の受験資格を取得するための養成校は，現在，大学4校，専門学校（3年制，4年制）6校があり，いずれも上記(1)に該当する者を対象としており，現在は(2)(3)に対応する大学，養成所はない．今後，4年制の大学卒業レベル以上のさらに高度な教育への移行が期待されている．

義肢装具士の国家試験の実施は，厚生労働大臣の指定を受けた「指定試験機関」として，（公財）テクノエイド協会が行っている．

過去5年（第26〜30回）の平均合格率は86.0％である．

## CLOSER-LOOK BOX

### 義肢装具士の業務状況[4]

義肢装具士は病院など医療施設へ常勤していることは少ない．これは歴史的背景によるものか，診療報酬など，制度上の問題なのか不明であるが，医療施設へ訪問し義肢装具を製作しているのが一般的である．そのために，チーム医療としてリハビリテーションスタッフとの連携が難しい場合がある．製作会社から派遣される義肢装具士は週当たり，ルーチンで医療施設を訪れるため，他のリハビリテーションスタッフとコミュニケーション不足となり，利用者の治療過程，社会的背景などの利用者情報を含めた処方の事前調査が少なく，その対応について十分とはいえない場合がある．理想的には義肢装具士が医療施設内に常駐することが望ましく，カンファレンスなどで医師やリハビリテーションスタッフとのコミュニケーションがスムーズに行われ，義肢装具の調整も素早くその場で必要な時に行うことができる．

## RELATED STUDY

義肢装具に関しては経済状況，生活習慣を踏まえたうえでの，無駄のない処方と最適な義肢装具の選択・供給が最重要課題であるが，最近のコンピューター制御の義足膝継手，筋電義手などハイテクであるがために高価になってしまう場合がある[5]．各義肢装具や付属部品の値段（診療報酬）について調べてみよう．

## FURTHER READING

1. 高田治実：義肢・装具学，羊土社，2016

豊富な写真とイラストで見やすく，洋土社HP上のストリーミング動画を見られるようになっており，学生が義肢・装具に興味を持てるような工夫が感じられる．特に動画は，装着者の異常歩行や日常生活動作を繰り返し確認できるため，臨床をイメージしやすくなっている．

2. 清水順市ほか：リハビリテーション義肢装具学，メジカルビュー社，2017

項目ごとに具体的な事例が載っており，処方から適合，リハビリテーション，家庭復帰，職業復帰までとトータルでリハビリテーションの実際が見える内容になっている．学生だけでなく臨床のリハビリテーションスタッフも活用できる一冊である．

### 文　献

1) 日本義肢装具学会監修：義肢学，第3版，医歯薬出版，2-4，2015
2) 清水順市ほか：リハビリテーション義肢装具学，メジカルビュー社，2017
3) 日本整形外科学会　日本リハビリテーション医学会監修：義肢装具のチェックポイント，第8版，医学書院，2-3，382-385，2015
4) 栗山明彦：リハビリテーション関連職種の現状と展望　義肢装具士．総合リハ35：556，2007
5) 田澤泰弘：リハビリテーション専門職種の現状と問題点　義肢装具士．総合リハ27：323，1999

（韋　傳春）

# 7. 医療ソーシャルワーカー

## 学習目標

- 医療ソーシャルワーカーの役割を理解する.
- 医療ソーシャルワーカーとリハビリテーション職種との連携を理解する.

## エッセンス

　医療ソーシャルワーカーとは，保健医療分野のソーシャルワーカーの呼称であり，主に病院において，入院患者・家族への相談業務を行っている専門職を指す.医療ソーシャルワーカーの業務内容についての具体的なものは，「医療ソーシャルワーカー業務指針」(厚生労働省健康局長通知)に示されているが，実際の業務内容は多岐にわたり，社会的な職責とともに，幅広い活動分野を持つ職業である.リハビリテーション職種との関連性は深く，その役割と連携について学んでいただきたい.

## 1. 誕生・法的背景

　英米で生まれた初期の医療ソーシャルワーカー (Medical Social Worker：MSW) は，資本主義国で医療社会問題が深刻化した 19 世紀末から 20 世紀初頭にかけて，貧しい労働者階級への対応策として誕生した.その起源は，1895 年(明治 28 年)，ロンドンの慈善組織協会 (Charity Organization Society：COS) の総領事チャールズ・ロックが，アルマナーをロイヤル・フリー・ホスピタル(王立施療病院)に配置したことから始まる.またアメリカでは，医師キャボットが，当時アメリカで専門化しつつあったソーシャルケースワークを，患者の総合的な対応が重要だと考え，マサチューセッツ総合病院に最初のソーシャルワーカーを雇用した.日本での医療ソーシャルワーカーの誕生は，その後 1930 年頃であり，日本での歴史は約 80 年ほどである.

## 2. 誕生から現在までの足跡

　日本における医療ソーシャルワーカーの誕生は，日本の医療ソーシャルワーカーの第一号といわれている浅賀ふさであり，1929 年(昭和 4 年)，アメリカで学んだ浅賀が，聖路加国際病院に勤務したことに始まる.しかし，戦前の時代背景により，浅賀の思想は思うように普及せず，戦後になって，結核蔓延に対応するため，GHQ 主導のもとに保健所や国立療養所・病院に医療ソーシャルワーカーが配置されるようになったことが本格的な医療ソーシャルワークの始まりといわれている.そこでは，貧困者や結核患者を主な対象者として入院援助，医療費問題の解決などの業務が行われた.その活動は次第に民間病院にも広がり，活動内容は，貧困への援助から，経済的援助を含む広範な生活援助へと，その視点が変化していった.そして 1953 年(昭和 28 年)には，日本医療ソーシャルワーク協会が結成された.1960 年代になると，結核などの伝染病は落ち着きをみせ，代わりに癌や脳卒中，

心疾患などの生活習慣病が問題となり始めた.これらの疾患を抱える患者・家族の問題に対し,医療ソーシャルワーカーはより幅広い生活相談業務を行うようになっていった.1970年代に入ると,医療技術の進歩により慢性疾患を抱える患者が増加し,医療面での対応だけでなく,障害を抱えた人々の生活支援へと職業領域が拡大していった.このような背景の中,1987年(昭和62年)には「社会福祉士及び介護福祉士法」が成立するも,この中に医療ソーシャルワーカーは含まれていなかった.しかしその後,1989年(平成元年)に「医療ソーシャルワーカー業務指針」が示され,医療ソーシャルワーカーとしての業務内容の確立が示されていった.

1990年代になると,社会福祉基礎構造改革により,福祉に関わる多くの法律が改正され,2000年(平成12年)には介護保険などの新たな仕組みも創られた結果,現在に至るまで,医療ソーシャルワーカーの果たす役割は,ますます多様化・複雑化している.

## 3. リハビリテーションにおける役割・特徴・独自性・専門性

医療現場で働く医療ソーシャルワーカーの仕事内容は,入院・外来を問わず,主に患者やその家族を対象に,「経済問題の解決・調整援助」「療養中の心理的・社会的問題の解決,調整援助」「受診・受療に関する援助」「退院援助」「社会復帰援助」「地域活動」[1]などであり,これらはすべて,患者の実用的な日常生活への復帰・活動支援を目的として行われている.また,リハビリテーションの役割としては,基本的動作能力の回復などを目的とする理学療法や,応用的動作能力,社会的適応能力の回復などを目的とした作業療法,言語聴覚能力の回復などを目的とした言語聴覚療法などの治療法より構成され,いずれも実用的な日常生活における諸活動の実現を目的として行われるものである.

例えば,怪我や病気などで入院していた患者が自宅へ退院する場合,リハビリテーション職の役割としては,在宅生活を安心・安全に生活できるようにするための生活環境の整備やアドバイス,またその生活に必要な身体機能を回復するためのリハビリテーションの提供を行う.医療ソーシャルワーカーの役割としては,患者に対してどのような介護サービスなどのサポートや相談窓口が必要なのかなどの生活コーディネートを行うなど,これらは並行して提供される.例えば,入院費が払えないかもしれないがどうしたらよいのか,自宅に帰りたいが一人暮らしで退院後の生活に不安があるなど,患者の悩みや不安はさまざまで多岐にわたる.ただし,これらの問題の解決は,医療ソーシャルワーカー一人で行うのではなく,入院費が払えないのであれば,医療費減免等の手続きの仕方をアドバイスしたり,退院後の一人暮らしに対する不安であれば,患者の担当ケアマネージャーに相談し,患者に関わるすべての関係者とカンファレンスを行い,どのようなサポートを行っていくのかの調整を行う.総じて,医療ソーシャルワーカーは,患者の悩みに道筋をつけるアドバイスを行う仕事であるといえる.

このように,医療ソーシャルワーカーとリハビリテーションの目的・役割は,直接的な支援方法は違えども共通する部分が多く,この目的を達成するためには,患者・家族も含めたチーム全体で共通した目標設定を行い,患者の身体機能の回復を含めたQOLの向上を図り,障害を抱えていても,最後まで住み慣れた地域で「その人らしく」生活できるよう支援していくことが重要である(図1).

## 4. 養成課程

「医療ソーシャルワーカー」という独自の国家資格は,現在のところ存在しない.しかし,一

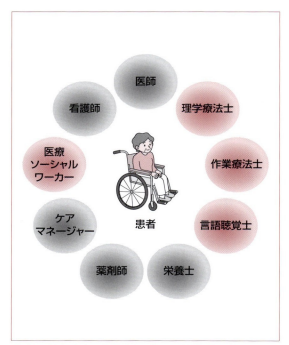

図1　患者に関わる職種とチームアプローチ

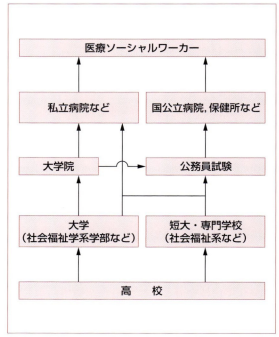

図2　医療ソーシャルワーカーとして働くまでの過程
（文献2より転載）

般的に医療ソーシャルワーカーの仕事を行っていくための基盤となる資格として，「社会福祉士」が挙げられる．大学・社会福祉専門学校などで社会福祉学を学び，社会福祉主事任用資格を持つ人や，社会福祉士，精神保健福祉士の資格取得者および受験資格を有する，社会福祉の専門的知識と技術を持った人が，医療ソーシャルワーカーとして働くことができる（図2）．

## CLOSER-LOOK BOX

　厚生労働省は現在，2025年を目途に，高齢者の尊厳の保持と自立生活の支援の目的のもとで，可能な限り住み慣れた地域で，自分らしい暮らしを人生の最期まで続けることができるよう，地域の包括的な支援・サービス提供体制「地域包括ケアシステム」の構築を推進している．地域包括ケアシステムの確立においては，地域の自主性や主体性に基づき，地域の特性に応じたシステムを構築することを目的としており，特にその地域に基盤を置く医療施設，介護施設，その他の連携施設においては，互いにその役割を明確化し，役割分担と連携を密に図っていくシステムを確立していく必要がある．これらの情報を把握し，集約することによって，退院後にその地域で生活をしていく患者の，いわば「生活コーディネート」を行っていくことが，医療ソーシャルワーカーの仕事であるといえる．

## RELATED STUDY

　現在，公的な支援のみでは，患者のQOLを保つことは，大変厳しい時代へ突入している．退院後の患者の生活の場となる地域に対して，どのような関わりを持つことでソーシャルワークを現実化することができるのだろうか．

## FURTHER READING

1. 児島美都子：新医療ソーシャルワーカー論，ミネルヴァ書房，1991

   医療ソーシャルワーカーの歴史から職業領域，現状と将来の展望まで，幅広く書かれており，医療ソーシャルワーカーのすべてが網羅された一冊といえる．

2. 菊池かほる：これがMSWの現場です：医療ソーシャルワーカーの仕事心に寄り添う技術ケーススタディ40，医学通信社，2015

   実際の医療現場における医療ソーシャルワーカーの仕事を，理論と実体験を通して描かれた一冊．現場の仕事のイメージ化が行いやすい．

## 文　献

1) ベネッセホームページ http://www.benesse.co.jp/（閲覧日：2017年3月）
2) 厚生労働省ホームページ http://www.mhlw.go.jp/（閲覧日：2017年3月）
3) 児島美都子：新医療ソーシャルワーカー論，ミネルヴァ書房，1991
4) 社会福祉士養成講座編集委員会編：保健医療サービス（新・社会福祉士講座17），中央法規出版，2014
5) 菊池かほる：これがMSWの現場です：医療ソーシャルワーカーの仕事心に寄り添う技術ケーススタディ40，医学通信社，2015

（宝田圭子）

# 8. 公認心理師（臨床心理士）

## 学習目標

- 公認心理師（臨床心理士）の仕事の内容やその役割および公認心理師（臨床心理士）とリハビリテーションの関係についてさらに理解を深めよう.

## エッセンス

　臨床心理士（clinical psychologist）が働いている職場は，医療の分野，福祉の分野，教育の分野，労働・産業の分野，司法・矯正の分野などである[1].

　医療の分野においては，精神科・心療内科・小児科・リハビリテーションの病院などである. 同じ医療の職場であってもその仕事の内容はさまざまである.

　精神科や心療内科で活躍している臨床心理士の仕事の内容は，カウンセリングや心理検査が多いのが特徴で，カウンセリングにより，心の問題の解決の糸口を見出したり，心理療法により心のバランスを改善させることで，患者のもつ社会の中で生き抜く力をひき出す専門職といえる[2].

　小児心身症に関しては，フラストレーション（欲求不満）やストレスに耐えていけるように心理療法や家族間の調整を行っている[3].

　また，脳血管障害や外傷性脳損傷などが対象となる医療施設においては，カウンセリング，心理検査に加え，認知行動療法によって認知障害や行動障害に直接アプローチすることで，患者のリハビリテーションを支える専門職といえる[4].

## 1. 誕生・法的背景

　日本の心理学においては，一般的に人間が共通してもつ特徴や，その特徴を生活の中に役立てる心理学が主流であった.

　ストレス社会から心の問題に悩んでいる人に，心理学の知識と技術を用いて援助する臨床心理士への関心と社会的ニーズの高まりを受け，1988年（昭和63年）に財団法人日本臨床心理士資格認定協会が認定する資格制度がスタートしたが，リハビリテーション分野で働く臨床心理士にとって必要不可欠な医学的知識を学べる大学は限られていた. そのためリハビリテーション分野で働く臨床心理士は，国家資格を持つ医師，看護師，理学療法士，作業療法士，言語聴覚士のチーム医療の中で苦闘が続く. このような背景の中で，1992年（平成4年）の学会で「リハビリテーション分野における心理臨床家の役割」のテーマで臨床心理士が集まった. 2004年（平成16年）には「神経心理学的リハビリテーション」，2005年（平成17年）には「高次脳機能障害へのアプローチ」の講演が行われている. また，高次脳機能障害が国のモデル事業として検討されたことや，脳の働きや脳のトレーニングに関心が高まった時代的背景が，さらに臨床心理士の必要性を高めたといえる[5].

　しかし，臨床心理士の必要性が高まったとはいえ，国家資格化がなされておらず認定資格制度であったため，国家資格の必要性が高まり，2015年（平成27年）9月16日に公認心理師法が公布され，2017年（平成29年）9月15日に施行され

た．また，第1回公認心理師国家試験は，2018年（平成30年）中に実施する予定となっている[6]．

## 2. 誕生から現在までの足跡

リハビリテーション分野において，臨床心理士の必要性が高まったのは，高次脳機能障害に対するアプローチによるものが大きいといえる．

2001年（平成13年）から2005年（平成17年）まで行われた高次脳機能障害支援モデル事業の中で，臨床心理士は，高次脳機能障がい者に対する認知行動療法やカウンセリング，家族への指導や心理的サポートなどにより，患者や家族のニーズが高まった．さらに，リハビリテーションスタッフからもその役割が評価され，臨床心理士に対する必要性が確実なものになったといえる．しかし，医療現場では，患者，家族，スタッフから心理面での援助や治療を求められているにもかかわらず，ニーズに対応できる臨床心理士の雇用が少ないのが現状である．そうした中，日本脳外傷友の会が，医療施設への臨床心理士の配置と国家資格制度化を強く訴え厚生労働省へ陳情している[5]．

## 3. リハビリテーションにおける役割・特徴・独自性・専門性

統合失調症や躁うつ病，神経症などのリハビリテーションにおける公認心理師（臨床心理士）の役割は，カウンセリングにより心の問題の受けとめ方の変化や心理検査で得られた結果など，リハビリテーションチームに情報を伝え，リハビリテーション計画に役立てることである．

脳血管障害や外傷性脳損傷などのリハビリテーションにおける公認心理師（臨床心理士）の役割は，① 知的機能や記憶，注意などの高次脳機能を神経心理学検査によって評価し，得られた結果情報をリハビリテーションチームに提供すること，② 知的機能障害や高次脳機能障害に対して，認知行動療法を行いながら障害の改善をはかること，③ 障害の受容ができていなかったり，気持ちが落ち込み前向きに取り組めない患者においては，カウンセリングにより心の問題を整理し，心の安定をはかること，④ 各疾患の友の会に働きかけ，患者・家族の生活を見守ることなどである[3]．

すなわち，高次脳機能障害や抑うつ状態などの心理面の問題を解決していくことで，効果的なリハビリテーションを医師，看護師，理学療法士，作業療法士，言語聴覚士，精神保健福祉士，介護福祉士などのリハビリテーションチームに提案し，リハビリテーション計画に役立てることである．

## 4. 養成課程

臨床心理士の認定資格の受験資格は，財団法人日本臨床心理士資格認定協会が指定する1種指定校の大学院で学位を取得した者，または，2種指定校の大学院で学位を取得し，その後，1年間臨床心理の経験をした者である．

1種指定校と2種指定校の違いは，専任教員の人数や実習施設が学内にあるか否かである．

さらに，臨床心理士養成の専門職大学院で学位を取得した者も受験資格が認められている．現在，九州大学をはじめとして6校あり，これから開設が増えていくことが予測される（図1）[1,7]．

公認心理師の国家試験受験資格は，心理関係の大学で学位を取得した後に，大学院心理学研究科で修士課程を修了した者が認められている（図2）．

現在，移行期間のためいくつかの免許取得の方法があり，その一つの例として，心理学部を卒業し5年以上臨床経験が認められた者は，一部免除で受験可能とされている[8]．

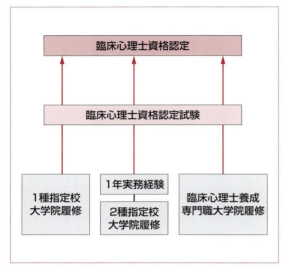

図1　臨床心理士の資格認定を取得する方法

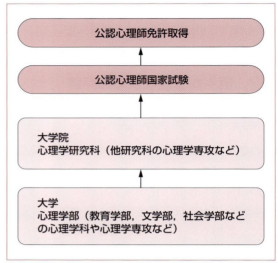

図2　公認心理師の国家資格を取得する方法

## CLOSER-LOOK BOX

　病院の臨床心理士は，悩んでいる人をカウンセリングや心理療法で援助する方法や人間の心を客観的に測定する方法など，多彩で豊富な臨床経験を積み重ねている．

　2015年（平成27年）9月16日に公認心理師法が公布され，今後，医療機関で働く場合，公認心理師を持たなければ保険点数の算定ができなくなることが予想されるため，雇用の要件に公認心理師となる可能性が高いと思われる．

　臨床心理士と公認心理師の違いについては，公認心理師が基礎資格として置かれ，臨床心理士は公認心理師の上位資格としての専門職となる可能性がある[8]．

　福祉の分野においては，身体障害者更生施設，身体障害者更生相談所，児童相談所などである．更生相談所は行政機関として，都道府県，政令指定都市に配置が義務づけられており，心理および職能判定委員として活躍している．

　教育の分野においては，スクールカウンセラーとして学校の生徒や児童，保護者や教員の相談を受けている．また，相談員として公立の教育センターや教育相談室に通ってくる人の相談を受けている[2]．

　労働・産業の分野においては，企業内カウンセラーとして企業内相談室，企業内管理センターなどで，労働者の人間関係の悩み，過重労働からうつ病になる人のカウンセリング，メンタルヘルスの維持・改善に取り組んでいる[3]．

　司法・矯正の分野においては，家庭裁判所，少年鑑別所，拘置所，少年院，児童自立支援施設，警察署の相談室などで，青少年の犯罪を予防したり，罪を犯した青少年を更生させる援助を行ったり，犯罪被害者へのカウンセリングを行っている[1]．

## RELATED STUDY

　公認心理師（臨床心理士）の仕事の内容やその役割について理解できたか？

　公認心理師（臨床心理士）とリハビリテーションの関係について理解できたか？

## FURTHER READING

1. 三木善彦，瀧上凱令，橘　英彌，南　徹弘（編著）：新版　心理の仕事，朱鷺書房，2002

本書は，心理学を学んだ人たちがさまざまな分野で広い視野に立った心理学の方法や考え方を知ることができる．

2. 斉藤弘子（編著）：新・心をケアする仕事がしたい！，彩流社，2007

本書は，心の時代の中で心の仕事にはどのようなものがあるのか，また，その仕事に就くにはどうすればよいのか知ることができ，心の仕事の全体像をつかむことができる．

3. 浅井伸彦：あたらしいこころの国家資格「公認心理師」になるには'16〜'17年版，秀和システム，2016

本書は，2015年9月に公認心理師法が公布され，国家資格に向けて公認心理師の概要や免許取得の方法，臨床心理士との違いなどを知ることができる．

## 文　献

1) 斉藤弘子編著：新・心をケアする仕事がしたい！，彩流社，72-81，2007
2) 境　敦史ほか編著：心理学に興味を持ったあなたへ　大学で学ぶ心理学，学習研究社，38-41，2008
3) 三木善彦ほか編著：新版 心理の仕事，朱鷺書房，61-115，2002
4) http://www.n-nokekan-hp.kanagawa-rehab.or.jp/（閲覧日：2008年10月）
5) 平林　一ほか：心理士　リハビリテーション領域における臨床心理士の歴史と現状．総合リハビリテーション 35（6）：551-554，2007
6) http://www.mhlw.go.jp/stf/seisakunitsuite/bunya/0000116049.html（閲覧日：2018年1月）
7) 大塚義孝編著：臨床心理士養成指定．専門職大学院ガイド 2009，日本評論社，173-177，2008
8) 浅井伸彦：あたらしいこころの国家資格「公認心理師」になるには'16〜'17年版，秀和システム，25-58，2016

（福田哲也）

# 9. 介護福祉士

## 学習目標

- 介護福祉士の資格化の背景について理解する.
- 介護福祉士の概要を理解する.

## エッセンス

1987年(昭和62年)に,「社会福祉士及び介護福祉士法」の制定により介護福祉士は国家資格として誕生した. この背景には,核家族化や女性の社会進出などの社会変化がある. 介護福祉士は身体及び精神上の障害により日常生活に支障がある者に対して,心身の状況に応じた介護を行いまた家族や介護者に対する介護指導も行う. 福祉分野で初めてとなる国レベルの専門職である. 介護福祉士は対象者のより良い生活への支援を目標とし,リハビリテーション計画に沿って生活支援の専門職としてチームアプローチを行う. 医療の高度化に伴い,喀痰吸引や経管栄養など介護福祉士が行う介護支援技術にはより高い専門性が要求されている. 今後の超高齢社会において,住み慣れた地域で暮らための地域包括ケアシステムを構築するためにも重要な専門職の1つである.

## 1. 誕生・法的背景

本邦における介護の歴史は,古くは聖徳太子の時代にまで遡るが,本格的な歴史は昭和の中期頃から始まる. 1950年(昭和25年)に施行された新生活保護法において,高齢者の公的施設として養老施設が規定された. ここでは要保護者を収容して生活扶助を行っていたが,当時一般的に介護は家庭の中で女性が担う役割であった. しかし昭和中期から後期にかけての高度経済成長により,家族の小規模化・核家族化・女性の社会進出などの社会背景の変化や,医療の高度化に伴う長寿化などにより,生活支援の専門職が求められるようになった. そこで,1987年(昭和62年)に中央社会福祉審議会など福祉関係団体からの具申に基づき,「社会福祉士及び介護福祉士法」が制定された

## 2. 誕生から現在までの足跡

1987年(昭和62年)に制定されたのち,翌1988年(昭和63年)には全国で25校の介護福祉士養成校が,当時の厚生省の指定を受け教育活動を始めた. 制定後当初は,さまざまな施設内での介護が主であった. しかし,1989年(平成元年)の「高齢者保健福祉推進十か年戦略(いわゆるゴールドプラン)」が打ち出され,在宅福祉にも重点が置かれるようになった. そのため,居宅介護のノウハウや家族への助言など,介護福祉士にはそれまで以上に高い専門性が求められるようになった. 2000年(平成12年)には社会福祉法が制定され,市町村は「地域福祉計画」を策定することとなった. これに伴い,介護福祉士には地域福祉を視野に入れた活動も求められるようになった. 2016年(平成28年)9月現在,149万4,460人の介護福祉士が厚生労働省

に登録されている.

## 3. リハビリテーションにおける役割・特徴・独自性・専門性

　介護福祉士は「社会福祉士及び介護福祉士法」に基づく名称独占の国家資格で,「介護福祉士の名称を用いて, 専門的知識及び技術を持って, 身体上又は精神上の障害があることにより日常生活を営むのに支障がある者につき, 心身の状況に応じた介護を行い, 並びにその者及びその介護者に対して介護に関する指導を行うことを業とするものをいう」とされている. なお, 状況に応じた介護には, 喀痰吸引なども含まれる. 介護福祉士の専門性は, 生活支援技術である. この生活支援技術には, 入浴・食事・排泄などやコミュニケーション技術のみならず, 介護が必要な一人ひとりのこころとからだの状況を分析し, 計画的で根拠のある介護(介護過程)を展開していくための医学的知識や生活支援用具などの知識及びその応用, など非常に多岐にわたる.

　介護過程とは, 介護における課題の解決・達成のためのプロセスのことであり, この介護過程の展開を通して要介護者の自己実現を目指す. 介護過程は, アセスメントによる課題の明確化, 介護計画の立案, 実施, 評価の連続的なサイクルである. その際, アセスメントにおいては疾患や障害ではなく, その人の「人生」をアセスメントし, 介護計画の立案においても介護支援専門員が立案するケアプランとの連動が不可欠となる.

　また, 介護福祉士は要介護者の生活に最も近く, その人の人生に寄り添った存在である. そのため, 小さな変化に気づいたりニーズを代弁し, 他職種への情報提供なども行う. 家族指導においても, 例えばオムツの種類や当て方などを詳細かつ丁寧に指導する. これらは要介護者の日常生活を支える根幹をなすものであり, 個

人の尊厳を守り, その人らしい生活を送るためのキーパーソンとして, 介護福祉士の果たす役割は大きい.

## 4. 養成課程

　資格取得方法は, ① 介護の実務経験及び研修等受講後に国家試験を受験する, ② 大学や短大, 専門学校など介護福祉士養成施設などを卒業して資格を取得する, ③ 福祉系高校を卒業した後, 国家試験を受験する, の3通りがある(図1).

### CLOSER-LOOK BOX

　2017年(平成29年)2月現在, 厚生労働省は地域包括ケアシステムの構築を推進している. 地域包括ケアシステムとは, 高齢者の尊厳の保持と自立生活の支援を目的に, 可能な限り住み慣れた地域で, 自分らしい暮らしを人生の最期まで続けることができるための地域の包括的な支援・サービス提供体制のことである. 加齢に伴いさまざまな疾病に罹患しやすくなるが, 疾病を抱えても自宅などの住み慣れた生活の場で療養し, 自分らしく生活を続けられるためには, 地域における医療・介護の関係機関が連携して, 包括的かつ継続的な在宅医療・介護の提供を行うことが必要不可欠となる. これまでもリハビリテーション専門職と生活支援の専門職である介護福祉士が連携することが重要であった. しかし, そのほとんどは病院や施設内での連携が多かった. 今後, 地域包括ケアシステムの理念に基づいたシームレスな医療・介護連携のためにも, それぞれの専門職の連携がますます重要になると思われる. そのためにも, それぞれが相互理解を深め, また専門性を高めていくことが必要と思われる.

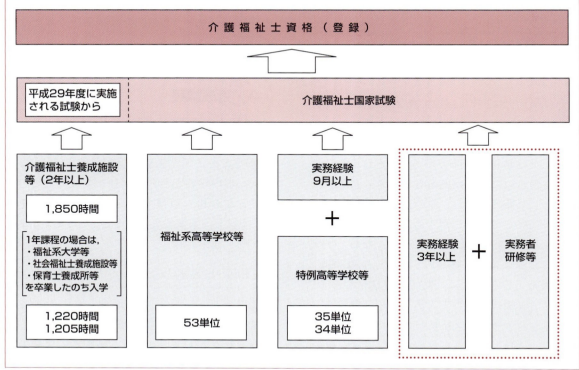

**図1 介護福祉士の資格取得方法**
2017年（平成29年）度から，養成施設卒業者に国家試験の受験資格を付与し，5年間かけて漸進的に導入し，2022年度より完全実施予定．実務経験3年以上のEPA介護福祉士候補者は，実務者研修等なしで受験が可能．
（文献1より転載）

## RELATED STUDY

介護福祉士の専門性を踏まえたうえで，われわれはどのように協働・連携していったらよいだろうか？

## FURTHER READING

1. 介護福祉学研究会（監修）：介護福祉学，中央法規出版，2002

    介護・福祉とそれに関連する学問領域について，幅広い分野を高い専門性を持って解説されている．また，諸外国との比較や今後の課題についても触れられている．

2. 介護福祉士養成講座編集委員会（編集）：新・介護福祉士養成講座4　介護の基本Ⅱ，改訂3版，中央法規出版，2015

    介護福祉士の概要から実践まで整理されており，介護福祉士自身の健康管理についても解説されている．また，各節ごとに演習問題があり理解度を把握することもできる．

### 文　献

1) 厚生労働省ホームページ：http://www.mhlw.go.jp/ （閲覧日：2018年1月）
2) 介護福祉学研究会監修：介護福祉学，中央法規出版，2002
3) 介護福祉士養成講座編集委員会編集：新・介護福祉士養成講座3　介護の基本Ⅰ，改訂3版，中央法規出版，2016
4) 介護福祉士養成講座編集委員会編集：新・介護福祉士養成講座4　介護の基本Ⅱ，改訂3版，中央法規出版，2015

〈樋口隆志〉

# 10. 精神保健福祉士

## 学習目標
- 精神障がい者の保健福祉における歴史的背景を理解する.
- 精神科医療における精神保健福祉士の役割を理解する.

## エッセンス

　わが国の精神障がい者への処遇は社会治安を目的とした隔離政策をとってきた. 世界的にもそうした日本の現状に問題提起がなされ,「障害者基本法」,「精神保健及び精神障害者福祉に関する法律」が誕生し精神障がい者が他の障がい者と同様に福祉の対象となり, 精神障がい者の社会復帰への支援として1997年（平成9年）に精神保健福祉士法が成立した. 1999年（平成11年）に第1回精神保健福祉士国家試験が行われ国家資格として誕生した. また, 2004年（平成16年）に発表された「精神保健医療福祉の改革ビジョン」により「入院医療中心から地域生活中心へ」と施策が転換. 2005年（平成17年）に「障害者自立支援法」が公布, 2012年（平成24年）には「障害者総合支援法」に名称変更されるなど精神保健福祉施策は地域を中心とした支援に大きく舵を切った. こうした変革の時代に精神保健福祉士の専門職としての活躍の場は広がっている. 今日は児童虐待への対応, 発達障害者支援, うつ病への支援, 自殺対策など社会的ニーズも高く, 今後の活躍が期待されている.

## 1. 誕生・法的背景

　精神障がい者に関係した法律を振り返ることでわが国の精神障がい者への処遇の歴史が理解できる. 戦前, 1900年（明治33年）制定された精神病者監護法と1919年（大正8年）に制定された精神病院法の二法があった. 法律名に監護, 病院という用語があることからもわかるように隔離収容政策によるもので, 家族が精神障がい者を自宅で監視するための私宅監置を義務づけるなど社会防衛的色彩の強いものであった. 精神病院法では私宅での監置が困難な場合に病院への収容を目指すものであったが公立精神病院の設置は進まず, 私宅監置（図1）も認められていた.
　第2次世界大戦後の1950年（昭和25年）, 精

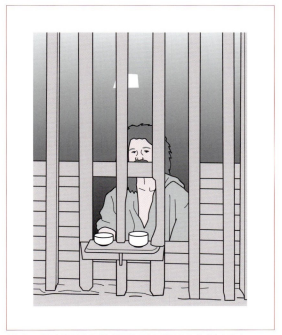

図1　私宅監置の例（報告書の第二十七例より）

第2部　リハビリテーション専門職の役割と独自性

**表1　わが国全体の障がい者数**

| | 総数 | 在宅者 | 施設入所者数 |
|---|---|---|---|
| 身体障がい児・者 | 392.2万人 | 386.4万人 | 5.8万人 |
| 知的障がい児・者 | 74.1万人 | 62.2万人 | 11.9万人 |
| 精神障がい者 | 392.4万人 | 361.1万人 | 31.3万人 |

身体障がい者　在宅者：厚生労働省「生活のしづらさなどに関する調査」 2011年（平成23年）
　　　　　　　施設入所者：厚生労働省「社会福祉施設等調査」 2012年（平成24年）
知的障がい者　在宅者：厚生労働省「生活のしづらさなどに関する調査」 2011年（平成23年）
　　　　　　　施設入所者：厚生労働省「社会福祉施設等調査」 2011年（平成23年）
精神障がい者　外来患者：厚生労働省「患者調査」 2014年（平成26年）
　　　　　　　入院患者：厚生労働省「患者調査」 2014年（平成26年）

神衛生法が制定され精神科病院設置が都道府県に義務づけられ，私宅監置も廃止された．しかし，公立病院設置が進まず国庫補助を受けて民間精神科病院設置が促進された．諸外国では公立病院が中心であるのに対し，わが国では民間病院が多いという特徴がある．

1984年（昭和59年）に宇都宮病院事件（病院職員が入院患者を暴行し死亡させた不祥事件）が起こり，世界的に批判にさらされ1987年（昭和62年）に精神保健法が制定され，入院精神障がい者の人権尊重と社会復帰が重視されることとなった．

1993年（平成5年）12月に障害者基本法が成立，その目的に「自立と社会経済活動への参加」が加えられ，身体障害，知的障害，精神障害の3障害が統一され，ようやく精神障がい者も福祉の対象となった．1995年（平成7年），精神保健法が「精神保健及び精神障害者福祉に関する法律」に改正され，「精神障害者の自立と社会経済活動への参加の促進」が法律に明記された．着目すべきは精神障害者保健福祉手帳制度が導入された点で，身体障害者手帳導入から46年遅れて福祉の対象として認められることとなる．

同年の「障害者プラン　ノーマライゼーション7か年戦略」の策定もあり，精神障がい者の社会復帰・福祉施策の大幅な充実が求められることとなった．続いて，その担い手を養成すべく

1997年（平成9年）に精神保健福祉士法が成立し，1998年（平成10年）に国家資格として精神保健福祉士が誕生した．

## 2. 誕生から現在までの足跡

### 1　精神医療の現状

わが国の身体障害，知的障害，精神障害の障がい者数の比較を**表1**に示した．この表から精神障がい者は総数では392万人と身体障がい児・者と差はないが，精神障害の施設入院者数が約31万人と多いことが特徴である．**図2**の2012年（平成24年）のOECD Health Dataからも諸外国に比べて精神科入院病床数が非常に多いことがわかる．また，**図3**の平均在院日数においても世界と比較し地域移行は著しく遅れていることが示されている．今後，精神科入院患者の退院促進と社会資源の整備を政策課題として取り組むことが重要課題となっている．

### 2　今後の精神科医療と精神保健福祉士

国は精神医療福祉の遅れを改善すべく，精神保健福祉対策本部により2004年（平成16年）9月に「精神保健福祉施策の改革ビジョン」がまと

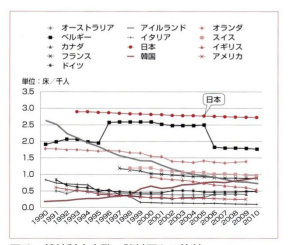

図2　精神科病床数：諸外国との比較
各国により定義が異なる．
（資料：OECD Health Data 2012）

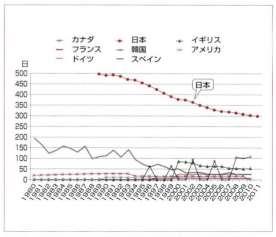

図3　精神病床の平均在院日数推移の国際比較
（資料：OECD Health Data 2012）

められた．基本的考え方として「入院医療中心から地域生活中心へ」と改革を進めることとし，① 国民の理解の深化，② 精神医療の改革，③ 地域生活支援の強化を今後10年間で計画的に実施していくとしている．入院中の精神障がい者のうち受け入れ条件が整えば退院可能な人（約7万人）を対象に，障害者総合支援法，地域包括ケアシステムなど地域支援に向けての支援体制が整備された．さらに2014年（平成26年）4月に精神保健福祉法が改正され，入院中心の精神医療から地域移行と地域生活を支えるための方向性が示され精神保健医療福祉の改革がこれから進められようとしている．

## 3 精神保健福祉士の職域

精神保健福祉士の職域は医療機関を中心として，福祉から行政までと幅広く活躍の場がある．具体的には精神科病院，市町村での行政機関，社会復帰施設，保健所・保健センター，精神保健福祉センター，老人保健施設，地域生活支援事業，社会福祉協議会，介護保険サービス事業者，学校教育機関，保護観察所，教育・研究機関など広がりを見せている．

その中でも医療機関が最も多く，単科の精神科病院，総合病院における精神科，精神科診療所，医療機関併設のデイケアなどへの領域が多い．日本精神保健福祉士協会ホームページにある精神保健福祉士の職場の図（図4）を引用し，全体としての職域を示す．

今後，精神保健領域における生活支援はもとより，障害者総合支援法，地域包括ケアシステムなど法整備の観点からも精神保健福祉士による役割は期待されている．

## 3. リハビリテーションにおける役割・特徴・独自性・専門性

精神保健福祉士は社会福祉学を基礎とする専門職である．その理念には基本的人権の尊重と人権擁護，主体性の尊重，自己決定の保障，プライバシーの尊重を基本的視点としている．この理念をもとに日々の業務を点検し専念することで対象者，家族の信頼が得られる．精神科医療において，精神保健福祉士に必要なことは対象者，家族のニーズを冷静に受け止め，家族状

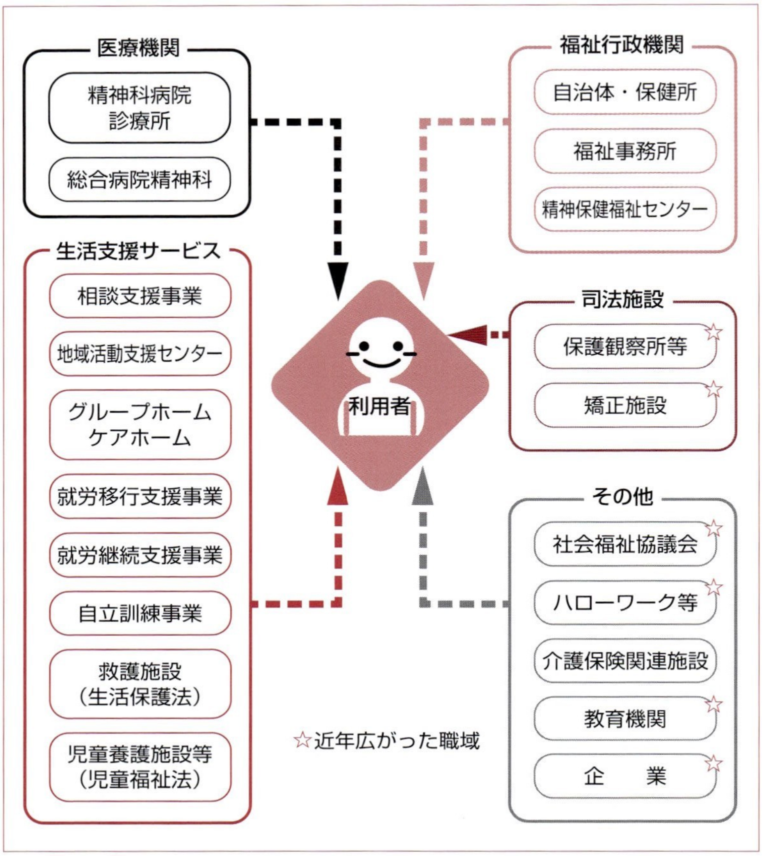

**図4　精神保健福祉士の職場**
（日本精神保健福祉士協会ホームページより引用）

況や環境要因，経済状況など生活に関する課題を多角的な視点から分析し，解決に向けて支援することで対象者の不安を軽減し落ち着きを取り戻し，自己決定が可能となり，生活での課題に対して前向きに取り組むことを実現（エンパワメント）することである．精神保健福祉士は対象者を「生活する人」として捉えることが特徴とされる．患者や家族の抱える心理的・社会的・経済的な問題解決の具体的手段を提示，関係機関の調整，対象者のエンパワメントを高めることで社会復帰・社会参加の促進を図ることが本来の役割である．

　精神保健福祉士の役割は2010年（平成22年）に「精神保健福祉士養成課程における教育内容の見直し」において以下の項目[1]が示されている．

① 医療機関等におけるチームの一員として，治療中の精神障がい者に対する相談援助を行う役割
② 長期在院者を中心とした精神障がい者の地域移行を支援する役割
③ 精神障がい者が地域で安心して暮らせるよう相談に応じ，必要なサービスの利用を支援するなど，地域生活の維持・継続を支援し，生活の質を高める役割
④ 関連分野における精神保健福祉の多様化する課題に対し，相談援助を行う役割

　以上の役割が期待されている．①はこれまでの精神科ソーシャルワークの基本となる相談業務，個別性と地域支援を両立し安心・安全な暮らしを支援することが必要である．②，③，④は障害者総合支援法，地域包括ケアなどの導入

**図5 精神保健福祉士資格取得のルート**
(社会福祉士国家試験情報.赤マル福祉ホームページより引用)

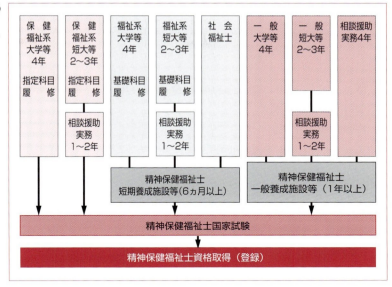

に伴い必要とされる役割となる．

精神保健福祉士の役割は地域における中核となるものでやりがいのある職種といえる．

## 4. 養成課程

精神保健福祉士を目指すには基本的に以下の4つの方法がある．

① 保健福祉系の4年制大学で所定の指定科目を履修し，国家試験に合格する（実務経験が必要ない）．
② 福祉系の短期大学で所定の課程を修了し，実務経験を1～2年経験し国家試験に合格する．
③ 一般の4年制大学を卒業し，一般養成施設に1年以上通学する．
④ 一般の短期大学を卒業し，実務を1～2年経験し，一般養成施設に1年以上通学する．

詳細は公益法人社会福祉振興・試験センターホームページの資格取得のルート図（図5）を参照されたい．

### CLOSER-LOOK BOX

今日の精神保健福祉の領域は長引く経済不況もあり慢性的なストレスから気分障害（うつ病），ストレス性障害，児童虐待などの社会問題に対応すべく，精神保健福祉士も一役を期待されている．対象者の心理社会的背景や家族との関係性，個人の特性を理解し，多面的にニーズを捉える視点が重要になる．

さらに，精神保健福祉法の改正により，精神障がい者の新たな長期入院を防ぐため，医療保護入院者に対して退院後生活環境相談員の選任を義務づけたこと，地域支援事業者との連携を図るなど重度の精神障がい者も地域で安心して暮らせるため市町村に総合的な相談支援センターを設置し関係機関とのネットワークの構築を担うべく精神保健福祉士の役割は重要となっている．

個別のケースワークを大切に，対象者の多種多様なニーズを的確に捉えサービスを提供する技術，他職種のチームをコーディネートすることで総合的な支援体制を築くなど実践的技術を高める必要がある．

## RELATED STUDY

① 日本における精神医療の歴史と精神障がい者の処遇
② 精神保健福祉法の意義と精神保健福祉の施策の今後の方向性
③ 精神保健福祉士の役割
　上記について理解を深めよう.

## FURTHER READING

1. 日本精神保健福祉士養成校協会（編集）：新・精神保健福祉士養成講座 3 精神保健福祉 相談援助の基盤（基礎・専門）第 2 版, 中央法規出版, 2012

　本書は, 精神保健福祉士の歴史的背景から役割と意義, 業務内容の基礎的内容が概説されており, キーワードが示され理解しやすい書籍である.

2. 新版・精神保健福祉士養成セミナー編集委員会（編集）：改訂　新版・精神保健福祉士養成セミナー6　精神障害者の生活支援―制度・システムとサービス, へるす出版, 2014

　本書は精神保健福祉に関連する制度とサービス, 精神障害者の生活支援システムが丁寧に記述されている.

## 文　献

1) 日本精神保健福祉士養成校協会編：新・精神保健福祉士養成講座 3　精神保健福祉 相談援助の基盤（基礎・専門）, 中央法規出版, 2012
2) 新版・精神保健福祉士養成セミナー編集委員会編：改訂 新版・精神保健福祉士養成セミナー6 精神障害者の生活支援―制度・システムとサービス, へるす出版, 2014
3) 日本精神保健福祉士協会編：精神保健福祉士業務指針及び業務分類 第 2 版, 日本精神保健福祉士協会, 2014

（小川　修）

# 第3部

## リハビリテーションの実際

[リハビリテーション医療における評価]

# 1. 目的・意義・重要性・診断と評価はどう違うか

## 学習目標

- リハビリテーションにおける評価の意義が説明できる.
- 評価の一般的な実施手順が説明できる.
- 評価における思考過程の重要性について説明できる.

## エッセンス

「困ったと言うなかれ. 平生はむろん, 死地に入り難局に処しても, 困ったという一言だけは断じて言うなかれ」. 幕末の長州藩士高杉晋作が, 後輩の田中光顕を戒める際に語った言葉である. いくつもの困難を乗り越え, 明治維新への道筋をつけた晋作の一言だけに, その意味するところは奥深い.

われわれも日々の生活の中でさまざまな問題に直面する. しかし, 問題を目の前にして「困った, 困った」と唱えるだけで物事が解決した試しはない. 問題を解決するためには, まず, 問題の所在を明らかにし, 解決のために何が必要であるかを明確にしなければならない. リハビリテーションにおいても, 評価によって対象者が抱える問題を把握し的確な目標を掲げることで, 効果的なアプローチが可能となる. 本項では, リハビリテーション医療における評価の意義を明らかにしたうえで, 具体的に何を対象にしてどのように評価を進めるのか, また, どう思考しながら臨床的判断を行ったらよいのかを学習していく.

---

### 1. 評価とは何か? なぜ重要なのか?

#### 1 リハビリテーションは評価に始まり評価に終わる

リハビリテーションとは, 障害や加齢によって人間らしく生きることが難しくなった人や, 障害の発生が予測される人に対して, さまざまなアプローチを行うことで生活機能を高め, その人に合った新しい生活や人生を創り出していく過程である. われわれリハビリテーション医療の専門職が, 対象者に効果的なアプローチを提供するためには, まず対象者の現状を把握し, 生活機能を低下させている(低下させるであろう)原因を特定する必要がある. やみくもに「さあ, リハビリするぞ!」と意気込んだところで, 解決すべき課題が明確になっていなければアプローチは的外れなものになってしまう. 対象者の現状を把握し「あるべき姿」とのギャップを明確にすることで, はじめてリハビリテーションの目標設定や, その目標を達成するための具体的アプローチが明らかとなる. また, アプローチを開始した後も定期的に対象者の状態を確認することでアプローチの有効性が確認でき, 必要に応じてプログラムの修正や目標設定の変更が可能となる.

リハビリテーションにおける評価とは, 対象者の生活機能や環境・個人因子に関する情報を

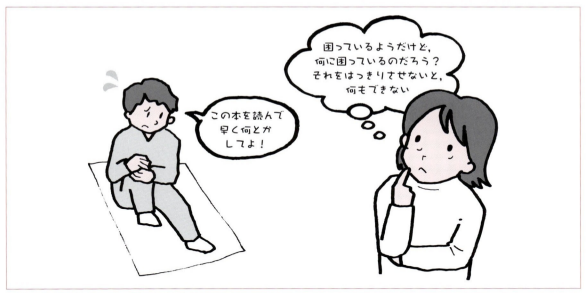

図1 評価をしないと，何もはじまらない

収集，整理，分析し，対象者の将来像を予測した上で何が必要であるかを判断する過程である．そして，評価から得られた結論に基づいて，リハビリテーションの諸側面が展開される．したがって，評価が的確に行われなければ，リハビリテーションの目標設定も，アプローチの計画・実施も，アプローチの効果判定も，すべて的外れで意味のないものになってしまう（図1）．ここに，「リハビリテーションは，評価に始まり評価に終わる」といわれる理由がある．

## 2 評価によって何を明らかにするのか？

それでは，評価によって具体的に何を明らかにすればよいのだろうか．もう少し詳しくみてみよう．リハビリテーション医療では対象者の「障害」を中心にアプローチが行われる．そこで，評価で明らかにするのは，アプローチの対象となる「障害」であるという解釈が可能となる．そうであれば，対象者の生活機能のうち障害部分（マイナス面）を示す機能障害，活動制限，参加制約を明らかにすれば，評価の目的は達成されることになる（図2）．しかし，すでに学んだように，障害をもつ人の中で「障害」が占める割合はその人の一部に過ぎず，「障害」自体にアプローチしても問題を解決できないケースも多い．

### ■ 評価の視点が変わればアプローチも変わる．あなたがケガをしたら？

例えば，あなたがスポーツの試合中に膝関節の靱帯を損傷したとしよう．あなたはA病院を受診し以下の説明を受けた．「損傷が重度なので，リハビリをしても膝関節の完全な機能回復は難しいでしょう．スポーツ復帰はできるかもしれないが，元のようなパフォーマンスは発揮できないし，再受傷のリスクが高まるのでスポーツはほどほどにして下さい」．スポーツをすることに生きがいを感じているあなたは，納得がいかず別のB病院を受診した．そこでも膝関節の機能回復に関する予測は同じであった．ただ，救いであったのは次のように言われたことである．「膝以外の運動機能は問題ありません．膝のリハビリに加えて，全身の筋力やバランス能力を高めるエクササイズをすれば，前のよう

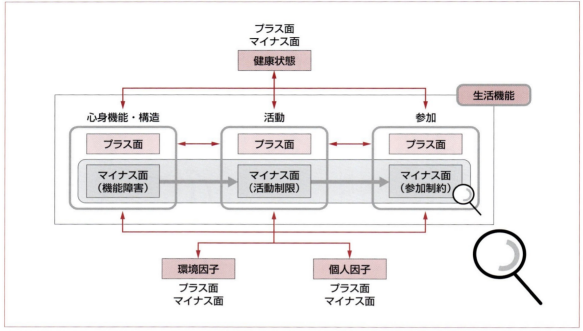

図2　対象者の一面を評価するか？　全体像を評価するか？

にプレーできるかもしれません．当分膝の装具が必要になりますが，スポーツ復帰を目標にリハビリを行っていきましょう」．納得したあなたは治療に励み，現在，膝に違和感を残すもののスポーツを楽しむ日々を送っている．

■ 評価によって明らかにするのは，対象者の生活機能向上に必要な「課題」である

　そこで，考えてほしいのは，評価で何を明らかにしたかによって，対象者の将来像の予測や治療方針，ひいては対象者の生活も変わってしまうという点である．「障害」のみを明らかにしたA病院で治療を受けていたら，現在，あなたは再受傷のリスクを気にしながら恐る恐るプレーをしているか，もしかしたらスポーツに復帰していないかもしれない．これに対して，「障害」を含めて対象者の「課題」を明らかにしたB病院での治療結果は上記の通りである．このように，有効なリハビリテーション・アプローチを計画するためには，「障害」を含めた生活機能全体を把握した上で，その人の生活や人生に何が必要なのかを明確にしなければならない．すなわち，評価によって明らかにするのは，対象者の生活機能を向上させるための「課題」といえる．

■ 生活機能や障害の構造を理解して，はじめて評価が可能となる

　上記の観点から，評価は，国際生活機能分類（International Classification of Functioning, Disability and Health：ICF）モデルに基づいて進めるのが有益と考えられる[1]．では，ICFモデルに基づいて，具体的に何を評価すればよいのだろうか？　まず，生活機能を構成する3つの階層（心身機能・構造，活動，参加）について，各々に含まれる具体的項目（例えば，筋力，歩行，家族関係）をプラスおよびマイナスの両面から状態把握する必要がある．その上で，それぞれがどのように関連・影響しあっているかを分析しなければならない．さらには，対象者の健康状態や個人特性，生活環境などが生活機能にどう影

響しているかを考える必要がある．このような情報収集，整理，分析の過程を経ることで，はじめて対象者の全体像や課題が見えてくる（図2）．

## 3 どのように評価を進めていけばよいのか？

次に，評価の具体的な実施手順を見てみよう．まず，リハビリテーションは，対象者の抱える問題解決過程と考えることができる．一般的に，問題解決は，問題把握→目標設定→解決法の計画・実施→問題解決という順序で進められるが，評価はこの中の「問題把握」に該当する[2]．問題を把握するためには，① 問題把握に必要な事実が何であるかを考え，② その事実に関するデータを収集し，③ 収集したデータのポイントを探るというステップが必要である．評価においても，① まず対象者の状態把握に必要な項目は何であるかを考え，② その項目に関する情報を収集し，③ 収集した情報を整理・分析して課題を明確にしていく．図3にリハビリテーション過程の流れを示しているが，このうち評価は「情報収集→統合と解釈→問題点の抽出」の部分に該当する（より広い意味では，一連の流れとして，目標設定，治療プログラムの立案まで含む）．では，評価のステップを順に見ていくことにしよう．

### 1）必要な情報を正確に集める
■ 他部門の情報や医療面接から対象者の全体像を把握する

リハビリテーションの過程は医師の処方（依頼）に始まる．医師の処方内容は最初の情報源であり，そこから対象者の概観を把握して情報収集の方向づけを行う．情報収集の手段は，① 他部門からの情報収集，② 医療面接（問診），③ 検査測定の3つに分類できるが，実際の情報収集もこの順序で行うのが合理的である（表1）．すなわち，①と②で対象者の基本情報や全体像を把握しながら情報を絞り込み，その上で③において必要な検査測定項目を選択し実施する．大

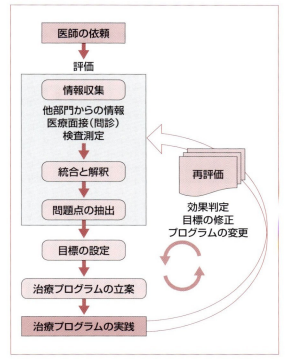

図3　リハビリテーション過程での評価の位置づけ

切な点は，対象者の状態把握に必要な情報が何であるかを考えることである．情報を集めすぎると，データが煩雑化して解釈や分析が困難になるばかりか，検査測定の実施に伴う対象者の身体的・精神的負担を増大させてしまう．

処方が出て他部門の情報を収集したら，実際に対象者と対面して医療面接を行う．医療面接とは，対象者との間に良好な関係を築きながら，対話によって必要な情報を収集していく過程である．大切なのはセラピストが一方的に情報を聴取するのではなく，相手の話に耳を傾け心理状態に配慮しながら質問を投げかけることである．収集すべき情報は病気の経過や本人の希望，生活状況，家族構成などプライバシーに関することであり，良好な関係を築かなければ正確な情報を引き出すことはできない．また，良好な関係の構築は，検査測定やアプローチをスムーズに進める上でも重要である．

**表 1　代表的な情報収集の項目**

| 他部門からの情報 | 医師や診療記録 | 基礎情報（氏名，年齢，性別），診断名，現病歴，合併症，既往歴，治療内容，禁忌事項，手術記録，画像所見，検査所見，家族構成，経済状態，社会的情報など |
| --- | --- | --- |
| | コメディカル | 看護部門や理学療法士，作業療法士，言語聴覚士，MSW などの評価や記録 |
| 医療面接 | 個人的情報 | 基礎情報，主訴，ニーズ，現病歴，既往歴，家族歴，住環境，家族構成，趣味など |
| | 社会的情報 | 職業，学業，社会的役割，参加の状況など |
| | 医学的情報 | 健康状態，症状，バイタルサイン，コミュニケーション能力，ADL の状況，障害歴，リハビリテーションの治療歴など |
| 検査測定 | 心身機能 | 意識レベル，知性・精神機能，意欲・理解，高次脳機能，形態，姿勢，関節可動域，筋力，感覚，疼痛，反射，筋トーヌス，協調運動，不随意運動，姿勢反射，バランス，構音機能，嚥下機能，自律神経機能，呼吸機能，運動耐容能，発達過程など |
| | 活動 | 日常生活活動（できる ADL と，している ADL）など |

#### ■ 検査測定によって必要な情報を詳しく調べる

　医療面接を行って問題把握に必要な情報を絞り込んだら，検査測定を行い各項目の内容を詳しく調べていく．検査測定とは，心身機能・構造や活動など生活機能に関する項目を数値化したり，判定基準（評価尺度）に従って段階づけしたりする過程である．例えば，関節可動域測定では動きの範囲を数値化し，徒手筋力検査では筋力を 6 段階でグレード化する．また，このような客観的な情報に加えて，検査測定の際に対象者が訴える内容やセラピストが感じる主観的な情報も重要であり，言語化して記録しておく．

　検査測定で大切なことは，まず，それぞれの項目からどのような情報が得られるかを理解しておくことである．データを収集しても，そこから何が読み取れるかわからなければ検査測定を行う意味がない．また，何より重要なのは，信頼性の高い正確なデータを得ることである．そのためには，検査測定技術の習得はもちろんのこと，測定機器や評価尺度の精度，対象者の体調や検査の理解度など，データに影響を与える要因を理解しておく必要がある．さらに，検査測定は機械的に行うのではなく，得られた結果を解釈し各項目を関連づけながら作業を進めていく．そうすることで，全体として体系化された情報を得ることができる．

### 2）統合と解釈，そして問題点（課題）の抽出 〜データに意味づけをする〜

　検査測定によってデータを収集したら，それで評価が終わるわけではない．データはあくまで対象者に関する事実に過ぎず，それに意味づけをしてはじめて課題が明確になる．「統合と解釈」と呼ばれる過程であり，評価において最も重要な部分といえる．具体的には，① 一つ一つの検査測定結果に意味づけをした後，② 意味づけをした情報を集めて，それぞれの関連性を分析する．その結果，全体として何が問題であるかが見えてくる．

　例えば，あなたが体力測定を行ったとしよう．その結果，① 筋力測定のデータから「筋力はかなり強い」，関節可動域測定のデータから「身体の柔軟性はかなり低い（身体が硬い）」，100m 走のタイムから「走るのが少し遅い」と意味づけたとする．そこで，②「筋力が強いにもかかわらず走るのが遅いのは身体が硬いことに原因がありそうだ．そして，それはストレッチングにより改善できるのではないか」と分析する．そこで，対象者の問題点を「柔軟性低下」とした上で，「柔軟性を高めることで 100m 走のタイムが△秒縮まる」と予測し，「それを○ヵ月後に達成する」と目標設定して「具体的なストレッチング」のプログラムを立てる．

　このように，収集したデータは「統合と解釈」という過程を経ることではじめて，問題点抽出

1. ［リハビリテーション医療における評価］目的・意義・重要性・診断と評価はどう違うか　**111**

や予後予測，プログラム立案に役立つのである．なお，問題点は，各々の関連性や優先順位を考えながら列挙していくと，目標設定やプログラム立案につなげやすくなる．

### 3）評価もチーム医療の観点から

　リハビリテーションはチーム医療であり，1人の対象者に対して各専門分野のメンバーが矛盾する目標設定や統一性のないプログラム立案を行うと対象者の不利益となる．それぞれの立場での評価を踏まえ，話し合いでチームとしての目標設定や各々の役割分担を行う必要がある．途中経過の確認や目標・プログラムの修正，最終的評価もチームとして行うべきことはいうまでもない．なお，評価内容は正確に記録しておく必要があるが，チームにおける情報共有という観点からも記録は重要である．

## 2. 診断と評価．どこが違う？

　ここまで読み進めてきて，評価が対象者の課題を判断する過程であることが理解できたと思う．同様な判断過程は他の医療分野にも存在する．例えば，医師は症状や検査所見などから疾患名を判断する「医学診断」を行い，看護師は対象者のニーズや問題を明確にする「看護診断」を行う．「評価」と「診断」はいずれも問題を明確にしていく過程であるが，両者にはどのような違いがあるのだろうか？　それを明らかにしながら，あらためて評価の思考過程について考えてみよう．

### 1 ｜ 診断は情報を解釈して「分類」し，評価は情報を統合して「解釈」する

　診断 diagnosis は語源的に，「分離して（dia-）認識する（-gnosis）」という意味をもち，分類することで物事を明らかにする行為と解釈できる．これに対して，評価（evaluation）は，「外へ（e-）価値・意味づけ（valu-）をすること（-ation）」と

いう意味をもち，物事の価値や意味を明らかにする行為と解釈できる．確かに，医学診断では，患者の情報をもとに病態を識別していき，最終的に他の病態から区別された一つの診断名を抽出（分類）する．すなわち，数ある疾患の中から一つの疾患を特定し分類することで問題点を明らかにしていく．分類された診断名から治療法を考えることになるから，最終的にどのような分類をしたかが重要になる．例えば，患者の情報から「骨折」と診断するか「靱帯損傷」と診断するかでは，その後の治療法は全く異なったものになる．また，医学診断は患者の人格を離れて行われるため，患者の全体像が診断結果自体に影響することはない．

　これに対し，評価は対象者の全体像をとらえた上で，それにどのような意味づけをしたかが重要となる．例えば，骨折によって膝が90°までしか曲がらなくなった2人の患者がいたとしよう．ともに「関節可動域制限」という分類の機能障害があるから，2人の問題は同じではないかと考えることができる．しかし，全体像をとらえ，一方の患者には「骨折前から可動域制限があり，洋式生活をしていたので生活への影響は少ない」と意味づけ，他方の患者には「華道の師匠であり，正座ができなくなれば生活に大きな影響が出る」と意味づけたとする．すると，それぞれの「関節可動域制限」の意味は異なったものになり，自ずとアプローチにも違いが生じることになる．このように，評価が診断と異なるのは，ICFモデルに基づいて分類された複数の生活機能が，さらに統合され全体の中で意味づけられてはじめて問題点として明確化する点である．また，一つの評価過程で抽出される問題点が一つと限らないのも診断と異なる点であり，問題点相互の関連性や優先順位を明らかにする必要がある．ただ，統合と解釈によって最終的に問題点一つ一つを特定（分類）していく過程はまさに診断であり，そういう意味で評価は「統合と解釈に重点をおく診断過程」と解釈することが

可能である.

## 2 判断を下すまでの思考プロセスを大切にしよう

このように見てくると,評価では「対象者の情報をどのように選択・分析・解釈して判断を下したのか」という思考プロセスが重要であることがわかる.しかし,思考プロセスは,知識や経験,そのときの気づきなどによって変わるものである.対象者を評価して課題を抽出したら,もう一度,自己の思考過程を振り返るとともに,指導者や先輩・同僚などに説明することで思考過程を検証する習慣を身につけよう.意味のある思考を繰り返すことで評価能力は高まっていくはずである.

## CLOSER-LOOK BOX

臨床では,さまざまな場面で問題解決や判断する能力が求められるが,そこで必要になるのが論理的に考える(reason)力,すなわち臨床推論(クリニカルリーズニング:clinical reasoning)である.臨床推論とは「対象者の訴えや症状から病態を推論し,仮説に基づき適切な検査法を選択して対象者に最も適した介入を決定していく一連の心理的過程」[3]を指す.評価の思考過程は臨床推論そのものであり,その能力を高めることが対象者の課題解決能力向上につながる.そのためには,まず情報収集から治療までのステップを一つ一つ確実に思考しながら進めていくことが必要であり(ナレッジベースの行動),それを繰り返すことで徐々に評価が効率よく行えるようになる.さらに経験を積めば,無意識のうちに治療を行いながら評価のステップを何度も繰り返している自分に気がついてくる(スキルベースの行動).プロフェッショナルと呼ばれる人は,必要最小限の情報をもとに瞬時に的確な判断をし,そこから最良の結果を導き出す.あなたも,真にプロフェッショナルなセラピストになれるよう,日々の学習と人生経験を積み重ねてほしい.対象者を目の前にして「困った」という一言だけは断じて言うなかれ.

## RELATED STUDY

ICF は障害のある人だけではなく,すべての人を対象にした生活機能の分類である.そこで,ICF モデルに基づいて自分自身を評価し,今後の生活や人生をさらに素晴らしいものにするためには何が必要であるか,課題を明らかにしてみよう.

## FURTHER READING

1. 高田貴久・岩澤智之:問題解決,英治出版,2014

一般的な問題解決のスキルを順序立てて解説している.ビジネスパーソンを対象にした書籍であるが,臨床での問題解決の考え方にも応用可能である.

2. 相澤純也(監修):クリニカルリーズニングで運動器の理学療法に強くなる,羊土社,2017

代表的な運動器疾患患者に対し,理学療法士がクリニカルリーズニングを駆使してどのように評価・治療を行っていくのか,わかりやすく解説している.

### 文 献

1) 上田 敏:評価に生かす ICF ―「プラスの診断学」とは何か―.PT ジャーナル 36:507-511,2002
2) 三好暁光ほか:臨床心理学(第2版)―アセスメント,創元社,1991
3) 内山 靖:クリニカルリーズニング―理学療法士に求められる臨床能力.PT ジャーナル 43:93-98,2009

(山本 悟)

# [リハビリテーション医療における評価]
# 2. 評価尺度・条件・治療プログラム立案

## 学習目標

- 代表的な評価尺度をあげて，説明できる．
- 評価指標に求められる条件について理解する．
- 目標達成するための治療プログラム立案について理解する．

## エッセンス

　近年，盛んに EBM(evidence-based medicine)，すなわち「エビデンスに基づく医療」ということが強調されるようになってきた(**図1**)．エビデンスとは，科学的根拠，つまり実験や調査などの研究結果から導かれた裏づけがあることをいう．EBM は，直感やあやふやな経験に頼らず科学的根拠に基づいて最適な診断・治療を実践する方法論のことである．セラピストが臨床現場で使用する評価方法や治療方法に EBM を持たせること，個人の技能レベルに大きく左右されないリハビリテーションを提供することが重要である[1]．

　リハビリテーション医療においては，多くの職種が，さまざまな評価法を用いて評価を行っているが，必ずしも標準化された評価法が用いられているとは限らない．適切な評価を実施することは治療の質を高め，より効果的な治療を対象者に提供するうえで必要不可欠である．

　本項では，最良の評価・治療を実践するために各評価尺度とその特徴，目標設定と治療プログラム立案の具体的な考え方について解説する．

## *1.* 評価尺度

### 1 尺度の種類

　尺度とは，一定の決まりによってデータを分類する基準のことである．リハビリテーション医療における評価では，さまざまな評価尺度が用いられている．課題となる動作の可否や介助程度(自立度)に応じて点数化される評価尺度が多い．どのような種類の尺度なのか，その尺度がどのような性質を持っているのかを理解しておく必要がある．データの尺度には名義尺度，順序尺度，間隔尺度，比率尺度の4つがある[2]．

### 1) 名義尺度

　単に区別するために用いられている尺度のことをいう．数値化しても数値に順位的な意味合いはなく，数としての意味合いもない．例えば，疾患別調査で脳卒中・心疾患・パーキンソン病・糖尿病・骨折を，それぞれ，1・2・3・4・5と数値に対応させたものである．他の例は，性別，医学的診断による分類，居住地域，病型，職業などがある．

### 2) 順序尺度

　データに順序を付けて分類し，測定された尺度のデータをいう．例えば，徒手筋力検査(段階0・段階1・段階2・段階3・段階4・段階5)がこれ

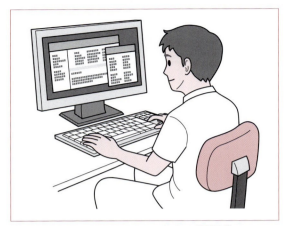

図1　evidence based medicine（EBM）

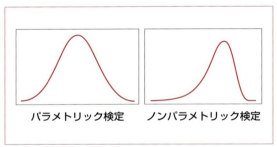

図2　パラメトリック検定とノンパラメトリック検定

に該当する．段階3よりも段階4の方が筋力は大きいということはいえるが，段階3と段階4，段階4と段階5の間は同じものではない．順序尺度は，Brunnstromの回復段階，機能的自立度評価法（FIM），Borg Scale，Modifined Aschworth Scale，Yahrの重症度分類などが該当する．

### 3）間隔尺度

数値と数値の間隔が必ず等間隔であるが，データの原点（0ゼロ）がない．知能指数（IQ），摂氏温度（℃）などがこれに該当する．摂氏は水の凝固点を0℃と便宜的に設定しているだけで，その0℃は全体的な原点ではない．

### 4）比率（比例）尺度

比尺度ともいう．データの原点（0）が一義的に定まっている点で，間隔尺度と異なる．例えば，脈拍がこれに該当する．脈拍を数値で示す60（回/分）と70（回/分）の間隔は10（回/分）で，70（回/分）と80（回/分）の間隔も同じ10（回/分）である．身長，体重，片脚立ち保持時間，ROM Test，血圧，Timed Up and Go Test，Functional Reach Testなどが該当する．

## 2　量的尺度と質的尺度

尺度には量的尺度と質的尺度があり，量的尺度で測定されたデータを定量的データ，質的尺度で測定されたデータを定性的データという．間隔尺度と比率尺度は数量として測ることができる量的（定量的）データ，名義尺度と順序尺度は，数量として測ることができない質的（定性的）データとして扱われることもある．

歩行には，Timed Up and Go Testや10m歩行速度など量的データと，どのような歩き方をしているのかといった動作分析など評価者による質的データがある．臨床では，血圧・脈拍数・呼吸数など数値で表わせる量的データだけでなく，顔の表情や声の調子，姿勢など質的データも重要である．

## 3　パラメトリック検定とノンパラメトリック検定

研究において，現象を理解するためには，客観的なデータを集める必要がある．そのデータは，誰もが納得する尺度で測ったものであれば，データから導き出された結果を共通理解しやすい．例えば，「体操選手は同年代の一般人と比較して股関節の柔軟性に違いがあるか」といった内容を知りたい時，差の検定によってそれぞれの群の平均値を比較する．差の検定の方法には，平均の差をみるパラメトリック検定と中央値の差をみるノンパラメトリック検定がある（**図2**）．

パラメトリック検定は，間隔尺度（**図3**），比率尺度で正規分布に従う場合に使用できる検定である．これに対してノンパラメトリック検定は，順序尺度（**図3**）の場合や正規分布に従わない場合に使用できる検定である[3]．多くの現象の測定値は，平均値付近に最も多く，平均値から左右に離れるに従って少なくなるというばらつきを示す．この分布を正規分布という．

### 1）パラメトリック検定

代表的なものにt検定，分散分析（ANOVA），などがある．t検定とは，2グループでの平均の差から母集団でも本当に平均に差があるのかを判断する検定のことである．例えば，Aの治療法を受けた左片麻痺者とBの治療法を受けた左片麻痺者の10m歩行時間の比較のように，このデータの平均値が有意に異なるかといったことを調べる際に用いる．正規分布している場合，対応のないt検定を用いて検定する．

### 2）ノンパラメトリック検定

代表的なものにMann-Whitney検定，Wilcoxon検定，Friedman検定などがある．例えば，Aの治療法を受けた左片麻痺者とBの治療法を受けた左片麻痺者のBrunnstromの回復段階の比較のように，有意に異なるかといったことを調べる際に用いる．非正規分布のデータの場合，Mann-Whitney検定を用いて検定する．

## 2. 評価指標に求められる条件

臨床で使われる評価には次のような条件がある．すなわち，1）安全であること，2）努力対効果が大きいこと，3）実用性が高いこと，4）尺度表示できること，5）標準化されていること，6）信頼性が高いこと，7）妥当性が高いこと，8）感度が高いこと，9）特異度が高いこと，10）目的に相応しいものが用いられていることなどが

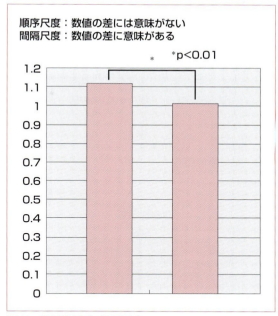

図3　順序尺度と間隔尺度

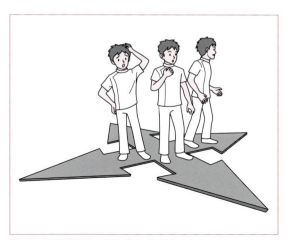

図4　評価指標に求められる条件

ある[4]（**図4**）．

### 1 信頼性と妥当性[4]

臨床研究や検査は信頼性や妥当性に乏しいことがあるので，その分，厳格に検証をしなければいけない（**図5**）．誰が評価しても同一の結果

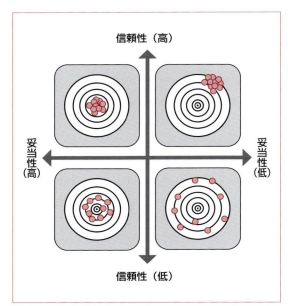

信頼性の評価：偶然性（ぶれ）の評価

妥当性の評価：誤差（ずれ）の評価

**図５ 統計学的目的**

**図６ 信頼性と妥当性**
同じ場所で安定しているほど信頼性が高く，的の中心に近いほど妥当性が高い.

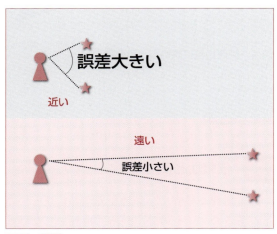

**図７ 誤差**

が得られるような方法が望ましく，妥当性があって，信頼性が高いことが望ましい（**図６**）.

### 1）信頼性

測定値は，同じ被験者にテストを数回実施しても，異なる検者がテストを実施しても，同じ測定値が得られることが望ましい．測定値の安定性や正確性はテストの重要な条件であり，この条件を信頼性という.

### 2）妥当性

測定したい対象をどれだけ的確に測れているかを指す指標を妥当性という．例えば，血圧を測定したい場合には，血圧計を使う．血圧計であれば血圧を測定したいという目的に適っているので妥当性があるということになる．しかし，体温計では血圧はわからないので妥当性がないということになる.

### 3）誤差（図７）

数値の尺度を理解して評価しても，測定や検査によって得られた数値には必ず誤差が生じるということを認識しておく必要がある．その誤差が大きすぎると評価結果を歪めた形で解釈してしまい，正しい治療を実施することができない．誤差は，偶然誤差と，系統誤差の２つに大別される[5].

#### a）偶然誤差

偶然誤差は，偶然にランダムに発生する誤差のことで，測定方法自体を見直さない限り排除できないことが特徴である.

#### b）系統誤差

系統誤差は，何かある原因があって起こるものである．例えば，故障した筋力測定機器で測定を行い続ければ，正しい結果を得ることができず，結果に一定した偏りが生じる.

問題となるのが何らかの歪みによって生じる系統誤差であり，これをバイアスという．測定や検査の結果は，さまざまな要因が絡み合って

いる可能性が高い．特に未熟な技能による測定や検査は，測定者によるバイアスが入り，誤差が大きくなる可能性が高い．だからこそ，信頼性・妥当性が認められている標準化された測定や検査を選択することが重要である．また，繰り返し手技の練習を行い，精度を高めるなどによって系統誤差を減らすことも重要である．

## 2 感度・特異度

検査の特性は感度と特異度という指標で表され，検査の選択や結果の解釈に役立つ．感度・特異度ともに高値であるほど誤診が減る．

### 1）感度

感度とは，疾患のある人の中で検査が陽性である確率であり，見落としの少なさの指標である．例えば，感度80％の検査であれば，糖尿病患者10名のうち8名が検査陽性になる．

### 2）特異度

特異度とは，疾患のない人の中で検査も陰性である確率であり，過剰診断の少なさの指標である．例えば，特異度80％の検査であれば，健常者10名のうち8名が検査陰性になる．

## 3 セラピストに求められる要素

すべてのセラピストが同一の評価をすることができれば，評価は客観的になることは事実である．このときに，セラピストの評価技術だけでなく人間性も評価の内容に左右されることが大きい．

### 1）人を思いやる気持ち（図8）

患者を患者とみるより，まず人間として一個人としてみることができるか否かが大切である．対象者に共感し，相手の気持ちを理解し，誠意を持って治療にあたることが必要である．

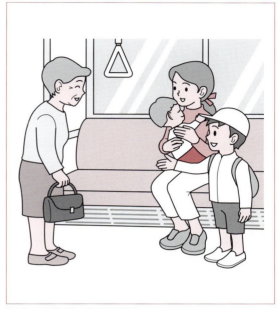

図8　人を思いやる気持ち

### 2）コミュニケーション能力

障害を負った人の気持ちに寄り添う対応や障害特性に応じた接し方など，高いコミュニケーション能力が求められる．また，医療現場でさまざまなスタッフと協力して治療にあたるためコミュニケーション能力は欠かせない．

### 3）知識と技術

評価を行ううえで必要な専門的な知識と高度な技術は大切な要素である．

### 4）創意工夫のできる柔軟な思考力

臨床における広く柔軟な思考力と秀でた分析力を持つことも必要である．

### 5）探求心

探究心を持ち続けることは，高度に進歩し続けるリハビリテーションを支えるために重要である．

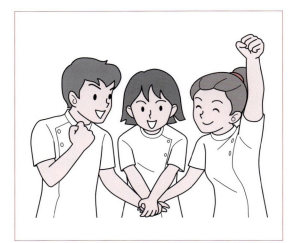

図9 チームワーク

## 3. 治療プログラムの立案

### 1 協業としてのチームワーク（図9）

リハビリテーションは必ずしも「元の状態に戻る」ことではなく「新しい人生を創造する」ことである.「どのような人生を創るのか」という明確な目標が重要である. 目標設定で留意することは, 対象者とチーム全体が一致していること, 評価に基づいた問題と一致していること, 予後を考慮していることなどである. 各職種がバラバラな目標を持っていたら足を引っ張り合うだけである. つまり, 対象者の目標の達成には各職種の壁を越えた緊密な「協業」が不可欠である.

また, 一緒に決めていくには, 人が生きることの全体像についての共通言語であるICF（国際生活機能分類）を活用することが効果的である.

### 2 治療プログラム立案の実際

治療プログラム立案は, 評価から抽出された問題点を解決し, 目標を達成するプログラムとなる. 評価に基づいてリハビリテーションが対象者に実施される. リハビリテーションでは, 安全性に配慮し, なおかつ最高の治療効果を対象者に提供する責務がある. それに応えるためEBMが提唱されている. これは専門家の経験や直感に頼りすぎていたことの反省に基づき, より科学的な面から実証された方法を用いている.

例えば, 医師から筋力増強訓練, 歩行訓練などの処方が出されたからといって, 処方内容の理解や背景など十分に解釈せず治療を開始してしまうのは効果的ではない. 病院から在宅生活へスムーズに移行できるよう治療プログラムは, 病棟や自宅での生活状況を組み入れて立案する必要がある.

対象者にとって最良の治療プログラムを立案する場合には, 対象者の課題を解決する方法を選択しなければいけない.「いつまでに」「どの課題に対して治療」「どのような治療方法」「どの程度（期間, 回数）実施」「どのくらいの介助量」「どのような機器を使用」「治療のための注意点」などを具体的に考える必要がある. 目標は単一ではなく, 一人の対象者について複数の達成可能な目標を設定し, それを対象者に提示し, よく説明したうえで, 主体的に選んでもらうことが必要である.

また, 治療プログラムにおいて個別性の高い介入が不可欠であり, 個別性を重視したエビデンスに基づくリハビリテーションを確立することが望まれるとともにEBMに対応したリハビリテーションの目標設定が必要である. 患者の願望だけでなく, 客観的に設定された到達目標を設定すべきである. 中止基準やそのリスクを明確にしておくことは重要である.

### 3 注意すべき点

エビデンスに基づいたリハビリテーションが盛んに唱えられているが, 確かに現象を裏づける確たる証拠は重要である. しかし, 数値的なデータのみを過信するのは問題がある. 五感を

最大限に活用して行う直観的評価は，尺度を用いない評価であり，客観性や定量性には欠けるが，リハビリテーション臨床上，必ず身につけるべき重要なスキルである．データだけにとらわれず，眼の前にいる対象者にとってどのような治療が最も良いかを考えることがとても重要である．

## CLOSER-LOOK BOX

### PDCAサイクルとリハビリテーションの流れ（図10）

PDCAサイクルは，生産管理や品質管理などの業務を円滑に進める手法の1つである．Plan（計画）→ Do（実行）→ Check（評価）→ Action（改善）という4段階の活動を繰り返し行うことで課題を改善していく手法である．PDCAはそれぞれの頭文字を並べた言葉である[6]．リハビリテーションの実施過程も基本的には，より質の高いリハビリテーションの提供を目指して，治療計画の立案→治療の実施→再評価→治療計画の修正と再実施を繰り返していくものである．リハビリテーションにおける評価は，まさに提供するリハビリテーションの質を管理し，より良くしていくための核となる活動である[6]．

## RELATED STUDY

高い評価技術と解釈のための知識を身につけるためには，客観評価の重要性を真摯に捉え，経験を積むことが重要である．標準化された評価法を容易に使いこなせる技術を獲得するため経験を自ら積むよう努力しよう．

## FURTHER READING

1. 高橋仁美, 加賀谷斉（編）：今日から使えるリハビリテーションのための統計学, 医歯薬出版, 2014

   学会発表を行うためには適切なデータ解析が必要

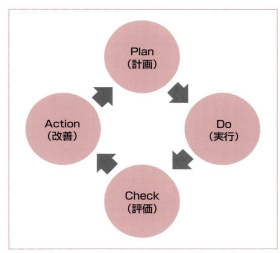

図10 PDCAサイクル

である．研究に必要な最低限の統計学についての知識を，わかりやすく解説している入門書として参考になる一冊である．

2. 内山 靖, 小林 武, 潮見泰藏（編）：臨床評価指標, 協同医書出版, 2003

   臨床現場で使用頻度の高い評価指標について詳しく紹介されている．また臨床評価指標の正しい意味を理解する上で十分参考になる一冊といえる．

### 文　献

1) 二木淑子ほか編：作業療法学概論, 第3版, 112-123, 医学書院, 2016
2) 石川　朗ほか編：リハビリテーション統計学, 9-16, 中山書店, 2015
3) 内山　靖ほか編：理学療法研究法, 第3版, 113-116, 医学書院, 2014
4) 内山　靖ほか編：臨床評価指標, 9-15, 協同医書出版, 2003
5) 操　華子：偶然・バイアス・交絡. 環境感染誌 29：67-79, 2014
6) 杉原素子編：作業療法概論, 225-228, 協同医書出版, 2011

〈小谷　泉〉

[リハビリテーション医療の展開]

# 3. 機能・構造障害に対するアプローチ

## 学習目標

- 機能・構造障害の概念について説明できる.
- 代表的な機能・構造障害を列挙し，それぞれの特徴について説明できる.
- 関節可動域障害に対するアプローチの概要について説明できる.

## エッセンス

地球上に最初の生命が誕生したのは今から約40億年前. 最古の生命体は脂肪の膜にDNAを包み込んだ単純な構造ながら，膜の中の環境を一定に保ち，自身を増殖させる機能を有していたという. その後，生物は長い年月をかけて多様な進化を遂げ，約20万年前に複雑な構造と機能を持つ，われわれ人類（ホモ・サピエンス）が誕生した. 人体は約37兆個の細胞からできており，そのうち，脳は千数百億個の神経細胞（ニューロン）で構成されている. その神経細胞が相互に作用することで知覚・運動・思考・記憶・感情といった機能が出現することになる. 脳を含め人間の身体にはさまざまな構造があり，

それぞれが特有の機能を有している.

機能・構造障害に対するアプローチを行うには，まず，身体の解剖学的構造・生理的機能を正しく理解する必要がある. そのうえで，それぞれの障害の程度や原因，他の生活機能との関係性を明らかにしながら，適切なアプローチを選択・実施していく. 本項では，国際生活機能分類に基づき身体の構造と機能を整理した上で，機能・構造障害には具体的にどのようなものがあるのか，また，機能・構造障害に対してどのように評価を行い，どのようにアプローチしていけばよいのか，関節可動域障害を例に解説を行う.

## 1. 機能・構造障害とは

国際生活機能分類（International Classification of Functioning, Disability and Health：ICF）は「第1部：生活機能と障害」で，心身機能とそれに対応した身体構造を8つの領域に分類し，さらにそれぞれを階層化し詳細に分類している（表1）[1]. 機能・構造障害 impairments とは，これら心身機能または身体構造に問題が生じた状態であり，身体構造や機能の医学的・生物学的標準的状態からの偏位を意味する. 機能・構造障害に対するアプローチは，これらの偏位をより正常な状

態に戻すという医学モデルに準じた視点で行われる. したがって，機能・構造障害に対するアプローチを行う場合には，まず，身体の解剖学的構造および生理的機能を正しく理解したうえで，対象者の身体構造や機能が標準的状態から量的・質的にどう偏位しているのかを明らかにする必要がある. さらに，その原因が何にあるのか，他の機能・構造障害との関連性はないのか，また，活動制限・参加制約へどのように影響しているのかといった点を明確にすることによって，より有益なアプローチが可能となる.

機能・構造障害には，病気や外傷から直接生じる場合と，治療などに伴う活動性低下によっ

3. ［リハビリテーション医療の展開］機能・構造障害に対するアプローチ　**121**

表1　心身機能と身体構造（国際生活機能分類）

| | | 領　域 | | 詳細分類 |
|---|---|---|---|---|
| 心身機能 | 1 | 精神機能 | 全般的精神機能 | 意識，見当識，知的機能，心理社会機能，気質・人格，活力・欲動，睡眠，その他 |
| | | | 個別的精神機能 | 注意，記憶，精神運動，情動，知覚，思考，高次認知，計算，複雑な運動の順序立て，その他 |
| | 2 | 感覚機能と痛み | | 視覚，聴覚，前庭，味覚，嗅覚，固有受容覚，触覚，温覚，振動覚，圧覚，痛み，その他 |
| | 3 | 音声と発話の機能 | | 音声，構音，発話の流暢性・リズム，代替性音声，その他 |
| | 4 | 心血管系・血液系・免疫系・呼吸器系の機能 | | 心臓，血管，血圧，血液，免疫，呼吸，呼吸筋，運動耐容能，その他 |
| | 5 | 消化器系・代謝系・内分泌系の機能 | | 摂食，消化，同化，排便，体重維持，消化器，代謝，電解質バランス，体温調節，内分泌，その他 |
| | 6 | 尿路・性・生殖系の機能 | | 尿排泄，排尿，性，月経，生殖，その他 |
| | 7 | 神経筋骨格と運動に関連する機能 | | 関節可動性，関節安定性，骨可動性，筋力，筋緊張，筋持久力，運動反射，不随意運動反射，随意運動制御，不随意運動，歩行パターン，運動感覚，その他 |
| | 8 | 皮膚および関連する構造の機能 | | 皮膚保護，皮膚修復，発汗，毛，爪，その他 |
| 身体構造 | 1 | 神経系の構造 | | 脳，脊髄，髄膜，交感神経系，副交感神経系，その他 |
| | 2 | 目・耳および関連部位の構造 | | 眼窩，眼球，目周囲，外耳，中耳，内耳，その他 |
| | 3 | 音声と発話に関わる構造 | | 鼻，口，咽頭，喉頭，その他 |
| | 4 | 心血管系・免疫系・呼吸器系の構造 | | 心血管系，免疫系，呼吸器系，その他 |
| | 5 | 消化器系・代謝系・内分泌系に関連した構造 | | 唾液腺，食道，胃，腸，膵臓，肝臓，胆嚢・胆管，内分泌腺，その他 |
| | 6 | 尿路性器系および生殖系に関連した構造 | | 尿路系，骨盤底，生殖系，その他 |
| | 7 | 運動に関連した構造 | | 頭頚部，肩，上肢，骨盤，下肢，体幹，筋骨格，その他 |
| | 8 | 皮膚および関連部位の構造 | | 皮膚，皮膚腺，爪，毛，その他 |

（文献1より引用）

て二次的に生じる場合がある．例えば，脳血管障害（脳卒中）は頭蓋内の出血や梗塞によって脳細胞が壊死に陥り，脳の機能に障害をきたす疾患である．脳は心身のあらゆる機能を管理する中枢であり，脳血管障害を発症すると，意識障害，運動麻痺・感覚麻痺，筋緊張異常，失語症，失行・失認といったさまざまな機能障害が生じる．さらに，脳血管障害の発症によって安静を余儀なくされると，心身を使わないことによる生活不活発病（廃用症候群）を引き起こし，関節可動域障害，筋力低下，運動耐容能低下，認知障害といった二次的な障害をきたしてしまう．また，脳血管障害のような明らかな病気がない場合でも，老化によって生理的に機能が低下したり，栄養面や生活環境によって機能が低下したりすることもある．機能・構造障害の原因を把握することは，アプローチを効果的に進める

ために重要である．

## 2. 代表的な機能・構造障害

次に，機能・構造障害には具体的にどのようなものがあるのか見てみよう．本項では，リハビリテーション領域において対象となる機能・構造障害をいくつかあげ概説を行う．それぞれの特徴をとらえてみよう（**図1**）．

### 1　関節可動域障害

関節とは，骨格を形成する骨と骨の連結構造（つなぎ目）のことである．広い意味での関節には動きのないもの（線維性連結）や，動きがあってもごくわずかなもの（軟骨性連結）も含まれる

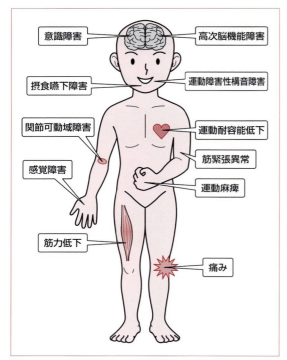

図1　代表的な機能・構造障害

が，通常，関節とは大きな可動性を有する可動関節（滑膜性連結）のことを指す．肩関節，肘関節，手関節，股関節，膝関節，足関節など四肢の関節のほとんどが可動関節である．各関節には特有の運動方向と標準的な関節可動域があり，関節が必要な範囲で動くことで身体の円滑な動作が可能となる．関節可動域障害は各関節の標準的な可動範囲からの偏位（制限または過剰）であり，関節内組織の異常や筋の短縮，皮膚の瘢痕などさまざまな要因によって生じる．関節可動域制限の評価では，対象関節の可動範囲を数値で把握するとともに，病歴や画像所見などの情報収集や関節運動時の抵抗感などから原因を推定していく過程が重要となる．

## 2　筋力低下

われわれは自らの意思で筋肉（骨格筋）を収縮させ関節を動かすことができる．筋力 muscle strength とは，骨格筋の随意的収縮によって発生させることのできる張力のことであり，通常，最大筋力で評価する．広い意味での筋力には，このほかに，筋パワー muscle power（単位時間当たりの仕事量：瞬発力）や筋持久力 muscle endurance（持続的な筋収縮能力）が含まれる．骨格筋の収縮は大脳皮質の指令が運動神経を通して骨格筋に伝わることで生じ，この過程のいずれに問題が生じても筋力は低下する．筋力の評価には，特別な検査器具を用いず行う徒手筋力検査法 manual muscle testing（MMT）のほか，トルクマシン，ハンドヘルドダイナモメータ，握力計・背筋力計など筋力測定装置を用いて行う方法がある．

## 3　運動耐容能低下

運動耐容能とは全身持久力（いわゆる体力）のことであり，歩行やランニング，水泳のような全身の大きな筋を使った運動を長時間にわたって行うことのできる能力を指す．主として呼吸・循環器系の機能を反映しており，外気から酸素を取り込む能力（酸素摂取量）や酸素を全身の組織に運搬する働きが重要となる．運動耐容能低下は心疾患・呼吸器疾患患者に生じやすいが，脳卒中や糖尿病などで活動性が低下した患者にも起こりうる．運動耐容能の評価には，トレッドミルや自転車エルゴメータを用いて最大酸素摂取量などの指標を測定する運動負荷試験や，6分間歩行テストやシャトルウォーキングテストといった歩行などの作業成績を評価する方法がある．

## 4　感覚障害

感覚は外界の情報を感知する機能であり，体性感覚（皮膚，運動器の感覚），特殊感覚（視覚，聴覚，味覚，嗅覚，平衡感覚），内臓感覚（内臓痛覚，尿意・便意，空腹感・満腹感など）がある．リハビリテーション領域における感覚とは一般的に体性感覚のことを指し，表在感覚，深

部感覚，複合感覚が含まれる．表在感覚は皮膚の感覚で，触覚，痛覚，温度覚がある．深部感覚は筋，腱，靱帯，関節包など運動器の感覚で，関節覚（運動覚，位置覚），振動覚がある．複合感覚は皮膚に加わった複数の刺激から刺激の数や文字，道具などを識別する感覚であり，2点識別覚，皮膚書字覚，立体認知覚，2点同時刺激識別覚などがある．末梢の受容器に刺激が加わると感覚の伝導路を通して大脳皮質に達し感覚として認識されるが，伝導路のどこに病変や外傷が起こるかによって感覚障害の分布が異なってくる．感覚検査では，各感覚刺激に対する対象者の返答から，正常，鈍麻，消失，過敏，異常感覚などを判別する．

## 5 痛み

医療機関受診のきっかけは痛みであることが多く，リハビリテーション領域においても患者の多くが痛みを抱えている．痛みには，身体の組織損傷によって生じる「急性痛」と，そのような組織損傷だけでは説明がつかない「慢性痛」がある．両者の本質は全く別ものであり，治療も異なった視点で行う必要がある．また，痛みは「痛い」という感覚的側面だけではなく，「つらい」とか「うんざりする」といった情動的側面，「大丈夫だろうか」といった認知的側面があり，患者の訴える痛みも，より多面的にとらえる必要がある．痛みの評価は基本的な情報収集に始まり（どんなときに，どのように，どこが，どの程度，いつから痛いのか：PQRST 法），必要に応じて心理的評価，身体機能評価，行動評価，ADL 評価，QOL 評価などを行う．

## 6 意識障害

意識とは「きちんと目覚め（覚醒し），自分自身や周囲のことがわかっている状態」である．意識障害は意識の弱まりであり，全身疾患（心不全や呼吸不全など）や脳血管障害などによる大脳皮質や脳幹部の障害によって生じる．その重症度や継続時間により，生命の危険や他の機能障害に影響が生じる．意識障害には，いかなる刺激にも反応しない「昏睡」から，ぼんやりした状態の「無関心」までさまざまなレベルがある．意識障害の評価には，覚醒レベルと刺激に対する反応を定量的に評価する Japan Coma Scale（JCS）や Glasgow Coma Scale（GCS）がよく用いられる．

## 7 筋緊張異常

筋緊張とは安静状態における筋の緊張度（張り具合）のことであり，自動的な調整により適度な範囲で緊張状態が保たれる．筋緊張異常とは筋緊張が正常範囲から逸脱した状態であり，筋緊張が異常に高い状態を亢進 hypertonus，低い状態を低下 hypotonus と呼ぶ．前者は脳血管障害による片麻痺（痙縮）やパーキンソン病（固縮），後者は小脳障害や末梢神経障害で認められる．筋緊張の評価は，関節を他動的に動かした際の応答をみる被動試験などによって行う．

## 8 脳血管障害による中枢性運動麻痺

脳血管障害では，一般的に，損傷を受けた脳部位と反対側に筋緊張異常と随意運動障害（片麻痺）を生じる．片麻痺の特徴は運動の質的変化であり，その典型が個別の関節運動が困難となる「共同運動」である．例えば，上肢の屈筋共同運動では，上肢の一部を動かそうとしても，① 肘の過度な屈曲，② 前腕の回外，③ 肩の外転・外旋，④ 肩甲骨の後退・挙上といった運動が同時に生じる．片麻痺評価は共同運動や筋緊張異常を含めた運動の質的変化をとらえることが基本となり，わが国ではブルンストロームステージ（Brunnstrom stage）が一般的に用いられている．

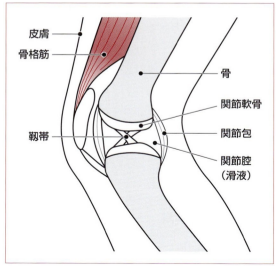

図2　関節の構造

### 9 高次脳機能障害

　人は社会生活を送る際に，他者と話し，ものを見て状況を理解し，過去の記憶から今とるべき行動を判断し，目的を達成するために身体を動かす．このような人間に特徴的な，言語，認知，記憶，思考・推論，判断，遂行機能など，より高次な脳機能を高次脳機能という．高次脳機能障害は，脳血管障害や脳外傷などによってこれらの機能が障害された状態であり，失語，失行，失認がその代表例である．失語とは，大脳の特定部位の損傷によって一度習得された言語機能（聞く，話す，読む，書く）が障害された状態であり，全失語，ブローカ失語，ウェルニッケ失語，健忘失語などがある．失行とは，一度習得された行為の障害であり，運動機能や理解の障害がないにもかかわらず目的に合った行為ができない状態をいう．代表的な失行に，観念失行，観念運動失行，肢節運動失行，着衣失行，構成障害がある．失認とは，視覚・聴覚・触覚や理解面の障害がないにもかかわらず対象が認知できない状態をいい，半側空間無視，身体失認，片麻痺無認知などがある．

### 10 運動障害性構音障害

　運動障害性構音障害とは，言語に関係する運動機能（口周囲の筋や舌，それをコントロールする中枢・末梢神経）が障害されることによって発話能力（呼吸によって喉頭で音声が発生し，それが口や舌の動きで修飾される）が障害された状態である．原因疾患には脳血管障害，パーキンソン病，脊髄小脳変性症などがあるが，障害部位によって音質や話す速さ，話し方など発話の特徴が異なる．

### 11 摂食嚥下障害

　摂食嚥下とは，水分や食物を口に取り込み，咀嚼した食塊を咽頭・食道を経て胃に送り込む機能である．摂食嚥下障害とは，摂食嚥下や食べる意欲など「食べること」に関わる何らかの行動が障害された状態をいう．摂食嚥下障害の原因には，嚥下に関する構造に異常はないが運動機能に障害がある機能的原因（脳血管障害など），構造そのものに異常がある器質的原因（口腔・咽頭腫瘍など），心理・社会的原因（神経性食思不振症，拒食など）がある．

## 3. 機能・構造障害に対するアプローチの実際

　最後に，機能・構造障害に対してどのようにアプローチしていくのか，関節可動域障害を例にその概要をとらえてみよう．
　機能・構造障害に対するアプローチの準備段階として，まず，対象となる身体構造・機能に関する解剖・生理・運動学的基礎知識を押さえておく必要がある．関節は骨と骨の連結構造であり，固定され身体を支えるとともに，身体活動に必要なスムーズな動きを可能にする（図2）．関節を形成する骨の末端は滑らかな関節軟骨で覆われ，また，関節を包む関節包の中には滑液

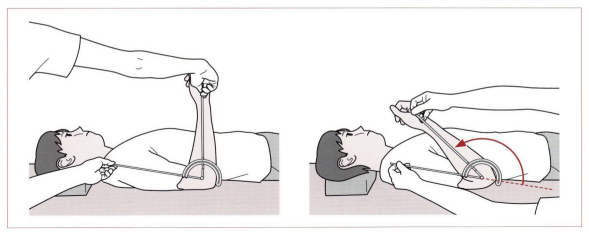

図3 肘関節屈曲ROMテスト

があり潤滑油の役割を果たしている．関節がスムーズに動くためには，まず，これら関節構造に異常がないことが必要である．また，関節包の外側では靱帯が骨と骨の結合を補強し関節の安定性を高めている．靱帯の異常は身体の支持性のみならず，安定したスムーズな関節運動にも影響を及ぼす．骨格筋は収縮して力を発揮するという働きだけでなく，必要に応じて弛緩し伸ばされるという機能を有している．骨格筋の柔軟性低下は関節の可動性を妨げる大きな要因となる．

次に，関節可動域障害の評価をみてみよう．評価にあたっては，まず，病歴や画像所見など基本的情報の把握が必要である．病歴から関節可動域障害の成り立ち・原因を考え，画像所見から関節構造の異常の有無を把握する．関節可動域（range of motion：ROM）テストには，対象者自身の力による自動ROMテストと，セラピストの力による他動ROMテストがある．他動ROMは関節構造や軟部組織の伸張性が影響し，関節の柔軟性に関する情報を得ることができる．さらに，自動ROMでは筋力や運動の協調性の影響が加わり，実際の身体活動に関連した関節運動の状況が確認できる．ROMの評価では他動ROMを基本としつつ，自動ROMを計測して日常生活活動などへの影響を把握する．実際のテストにあたっては標準化された方法（日本整形外科学会と日本リハビリテーション医学会による評価法）に従い，角度計（ゴニオメータ）を用いて可動範囲を数値化する（図3）．また，他動ROM時にセラピストが受ける関節の抵抗感は，ROM障害の原因を探る重要な情報源となる．特に，関節が停止するときに受ける抵抗感は「最終域感（end feel）」と呼ばれ，関節可動域の制限因子推定に役立つ．例えば，筋の緊張が増している場合には「硬さのある弾力感」を受け，痛みがある場合には「空虚」で物理的な抵抗感がない．ROM障害の原因には，組織の器質的構造変化によるもの（関節構造，靱帯，皮膚，筋肉など）と，機能異常によるもの（痛み，浮腫，筋スパズムなど）があり，評価の過程を通してこれらの原因を推定していく．

評価によってROM障害の程度や原因を把握したら，適切な治療手技を選択しアプローチを行っていく．ただし，関節構造上の問題など理学療法や作業療法の対象となりにくい病態もあり，この場合，外科的治療などが行われることになる．また，日常生活活動との関係においては，各動作においてどの程度の関節可動域が必要なのかを把握しておくことが重要である（図4）．必

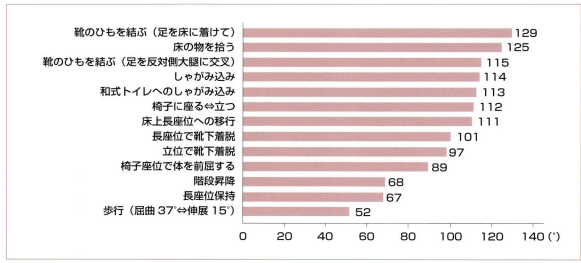

図4 各動作に必要な股関節可動域
(文献2より引用)

要な可動域の改善が見込めない場合には，代償的な動作や自助具などを用いた活動レベルでのアプローチを検討する．

ROM制限に対する主なアプローチとして，① 痛みや炎症を抑えたり軟部組織の伸張性を向上させたりするための物理療法，② セラピストの徒手による徒手的療法，③ 器械や装具を用いてROMの維持・改善を図る方法，④ 対象者自身による能動的な運動や活動がある．

① 物理療法は，徒手的治療などの運動療法と組み合わせて行われることが多い．炎症がある場合は寒冷療法（アイシング）などを行い炎症の抑制に努める．痛みに対する物理療法には温熱療法，寒冷療法，電気刺激療法などさまざまな方法があるが，痛みの原因に応じて適切な治療法を選択する．また，骨格筋などの軟部組織の伸張性が低下している場合には温熱療法などを行った後に運動を行うとより効果的である．物理療法の一つに超音波療法があるが，これは超音波の振動によって組織を刺激し，痛みの軽減，組織修復の促進，軟部組織の伸張性増大，筋緊張緩和などを図ろうとするものである（図5）．

② ROM障害に対する徒手的療法には，ROM制限の予防を目的としたROM運動，短縮した筋や癒着組織に伸張を加える治療ストレッチング，関節包内の動きを改善させる関節モビライゼーションなどさまざまな方法がある[3]（図6）．治療にあたってはX線所見などの医学的な情報に加え，解剖学・運動学などの専門知識に基づく治療手技を習得することが必要であり，実施回数や負荷量，痛みなどにも留意して行う．不適切な方法はROM障害が改善しないだけでなく，その悪化にもつながる危険性がある．

③ ROM運動は徒手だけでなく，さまざまな機器を用いて行われる．例えば，運動器疾患の術後にはROM制限の予防を目的として，ゆっくりとした長時間の他動運動が可能な持続的他動運動装置（continuous passive motion：CPM）がよく用いられる（図7）．

④ ROM障害に対しては上記のような受動的な治療だけでなく，対象者自らが行う自動運動や能動的な活動が重要となる．これらはROM障害の改善を早めるだけでなく，日常生活活動の向上や社会参加の促進につながる．

3.［リハビリテーション医療の展開］機能・構造障害に対するアプローチ

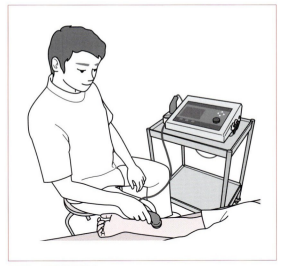

図5 超音波療法

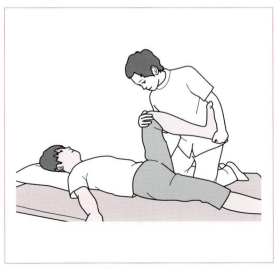

図6 ROM障害に対する徒手的療法

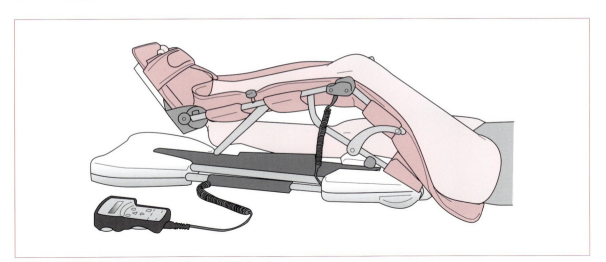

図7 持続的他動運動装置を用いたROM運動

## CLOSER-LOOK BOX

　iPS細胞の発見（2006年（平成18年））以来，再生医療が脚光を浴びている．再生医療とは，病気や損傷によって失われた組織や臓器の機能を回復させるための医療であり，広い意味ではリハビリテーションも含まれる．現代では，細胞や薬物を用いて細胞や組織・臓器の再生・機能回復を図る医療の意味で使われることが多い．

　近年，幹細胞移植など再生医療の研究は世界中で盛んに行われており，脳梗塞や脊髄損傷など完治困難な疾患の機能回復に期待が集まっている．しかし，再生医療により修復された組織も，リハビリテーション医療なくしては再生促進も有効な機能獲得も困難と考えられている．

　医療技術の進歩や医療・福祉を取り巻く環境の変化により，セラピストに求められる知識や技術も日々変化している．そのような変化に対

応できるセラピストになるためにも，解剖学や生理学などの基礎知識を身につけておくこと，すなわち人体の構造と機能を正しく理解しておくことが重要である．人類の心身機能向上のために，セラピストの果たす役割は大きい．

## RELATED STUDY

理学療法士・作業療法士・言語聴覚士の仕事内容について理解したうえで，それぞれの専門分野においてどのような機能・構造障害が対象となるのか，また，どのようなアプローチがあるのか調べてみよう．

## FURTHER READING

1. 高橋哲也：“臨床的思考”が身につく運動療法 Q & A，医学書院，2016

代表的な機能・構造障害について，どのようにとらえ，どのようにアプローチしていけばよいか，Q & A 形式で解説している．新人・若手理学療法士を対象にした書籍であり，運動療法の基本を学ぶことができる．

2. 椿原彰夫：臨床実習で役立つリハビリテーション基本技術 OT 版，診断と治療社，2016

作業療法士を目指す学生が臨床実習に取り組む際に必要となる代表的疾患や障害に対する治療や指導方法の知識について，イラストを使いわかりやすく解説している．PT 版も出版されている．

### 文　　献

1) 障害者福祉研究会：ICF 国際生活機能分類―国際障害分類改定版―，中央法規出版，2002
2) 嶋田智明ほか：変形性関節症 何を考え，どう対処するか，文光堂，2008
3) 内山　靖ほか：図解 運動療法ガイド，文光堂，2017

（山本　悟）

[リハビリテーション医療の展開]
# 4. 活動制限に対する評価

## 学習目標

- 日常生活活動とは何か，概念，範囲を理解する.
- 日常生活活動を評価する際のポイントをおさえる.
- 基本的日常生活活動の評価には何があるのか，その特徴を理解する.
- 手段的日常生活活動の評価には何があるのか，その特徴を理解する.

## エッセンス

　日常生活活動（ADL）評価は，関節可動域測定や徒手筋力検査とともに3大評価の1つともいわれており，リハビリテーション医療でのゴール設定を行う上で，中核となる重要な評価となっている．またアプローチにおいては，単に身体的自立のみを目指すものではなく，生活の質を重視した対応が求められている．われわれにとって，いかに1人1人の生活スタイルを詳細に把握し，そのうえで適切なADL指導を行うことができるかが重要になってくる.

　そこで本項では，日常生活活動とは何か？どんな目的をもって評価するのか？またどのような評価表があるのかについて解説する.

## *1.* 日常生活活動（ADL）

### 1 定義

　ADLとは，activities of daily livingの略である．日本語訳として，従来「日常生活動作」が使われてきたが，activityは本来「活動」と訳されるべきもので，「動作」はmotionであるという考えから，現在においては「日常生活活動」を使用することが多い.

### 2 概念

　上田[1]によれば，ADLの概念はニューヨークの身体障害児者研究所（Institute for the Crippled and Disabled）においてDeaver（医師）とBrown（理学療法士）によって提起され，その後ニューヨーク大学のRuskやLawtonらによって発展させられた．日本リハビリテーション医学会のADL概念を**表1**に示す.

### 3 ICFとの関連性

　国際生活機能分類（International Classification of Functioning, Disability and Health：ICF）における「活動（activity）」とは，課題や行為の個人による遂行のことであり，「活動制限（activity limitation）」とは，個人が活動を行うときに生じる難しさのことである．ADLは，ICFにおける「活動」におよそ等しいものと考えられ，ADL障害は「活動制限」にほぼ該当することになると考えられる[3].

　ICFでは，「できること」を「能力」と捉え，「していること」を「実行状況」と捉えており，この能力と実行状況を合わせて「活動」および「参加」

表1　日常生活動作の概念（日本リハビリテーション医学会・評価基準委員会）

【概念】
　ADLは，一人の人間が独立して生活するために行う基本的な，しかも各人ともに共通に毎日繰り返される一連の身体的動作群をいう．この動作群は，食事，排泄などの目的をもった各作業（目的動作）に分類され，各作業はさらにその目的を実施するための細目動作に分類される．リハビリテーションの過程や，ゴールの決定にあたって，これらの動作は健常者と量的，質的に比較され記録される

【注】
1) ADL評価の対象となる動作能力は，障害のある人間が，一定の環境において発揮しうる残された能力（ability）であり，評価に際して義肢・装具・生活用具・家庭環境の関与も考慮されなくてはならない．社会保障などの目的のために生物学的（解剖学的）レベルにおける障害，あるいは社会的レベルにおける障害となる場合もあるが，これはリハビリテーション医学における概念として本来の主旨ではない
2) ADL評価の対象となる能力は，原則として身体運動機能であり，精神活動や意思交換能力などが関与する場合もある．身体運動機能障害を伴わない他の独立した障害（精神，視力，聴力，言語などのみの障害）における日常生活動作，あるいは生活機能に関する評価は別に考慮される必要がある
3) ADLの範囲は家庭における身のまわり動作（self-care）を意味し，広義のADLと考えられる応用動作（交通機関の利用，家事動作など）は生活関連動作というべきだろう
4) ADL評価の内容には前職業的あるいは職業的動作能力は含まれないものとする
5) ADL評価の実施者は動作をリハビリテーション医学的に吟味しうる知識をもつ者であることが望ましい

（文献2より引用）

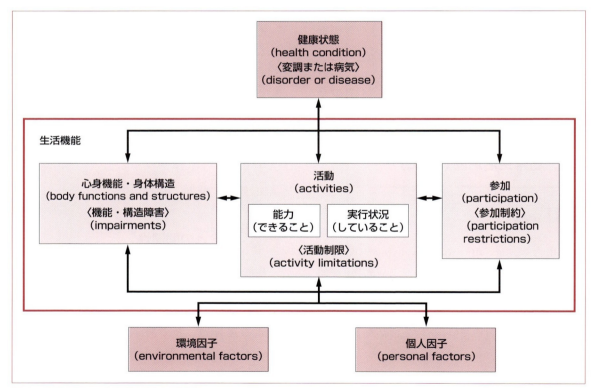

図1　ICFにおける生活機能の概念図
（文献4より引用，一部改変）

に分類している（図1）[4]．
　「生活機能」を考える際には，ICFにおける「心身機能と身体構造」，「活動」，「参加」の3つが相互関係にあることを踏まえ，また環境や個人による背景因子も十分に考慮する必要がある．

## 4 範囲

わが国においてADLの範囲は，日本リハビリテーション医学会・評価基準委員会によるADL概念の註3）に示されている．ADLは，家庭における身の回り動作（self-care）を意味し，家事動作，交通機関の利用などの応用動作は生活関連動作（activities parallel to daily living：APDL）として，区別して用いることが提唱されている．広義のADLもしくは拡大ADL（狭義のADLに対して拡大ADLと呼ぶことが提案されている）は，「基本的ADL（basic ADL：BADL）」と「手段的ADL（instrumental ADL：IADL）」とに二分して考えられることが多い（図2）．

基本的ADLとは，生命維持に関連した直接的な活動と捉えられ，食事・排泄・入浴・整容・更衣などの身の回りの動作項目と，起居・移乗・歩行などの移動動作項目，コミュニケーションから構成される．

手段的ADLとは，基本的ADLの周辺にあるもっと広い部分の活動を意味している．基本的ADLより複雑で，またより高度なADLと位置づけられている．具体的には，社会生活を営む上で不可欠である活動と捉えられ，買い物・食事の支度・洗濯などの家事動作，電話の使用，外出時の公共交通機関の利用，家計管理や家屋の維持，服薬などから構成される．

矢谷[5]は図3のようにADLを分類している．

## 2. ADL評価

### 1 目的

ADL評価の目的は，対象者のADL遂行能力を把握し他者に伝え，明らかになった問題点を，治療するために役立てることにあるだろう．何を目的としてADLを評価するのか，何を評価したいのかを明確にしてからADL評価を実施しな

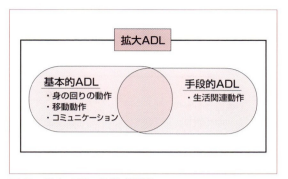

図2 拡大ADLの構成要素

ければならない．具体的な目的を以下に示す．

### 1）目標設定・治療プログラム立案の資料

ADLを構成する各動作が，できるか，できないか，また介助は必要なのか，必要ならばどれくらいの介助が必要なのかといった評価は勿論のこと，なぜできないのかといった原因を追究し，明確にしなければならない．このためには，動作分析を行う必要がある．そしてその原因となっている機能・構造障害（impairment）を推測し，相互の関連を十分に考察して治療プログラムを立案しなければならない．

### 2）治療効果の判定資料

前記立案した治療プログラムによってアプローチした結果，改善が認められたか否かの判定を，適切な時期にADL評価を実施し確認する．評価の結果，もし改善が認められない，あるいは増悪している場合は，治療プログラムを再検討する．

### 3）在宅移行の際の資料

病院や施設では，環境が整っており日常生活が行いやすい状況にある．在宅へ移行する場合，物理的環境の差があるため，一度試験外泊，もしくは試験外出を行い，実際に生活する在宅でのADL評価を実施する．その評価を基に，物理的環境の整備や，必要であれば新たな治療プ

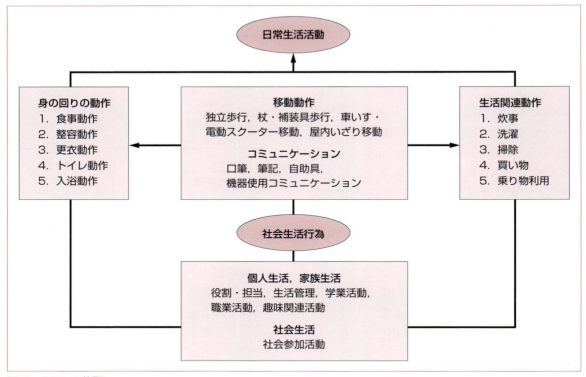

図3 ADLの分類
（文献5より引用，一部改変）

ログラムを立案し実施していく．

#### 4）施設や他職種との情報交換資料

一般病院から療養型医療施設，または介護老人保健施設へ移行する際の資料として，ADL評価は有効である．また障害年金や身体障害者手帳の給付，介護保険の要介護度判定などの基礎資料としても活用されている．

#### 5）リハビリテーション医学の研究

各疾患別，障害別，年齢別，国別におけるADLの比較など，さまざまな研究に用いられる．

## 2 評価する際のポイント

#### 1）「できるADL」・「しているADL」

ADLを評価するとき，「できるADL」と「しているADL」の違いを認識することが重要である．「できるADL」とは，訓練室における評価時や訓練時に，確認できる最大限のADL能力レベルを指し，「しているADL」とは，実際の生活場面で実行しているADL能力レベルを指している．通常，「できるADL」のほうが，「しているADL」よりも高いレベルに位置していることが多い．

上田[1]は，「できるADL」と「しているADL」の両者を正確にとらえた上で，それらを総合して将来「（実行）する（ようになる）ADL」を判断し，それに向けて治療計画を進めるとしている．「できるADL」と「しているADL」それぞれを評価し，差異がみられたときはその要因を明らかにし，差異の縮小を目指すべくアプローチする必要がある．差異が生じる原因として以下が考えられる[6]．

・対象者の要因

対象者個人の身体機能，精神心理状態．身体機能からみた要因としては，筋力や耐久力不足

から遂行に多大な労力を必要とし，いまだ習慣化されていないことが考えられる．精神心理状態からみた要因としては，認知機能や意欲の低下などが考えられる．

・環境の要因

人的環境，物理的環境．人的環境からみた要因としては，適切な介助者の有無が考えられる．介護者の過保護や放任，不適切な介護によっても差異が生じる．物理的環境からみた要因としては，部屋の構造の違い，家具や手すりなどの道具類の形や大きさ，高さ，長さ，硬さなどの違いが考えられる．

## 2）「量的評価」・「質的評価」

「量的評価」とは，各 ADL 動作において，「自立」「監視」「介助（部分介助，全介助）」などの段階づけを行い，それを点数化することによって，量的に評価する方法である．この段階づけは，順序尺度が用いられている．この評価形式は，対象者の ADL の状態が点数によって示されるため，その対象者の ADL の状態が大まかにイメージしやすく，また経時的に評価を行うことで，客観的にその変化を把握しやすい．しかし「どのように行っているか」，「どの部分において介助が必要なのか」といった点数化できない情報は把握することが難しい．「質的評価」とは，一連の ADL 動作において，どのような手順で動作を行っているのか（動作手順）や，どのような部分で動作ができないのかを観察し分析することによって，質的に評価する方法である．動作手順をいくつかの段階に分けて時系列にて観察し，できないのであれば，なぜできないのかを分析する．その上で，治療プログラムを立案することができる．この評価形式は，問題点の把握や治療プログラムの立案に有用である．その反面，基準化が難しく，各評価実施者の経験や知識などによって，評価が異なる危険性を含んでいる．

## 3）実用性

対象者の ADL を評価するとき，実際の生活の場において，実用性があるかないかを判断する必要がある．明確な判断基準はないが，安全性，確実性，耐久性，動作遂行時間，仕上がり度などによって実用性を判断することができる．歩行を例に挙げると，転倒の危険はないか？　膝折れなどはないか？　連続歩行距離はどれくらいか？　歩行スピードはどれくらいか？　歩容はどうか？　といった観点から，歩行の実用性があるかないかを判断することができる．

## 3. ADL 評価表

今日に至るまで数多くの ADL 評価法が開発されてきたが，関節可動域測定や徒手筋力テストのように，1 つの定められた方法が未だ確立されていないのが現状である．現在，さまざまな評価表が使用されているが，その中でも，世界的によく使用されている評価表として，Barthel Index（BI）と Functional Independence Measure（FIM）がある．以下，「基本的 ADL」の代表的な評価法と，「手段的 ADL」の代表的な評価法を挙げ，それぞれの概要を述べる．具体的な評価内容，方法は専門書を参照されたい．

## 1 　基本的 ADL 評価法（表 2）

### 1）BI（Barthel Index）

できる ADL（能力）を評価しているものである．評価項目は，食事，車いす・ベッド間の移乗，整容，トイレ動作，入浴，平地歩行，階段昇降，更衣，排便コントロール，排尿コントロールの全 10 項目から構成されており，評価尺度は，15 点，10 点，5 点，0 点の 2〜4 段階評価になっている．介助量とそれに要する時間に基づいて項目ごとに重み付けがなされており，それぞれの項目において評価尺度が異なっている．

**表2　ADL評価表の項目・尺度比較**

| 評価表 | 評価項目 | 評価尺度 |
|---|---|---|
| BI | 10項目<br>① 食事　② 車いす・ベッド間の移乗　③ 整容<br>④ トイレ動作　⑤ 入浴　⑥ 平地歩行　⑦ 階段昇降<br>⑧ 更衣　⑨ 排便コントロール　⑩ 排尿コントロール | 2〜4段階評価<br>＊項目によって配点が異なる<br>15点・10点・5点・0点<br>最高点100点/最低点0点 |
| FIM | 6大項目　18小項目<br>運動項目<br>① セルフケア　② 排泄コントロール　③ 移乗　④ 移動<br>認知項目<br>⑤ コミュニケーション　⑥ 社会的認知 | 7段階評価<br>7点(自立)〜1点(全介助)<br>最高点126点/最低点18点 |
| Katz Index of ADL | 6項目<br>① 入浴　② 更衣　③ トイレへの移動　④ 移乗<br>⑤ 排泄コントロール　⑥ 食事 | 2段階評価<br>自立・依存<br>自立項目の数にて，A〜G，<br>その他に段階づけされる<br>自立A/全介助G |

＊最高点はすべて自立の場合の総点であり，最低点はすべて介助を要する場合の総点を表す.

最高点が食事は10点，移乗は15点，整容，入浴は5点といったように違いがみられる．整容や入浴の項目においては，5点と0点の2段階評価となっており，これは改善を捉えにくい要因となっている．全項目においてすべて自立している場合は，最高点の100点満点，全項目において全介助の場合は，最低点の0点である．ただし，自立した社会生活を送るためには，基本的ADLはもちろん，手段的ADLも高く保つことが必要となるため，総点が100点であっても，一人で自立して生活できることを意味しているわけではないので注意が必要である．

　利点としては，評価において特別な訓練は不要であり，比較的簡単に短時間で測定できるといった点である．また点数化されているため，対象者の動機付けになりやすい．問題点としては，採点が粗いため，感度が低くADLの細やかな変化を捉えにくい，軽微なADL障害を評価することが困難といった点がある．また自立か否かの判断には適しているが，介護負担量はどれくらいかといった判断ができないという点も挙げられる．

## 2) FIM（Functional Independence Measure）

　世界で最も使用されているADL評価法であり，実際に行っていること，しているADL（実行状況）を評価している．例えば，ズボンを自分で着用しようと思えばできるが，実際看護師や介護職員にはかせてもらっている場合は，「していない」と判断している．評価項目は，運動項目として，セルフケア，排泄コントロール，移乗，移動があり，認知項目として，コミュニケーション，社会的認知がある．6大項目からなっており，それぞれ小項目があり計18項目からなる．評価尺度は，7点(自立)〜1点(全介助)の7段階評価になっており，介護者がいる必要がなければ7点もしくは6点，介護者が立ち会うのであれば5点以下となっており，うち介護者が手を出さない場合は5点，手を貸す場合は4点以下となっている．4点，3点，2点，1点は，自分で「している」比率と介護者に「してもらっている」比率で判断する．その区切りは1/4（75％），1/2（50％），3/4（25％）である．すべての項目において自立している場合は，126点満点，すべての項目において全介助の場合は，最低点18点となる．運動項目は合計91点満点，認知項目は合計35点満点になっており，運動項目13項目と認知項目5項目とを別々に算出し，評価することも行われている．

　利点として，項目ごとの評価尺度が細かいため，ADLの細やかな変化を捉えやすいという点が挙げられる．また介護負担量はどれくらいか

4. ［リハビリテーション医療の展開］活動制限に対する評価　**135**

といった判断も可能である．問題点としては，評価実施者は，専門家でなくても実施可能であるが，評価尺度が細かいため，配点基準を正確に理解する必要がある．このため詳細な説明を熟読するか，講習会に参加することが望ましいとされている．

### 3）Katz Index of ADL

実際に行っていること，しているADL（実行状況）を評価している．評価項目は，入浴，更衣，トイレへの移動，移乗，排泄コントロール，食事の6大項目からなる．項目において難易度を決めており，難易度の高い順に，入浴，更衣，トイレへの移動，移乗であり，よりやさしい項目に排泄コントロール，食事となっている．評価尺度は，各項目において，自立か依存かの2段階評価になっており，自立の評価項目がいくつあるかで以下のA～Gに判定される．A（すべて自立），B（1つを除いてすべて自立），C（入浴と他の1つを除いてすべて自立），D（入浴，更衣と他の1つを除いてすべて自立），E（入浴，更衣，トイレへの移動と他の1つを除いてすべて自立），F（入浴，更衣，トイレへの移動，移乗と他の1つを除いて自立），G（すべて介助），その他（2つ以上の項目に介助を要するが，C～Fに該当しないもの）に分けられる．

機能障害の状況などによってADLの難易度が通常と異なる対象者の場合，結果の解釈が難しいといった問題点が挙げられる．

## 2 ｜ 手段的 ADL 評価法

### 1）Lawton's IADL

高齢者の日常生活能力を把握することを目的としたものである．評価項目は，電話の使用，買い物，食事の支度，家事，洗濯，移動手段，服薬管理，財産管理の全8大項目からなる．それぞれの大項目において3～5の小項目があり，評価尺度は1点（実行している）か0点（実行し

ていない）の2段階評価になっている．このうち男女間で実施する評価項目が異なっており，男性5項目（食事の支度，家事，洗濯の項目は実施しない），女性8項目に回答する形式となっている．よって男性においては，最高点が5点，最低点が0点，女性においては，最高点が8点，最低点が0点となる．また移動手段の項目においては，男性の方が厳しい評価基準となっている．本人および関係者からの聞き取りで総合的に判断され，短時間で実施が可能である．

### 2）老研式活動能力指標

高齢者の活動能力を評価しており，手段的ADLよりも高い水準の活動能力を把握できる．評価項目は，手段的ADL5項目（バス・電車の利用，買物，食事の用意，請求書の支払い，預金・貯金の出し入れ）のほかに知的能動性4項目（書類記入，新聞を読む，本や雑誌を読む，健康についての関心），社会的役割4項目（友人宅への訪問，家族・友人の相談にのる，病人の見舞い，若い人への話しかけ）の3大項目，計13項目からなっている．仕事や就労に関する項目は入っていない．評価尺度は，1点（はい）か，0点（いいえ）の2段階評価となっている．手段的ADL5項目において，すべて「はい」の場合は5点満点，知的能動性4項目においてすべて「はい」の場合は4点満点，社会的役割4項目においてすべて「はい」の場合は4点満点となる．

### 3）FAI（Frenchay Activities Index）

もとは脳卒中患者の機能評価として使用されていたが，現在は大腿骨頸部骨折や脊髄損傷など他患者にも使用されている．家庭内の家事，趣味や仕事，屋外活動の3つの要因を含む全15項目からなる．評価尺度は，過去3ヵ月または6ヵ月間の参加頻度によって，3点（ほとんど毎日しているなど）～0点（していない）の4段階評価となっている．問題点として，日本人にとって日常的な作業とはいいかねる庭仕事など答え

にくい項目が入っている点が挙げられる. 現在, 日本語版が作成されている.

## 3 ADL および手段的 ADL の総合的評価

### 1) 障害高齢者の日常生活自立度（寝たきり度）

高齢者の日常生活自立度（寝たきり度）の程度を評価したものである. できる ADL（能力）ではなく, 実際に行っていること, 状態を評価している. 何ら障害をもたない, いわゆる健常高齢者は評価対象となっていない. 介護保険制度の要介護認定において, 認定調査や主治医意見書などにもこの指標が使われている. 生活自立（ランク J）, 準寝たきり（ランク A）, 寝たきり（ランク B, ランク C）の大きく 4 段階に分けられる.

### CLOSER-LOOK BOX

われわれが ADL 評価を実施する際に重要なことは, 単に数量化することだけで終わらせず, 目的をもって ADL 評価を遂行し, その結果をいかに今後の ADL 指導に役立てるかである. 発症から地域生活に至るリハビリテーション過程において, どの ADL 評価法をいつ, どのように使用するのか, 適切に判断しなければならない. ADL 評価は, 2000 年（平成 12 年）に公的介護保険制度が導入されて以来, 医療と介護を結ぶツールとして重要視されてきている. しかしながら, 保健・医療・福祉にまたがる共通言語は未だなく, 今後の課題としてより良いリハビリテーション医療や介護を提供するためにも, 早急な共通言語の開発が必要である.

### RELATED STUDY

日常生活活動は, 何の目的をもって評価する必要性があるのだろうか？

現在, さまざまな ADL 評価があるが, 一体どれを使用すればよいのだろうか？

### FURTHER READING

1. 柴 喜崇, 下田信明（編）：PT・OT ビジュアルテキスト ADL, 羊土社, 2015

初学者や学生でも理解できるようイラストが多用されており, またカラー印刷により見やすい書籍になっている. 巻末付録には, 主な ADL 評価表も載っており, 実際の臨床においても参考となる書籍である.

2. 鈴木俊明：臨床理学療法評価法—臨床で即役に立つ理学療法評価法のすべて, アイペック, 2009

各 ADL 評価表について詳しく説明されており, また具体例を挙げ, さまざまなケースに対して実際にどのような手順で評価を行うのか述べられている. 実用性とは何かについても詳細に, かつわかりやすく解説されており, 明日からの臨床に役立つ書籍となっている.

### 文 献

1) 上田 敏：日常生活動作を再考する— QOL 向上のための ADL を目指して. 総合リハ 19：69-74, 1991
2) 今田 拓：ADL 評価について. リハビリテーション医学：日本リハビリテーション医学会誌 13：315, 1976
3) 安保雅博ほか編：最新リハビリテーション医学, 第 3 版, 医歯薬出版, 39-45, 2016
4) 橋元 隆ほか編：日常生活活動（ADL）, 第 2 版, 九州神陵文庫, 11-46, 2015
5) 矢谷令子：日常生活活動への対応と援助方法. 姿勢と動作— ADL その基礎からの応用, 第 3 版, メヂカルフレンド社, 190, 2010
6) 柴 喜崇ほか：PT・OT ビジュアルテキスト ADL, 羊土社, 15-33, 2015
7) 伊藤利之ほか編：ADL とその周辺—評価・指導・介護の実際, 医学書院, 3-5, 14-25, 2008
8) 鶴見隆正編：標準理学療法学 専門分野 日常生活活動学・生活環境学, 医学書院, 5-13, 51-75, 2009
9) 河元岩男ほか編：シンプル理学療法学シリーズ 日常生活活動学テキスト, 改訂第 2 版, 南江堂, 5, 2014
10) 鈴木俊明：臨床理学療法評価法—臨床で即役に立つ理学療法評価法のすべて—, アイペック, 289-293, 2009
11) 大橋正洋ほか編：ADL・IADL・QOL〈リハビリテーション MOOK NO.9〉, 金原出版, 2-9, 36-43, 2004

（吉松由佳）

## ［リハビリテーション医療の展開］
# 5. 活動制限に対するアプローチ

### 学習目標

- 「活動制限」について理解できる.
- 生活行為聞き取りシートや興味・関心チェックシートを有効に活用し，対象者が行いたい活動が支援できる.
- 活動を広げるための移動補助具・自助具を知ることができる.

## エッセンス

　平成12年（2000年）に回復期リハビリテーション病棟制度が発足し，平成13年（2001年）に国際生活機能分類（International Classification of Functioning, Disability and Health：ICF）が誕生した．ICF の特徴は，生活機能を「心身機能・構造」「活動」「参加」といった人が生きることを総合的に捉える，プラスを重視する，双方向の相互作用モデル，環境因子，個人因子の導入，疾患・変調から健康状態で捉える，「できる活動」と「している活動」の2つの面から捉えることで

ある．それまでは機能障害ばかりに目がいきがちであったが，回復期リハビリテーション病棟制度と ICF の誕生により機能回復ばかりではなく，日常生活活動（ADL）の改善および個人の活動，参加にも着目するようになってきた．住み慣れた地域で再び生活することや，障害や怪我を負っても個人が楽しみを持って生活できることは，まさに地域リハビリテーションの理念に近いのではないだろうか．

## 1. アプローチの原則

　われわれは，生きていくうえで起きる，ご飯を食べる，歯を磨く，顔を洗う，着替える，トイレに行く，お風呂に入るなど非連続的に日常生活を送っている．しかし，加齢や障害によってこれらの日常生活を円滑に行えなくなることがある．ICF でいうと活動制限が生じるということになる．活動とは，課題や行為の個人による遂行のことであると定義されている[1]．障害や怪我を負ってしまうと身体機能面へのアプローチはもちろんのこと，元の生活が送れるよう ADL へのアプローチが必要となってくる．つまり活動制限に対して介入していくことで「活動」

の改善を期待することができる．
　例1：脳卒中片麻痺により歩行障害や ADL が低下した場合には，麻痺側へのアプローチや，筋力増強訓練などに加え，装具や移動補助具を使用することにより，歩行や移動が可能になる場合がある．また自助具を使用することによりひとりで食事ができたり，お風呂に入れる場合がある．このように心身機能面ばかりではなく，装具や移動補助具，自助具を利用することにより活動の幅を広げることができる．

## 2. 「できる活動」（能力）から「している活動」（実行状況）へ

　ADL を評価する指標として Barthal Index

（BI）や機能的自立度評価法（functional independence measure：FIM）を用いることが多い．また，リハビリテーションを実施するには医師の指示が必要となり，リハビリテーション総合実施計画書を作成することになる．リハビリテーション実施計画書とは，ICF を基にしてつくられた多職種間，当事者，その家族間での支援計画であり，本人，家族に対してリハビリテーションに関する説明・契約書と考えるとわかりやすい．その中の活動項目として屋外歩行，ベッド起き上がり，食事などがあり，日常生活（病棟）実行状況「している活動」と訓練時能力「できる能力」とに分けられている．当然のことながら「している活動」と「できる活動（能力）」に差があることは容易に想像ができる．臨床場面ではできる限り「している活動」と「できる活動」の差を少なくしていくためにチームで取り組んでいく．理学療法や作業療法で実践したことを病棟生活で行えるよう，看護師や介護職をはじめチーム内での情報発信・交換が必要になってくる．具体的には，カンファレンスの場で議論する，病棟内で実際の介助方法の伝達をする，カルテに具体的な介助方法を記載するなど，人が異なっても同じ方法で援助することができるようにしていくことで「できる能力でしている活動」に近づけていくことが可能になる．家族からの情報収集を行うことで病前の生活を知ることも大切である．

例2：移動手段が獲得できれば「活動」の場が広がるとともに ADL の改善のためにも重要である．自助具を使って歯磨きをひとりでできる能力があっても移動手段を獲得できていないため，生活を通しての自立はできない．例えば，車いすへの安全な乗り移り，安全確認ができるようになればスタッフを呼ばずにひとりで移動し，歯磨きや洗顔などの活動の制限が改善することができる．スタッフへ情報伝達をすることで，どの位置に車いすを置く，評価期間を定めて動作の確認のためコールを押してもらい，その都

度評価・情報収集・交換を行うことが必要である．また本人の実行状況をその場でフィードバックできるなどメリットは大きい．

## 3. 活動を広げていくには

日常生活行為には基本的 ADL（basic ADL）と手段的 ADL（IADL）がある．IADL は，ADL に加え，買い物，食事の準備，洗濯，服薬の管理などに加え，さらに余暇活動を含む．つまり食事，更衣，整容などの身の回り以上の生活に関連した動作になる．身体に障害や怪我を負った状態で以前の方法で行うことが難しいことが予測されるため，新たな方法や手順が必要になるかもしれない．そのため解剖学，運動学などの基礎知識を活かして，どのような方法での習得が望ましいのか，環境面の調整が必要なのかなど身体面や高次脳機能面，環境面などさまざまな角度からの検討，指導が必要になってくる．生活できる範囲，行動できる範囲が広がっていくことで心身機能の回復を実感できる．また，対象者の困っている問題，改善したいことを聞き取り，生活行為の目標を明らかにする生活行為聞き取りシートや興味のある生活行為の抽出を行う興味・関心チェックシートを活用して本人が望む作業，活動を知ることができ，具体的なアプローチができる．

例3：中等度の認知症の女性で，家事などは家族が行っている．日常会話は問題ないが，日付の間違いや出来事の記憶などの認知面の低下があった．興味・関心チェックシートを用いて料理をしたい，買い物をしたいとの希望がわかった．献立メニューの立案，調理過程の確認を行い，実際に買い物訓練から実施し，調理活動を行った．火の元の管理は難しいため，電気コンロを用いて作業療法士の見守りのなか実施した．手続き記憶があるため調理工程に問題はなく遂行でき，周りのスタッフに賞賛されるこ

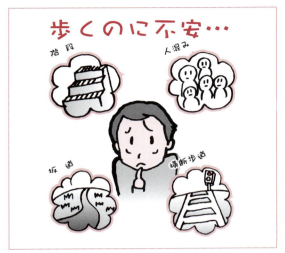

図1　歩行や活動に不安をもつ

とで楽しみのある作業を実施することができた．

## 4. 「活動」への不安を探る

　身体に障害や怪我を負った状態で元の生活に戻れるのだろうか，仕事は元のようにできるのだろうかと人それぞれでさまざまな不安が予測される．地域リハビリテーションとは，障害のある子供や成人・高齢者とその家族が，住み慣れたところで，一生安全に，その人らしくいきいきとした生活ができるよう，保健・医療・福祉・介護及び地域住民を含め生活にかかわるあらゆる人々や機関・組織がリハビリテーションの立場から協力し合って行う活動のすべてを言うと定義されている[2]．そのため住み慣れたところでどのようなことに不安があるのか（図1）を傾聴し，具体的な対処法を示していくことが重要である．

① 仕事ができるのか
② ゴルフや魚釣りなどの趣味ができるのか
③ バスや電車などの公共交通機関に乗れるのか
④ 車の運転ができるのか
⑤ 坂道を登ることができるのか
⑥ さまざまな段差を昇降できるのか
⑦ 時間内に横断歩道を渡れるのか
⑧ 家事や買い物などひとりでできるのか　など

## 5. 活動を広げるための移動補助具

　ひとりで移動できるようになることで生活範囲が大きく異なる．手段は杖，装具と杖，車いすなどそれぞれ異なるため，活動を広げるための移動補助具は大切なポイントになる．

### 1 杖

#### 1）一本杖（図2）

　T字型，L字型，伸縮型，折りたたみなどさまざまな種類がある．立位や歩行の安定のために用いることが多く，手の大きさや症状に合わせて選んでいく．

#### 2）多点杖（図3）

　多点杖とは杖先が分岐しており，三点杖，四点杖がある．
　一本杖に比べ支持面が広いため歩行が不安定な人や筋力低下，麻痺がある人に有効である．最近は，6点のゴムで高い安定感を得られるタイプの杖もある．

#### 3）ロフストランドクラッチ（図4）

　前腕固定型杖とも呼ばれており，カフの形状によりクローズタイプ（O型），オープンタイプ（U型）に分けられる．クローズタイプはカフ部の開きが少ないため固定性は高まるが，転倒した際に外れにくいことがある．オープンタイプははめやすいが安定性に欠けるといったことがある．

#### 4）松葉杖（図5）

　脇当てがあり，その下にグリップ，支柱，杖

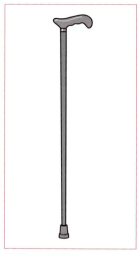
図2　一本杖

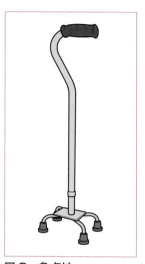
図3　多点杖

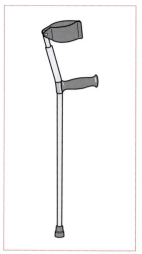
図4　ロフストランドクラッチ

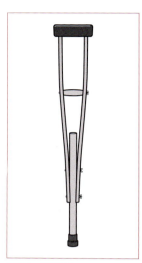
図5　松葉杖

先で構成されている．2本の杖で身体を支えることができるため，骨折や捻挫，股関節症などの障害がある人に向いている．また骨折の場合1本にして患側へ荷重をかける訓練を行うこともある．

### 5）盲人用白杖（図6）

目の不自由な人のための杖である．視覚に障害がある人が使用するため周囲への注意喚起の役割もある．杖を使用して点字ブロックを確認する，段差や周囲の障害物を探索することができる．色は白色だけでなく黄色の杖もある（道路交通法施行令第八条法第十四条第一項及び第二項）．

## 2　歩行器・シルバーカー

### 1）歩行器（図7）

4脚のフレーム，握り，先ゴムから構成される．支持面が広いため杖に比べると安定感がある．固定型と交互型のタイプがあり，固定型になるとグリップ部を持ち上げて前に進むために上肢の筋力，持ち上げた際に後方へ倒れないバランス能力も必要になってくる．交互型では左右のフレームを交互に前方へ進ませるため，固定型よりも弱い上肢の力で進むことができる．キャスター付き歩行器では2輪または4輪の車輪の回転により前方へ押し出すため持ち上げる必要がなく，移動時間の短縮が可能となる．しかし，特に4輪では，上肢だけが前に進み，足が進みにくい場合は，キャスター付き歩行器と体が離れ，転倒する恐れもあるので取り扱いには十分注意が必要である．また砂利や不整地での使用は転倒の危険性が高まる．U字型の前腕支持型や固定歩行器や折り畳み式などさまざまな種類がある．

### 2）シルバーカー（図8）

かごを備え腰掛けとしても使用できる4輪の歩行器である．街中で使用している人が多く，手元に駐車ブレーキがあり下り坂や疲れた時に休憩して座ることができる．杖で移動するのは不安，荷物を持って移動するとふらつく人にもシルバーカーを利用することで買い物や散歩が楽に行えるようになる．デザインが豊富であるため，実際に触れる，操作するなどの試用が必要である．

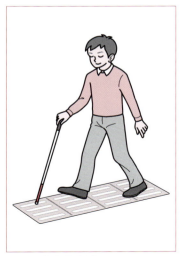
図6　盲人用白杖

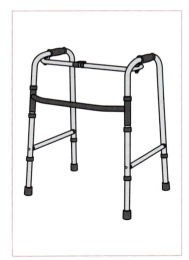
図7　歩行器

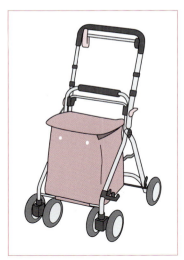
図8　シルバーカー

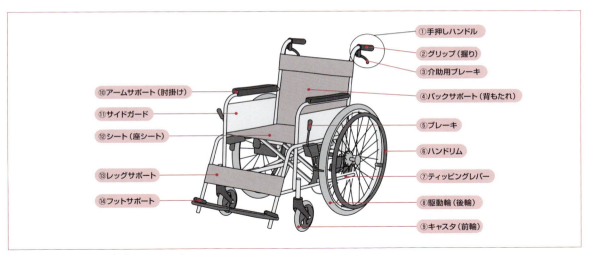
図9　車いす各部の名称のイラスト

## 3　車いす

車いすは車輪，フレーム，駆動部，座面，背もたれなど多くのパーツが組み合わさって作られている．車いすの各部には名称があるので，覚える必要がある．また大きく分けて車いすの操作を自身で行う自走型と，自分では操作できない介助型，電動車いすに分けることができる（図9）．

### 1）標準型車いす（図10）

利用者本人が後輪の外側にあるハンドリムを操作して移動する車いすである．ブレーキは後輪の前方についており上肢で操作を行う．車輪が大きいため，転がる力が強い一方で，横幅をとるので通路の幅やトイレの入り口などに注意が必要である．

### 2）介助型車いす（図11）

介助者が押して移動する車いすである．特徴

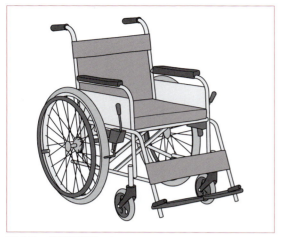

図10　標準型車いす

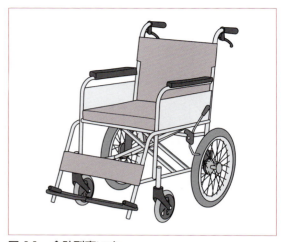

図11　介助型車いす

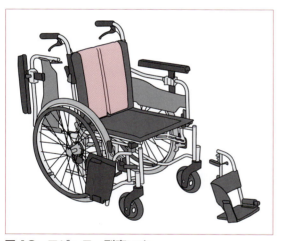

図12　モジュラー型車いす

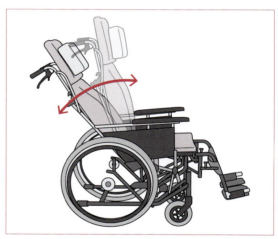

図13　ティルト・リクライニング機能付きモジュラー車いす

としては介助用ブレーキがついている，ハンドリムがついていない，後輪タイヤが小さい，コンパクトであるなどが挙げられる．そのため車へ積込みが容易で，小回りが利きやすい．

### 3）モジュラー型車いす（図12）

各部品に調整箇所があり，体格に合わせて座面の高さや幅，アームサポートの高さ調整，レッグサポートのスイングアウトなど利用者に合わせることができる車いすである．

### 4）ティルト・リクライニング機能付きモジュラー車いす（図13）

背もたれと座面の角度が調整できるため，座位能力が低い人やベッド中心の生活の人も車いすに乗車することによって座ることが可能になる．この機能によって座ることが困難な人も仰向けに近い休息肢位をとることもでき，より安心・安楽な姿勢を保つことができる．

### 5）電動車いす（図14）

自転車や自動車を運転できない場合に，屋外

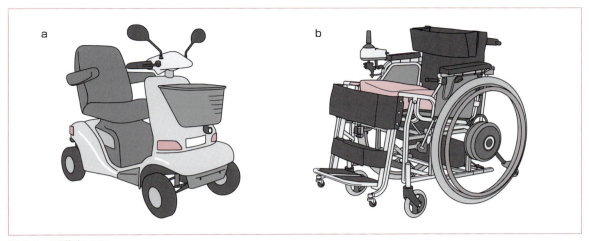

図14 電動車いす
a：ハンドル型, b：ジョイスティック型

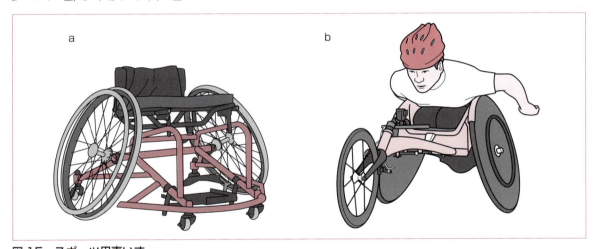

図15 スポーツ用車いす
a：車いすバスケットボール用, b：車いすマラソン用

での移動に最適な乗り物である．ハンドル型とジョイスティック型があり，足腰の筋力が低下し，移動に不自由をきたす高齢者にとって生活範囲が広がる．運転免許は必要なく，道路交通法施行規則第1条第4項の規定により，速度は6km/h以内に限定され，歩行者扱いになっている．しかし，運転操作や判断ミスにより重大な事故を起こす危険性もある．

### 6）スポーツ用車いす（図15）

スポーツに適した車いすもある．陸上競技やバスケットボール，テニス，フェンシングなどそれぞれの車いす競技に合わせた車いすが使われている．

ひとりで歩くことができない人にとって，車いすはベッドから離れるために欠かせないものである．身体に合っていない車いすは，姿勢の崩れや痛みの原因となり，心身ともに苦痛となり，ベッドから離れる意欲までも失われるかもしれない．使用する本人の身体機能や認知機能，座り心地や移動・移乗のしやすさ，介助する人

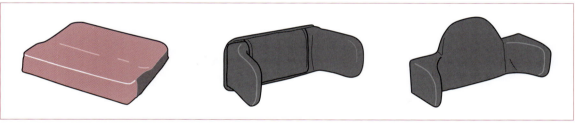

図16　車いす用クッション

の操作性などを考慮して適切な車いすを選定することが必要となる．

### 4　車いす用クッション

　車いすを使用する際は，適切な姿勢，安心・安楽に座れることが大切になる．長時間同じ姿勢をとり続けると同一箇所に圧がかかる，姿勢が崩れるなどの問題が生じて褥瘡発生の危険性が高まる．クッションも車いす同様さまざまな種類，素材があるので本人の状態に応じた選定が必要となる．ここでは市販されているクッションについていくつか紹介する（図16）．

### 5　自助具

　自助具とは身の回りがより便利に，より自分で使いやすくするために工夫された道具である．適切な自助具を用いることで人の手を借りずに自分で行うことができ，自立した生活を送ることが可能である．作業療法では，障害の程度に応じて自助具の選定，プログラムの一部として訓練することがある．例えば右利きの人が右片麻痺を発症し麻痺が残存した際に，利き手交換訓練を実施し左手での箸操作や書字の訓練をする．その時によく用いられる自助具として箸がある．慣れない左手での操作になるので初めは持ち手が太いものから段階的に実施し，ばね付きやグリップ式に変更し，最終的には普通箸を用いて食べることを目標にする．もちろん細か

い操作が難しい人もいるため，ひとりひとり症状や障害の程度も異なるので本人に合った自助具の選定がポイントとなる．100円ショップで市販されている道具に改良を加え使用することも可能であるが，最近ではより多くの人に配慮したユニバーサルデザインの製品も出回るようになっている（図17）．

### CLOSER-LOOK BOX

　住み慣れた場所で再び生活するには，身体機能のみならず日常生活の改善が求められる．人の手を借りず，できる動作が増えることは，自信の回復にもつながる．また介護量が減ることは，本人のみならず支える周囲の人たちの不安も軽減できる．病院でできていた動作が自宅に戻るとできないといった環境の違いで動作にばらつきが生じる場合がある．環境を整えることも生活範囲を広げていくポイントになる．さらに自宅で車いすが必要となった場合には，住宅改修が必要となることがある．手すりの設置やベッドレンタル，シャワーチェアーの購入，段差解消，畳からフローリングに変更するなど経済的負担も大きくなる．初めはセラピストやケアマネジャーも不安があるためさまざまな福祉用具を提案しがちであるが，生活していく中で応用動作が身につき，環境に適応していく様子をよく目にする．そのため当初は必要と思われたものが不必要になることもあり，住宅改修は，生活していく中で助言・提案を繰り返していくことが必要である．

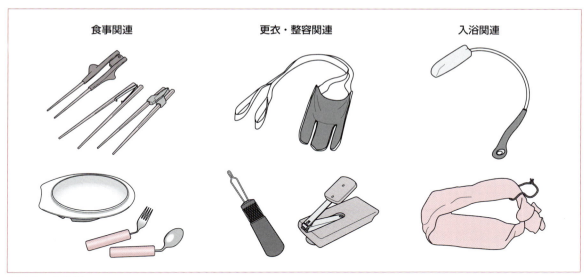

図17 自助具

## RELATED STUDY

昨日までできていたことが病気や怪我により突然できなくなるかもしれない．ICFを活用し，対象者に寄り添い，その人らしい生活・人生に少しでも近づけるように支援していく必要がある．

## FURTHER READING

1. 木之瀬 隆（編著）：基礎から学ぶ介護シリーズ これであなたも車いすの介助のプロに！シーティングの基本を理解して自立につなげる介助をつくる，中央法規出版，2008

車いすとシーティングの基本的知識から生活と車いすの視点まで幅広く書いてあり，イラストを交えてわかりやすく説明している．これから車いすのことを学ぼうとする人にとって馴染みやすい1冊である．

2. 濱口豊太（編集）：標準作業療法学専門分野 日常生活活動・社会生活行為学，医学書院，2014

ADLの基礎から障害領域別の支援，社会生活行為の支援など評価やアプローチが具体的に書かれている．参加を促していくためにも作業療法士だけではなく多職種にも読んでほしい1冊である．

### 文　献

1) 障害者福祉研究会編集：ICF 国際生活機能分類―国際障害分類改定版―，中央法規出版，2002
2) 一般社団法人日本リハビリテーション病院・施設協会：地域リハビリテーション 定義・推進課題・活動指針（オンライン）http://www.rehakyoh.jp/policy.html（2017年4月17日閲覧）
3) 作業療法ジャーナル編集委員会ほか：最新版テクニカルエイド―福祉用具の選び方・使い方―，三輪書店，2006
4) 木之瀬 隆編著：基礎から学ぶ介護シリーズ これであなたも車いすの介助のプロに！シーティングの基本を理解して自立につなげる介助をつくる，中央法規出版，2008
5) 河添竜志郎ほか監修：ケアマネジャーのための福祉用具活用ガイドブック 在宅ケアがわかる本～その人らしい暮らしの実現に向けて～，パラマウントベッド株式会社
6) 日本リハビリテーション工学協会車いすSIG 訳：車いすの選び方，医学書院，2006

（宮田浩紀）

## ［リハビリテーション医療の展開］
# 6. 参加制約に対するアプローチ

## 学習目標

- 参加および参加制約について理解する.
- ICF における参加制約の評価について理解する.
- 参加制約へのアプローチについて理解する.

## エッセンス

　吉村昭の小説で江戸時代に無人島に流れ着きそこでの生活を題材にした「漂流」がある. 無人島であるため当然だれもおらず, 彼の日常の行為はすべて活動である.

　しかし, そのうちその島に流れ着く者がありそこに共同体が生まれ食糧の調達や水の確保などの役割が生まれ, 江戸に帰るために流木を利用し船を作る作業も出てきた. ここでは漂流者の仲間すなわち社会ができ, そこでその仲間がうまく生活していくための役割が出てきた. こ

れが参加である. このように書くと比較的簡単に理解できるが実際の私達の日常は無人島とは違い複雑である. 「漂流」の主人公は孤独な生活を好んでいたわけでは当然なく仲間ができたことを喜んだ. つまり参加は生活をより充実したものにするのである. リハビリテーションの目標は本人や家族の望む活動や参加をできるだけ実現する方向にもっていくことである. ここでは, 参加について国際生活機能分類 (ICF) を中心に学んでいく.

---

## 1. 参加および参加制約

　人は何かしらある集団の中に役割をもちながら生活している. それが家庭であったり, 学校であったり, 職場であったり, 地域のサークルであるなどさまざまである.

　例を学生の立場で考えてみる. 学校での生活をイメージすると

- ・学生としてクラスに所属し, 勉強する.
- ・フットサルサークルで週2回練習する.
- ・友人とカラオケやショッピングに行く.
- ・週3回コンビニエンスストアでアルバイトをする.

国際生活機能分類 (ICF)[1] は参加を生活・人生場面への関わりと定義している. 上記の項目

どれも参加に該当する. つまり, 生活の中で当たり前のように行っているさまざまのことが参加となる.

　一般的なものには就学, 復学, 就労, 職場復帰, 家庭復帰などがあるが友人とのカラオケやショッピング, 旅行やアルバイトも参加に該当する. 参加制約は参加に際し経験する問題であり, 国際障害分類の社会的不利に該当する. リハビリテーションの目標は本人や家族が望む活動や参加を行うことにあるためその内容について十分な理解が必要である. また, 参加がいかに重要かを示すデータとして高齢者の幸福度とその関連要因を調査したものがある[2]. これによると男性は孫との同居が高い数値を示しパソコンの利用, 趣味の会への所属, 自営・家族従業員・内職, 雇用労働の順であった. 女性は趣味

6. ［リハビリテーション医療の展開］参加制約に対するアプローチ　147

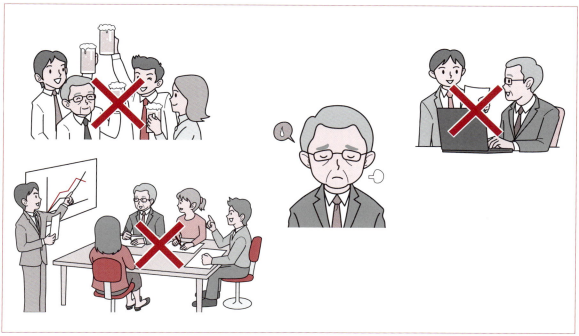

**図1　参加制約は生きがいの喪失**

の会への所属が最も高く孫との同居，夫婦のみの生活，自営・家族従業員・内職の順であった．男女差はあるものの高齢であっても就労が幸福度を上げる要因であることは興味深い（**図1**）．

## 2. ICFにおける参加と参加制約

ICF[1]では「活動」と「参加」の区別が難しいため明確な区分がされずに単一リストとしてまとめられている．その内容は人間の生活全般になるため9つの大項目に分類される（**表1**）．この大項目を活動と参加に区別する分類，一部が重複する分類がある．前者は学習と知識の応用から運動・移動までを活動，セルフケアから対人関係，主要な生活領域，コミュニティライフ・社会生活・市民生活までを参加に分類している．

後者はコミュニケーション，移動，セルフケア，家庭生活を活動と参加の重複として分類している．

**表1　活動と参加**

| |
|---|
| 1. 学習の知識と応用 |
| 2. 一般的な課題と要求 |
| 3. コミュニケーション |
| 4. 運動・移動 |
| 5. セルフケア |
| 6. 家庭生活 |
| 7. 対人関係 |
| 8. 主要な生活領域 |
| 9. コミュニティライフ・社会生活・市民生活 |

ICF[1]に紹介されているコミュニケーション以降の項目について概略を説明する．コミュニケーションは理解と表出に分けられる．日常で使用する話し言葉による理解や言葉以外のジェスチャーや絵やシンボルなど非言語的な手段の理解がある．また手話や書き言葉（点字）の理解もある．表出も同じく話し言葉や非言語的なメッセージなどがある．会話はいろいろな手段を用いて行われる．

セルフケアは入浴，整容，排泄，更衣，食事，健康管理や維持である．活動の項目が多いが家

庭生活は住居の入手から調理や掃除，家具の手入れやペットの世話のほかに他者への援助がある．

対人関係はまず基本的な対人関係として敬意や思いやりなど適切な方法で対人関係を保つことである．複雑な対人関係は，友人関係や職業上の関係の樹立などの対人関係の形成や適切な方法で終わらせることなどがあげられる．知らない人に道を尋ねたりなどのよく知らない人との関係や権限がある人との関係である公的な関係，友人や知人との非公式な社会関係，親や子どもとの家族関係，恋人との親密な関係があげられる．

主要な生活領域は教育や仕事や雇用に関わる領域である．教育は学校教育や保育園，幼稚園などの就学前教育および職業訓練も含まれる．仕事と雇用では雇用の準備のための見習い研修から仕事の維持や終了も項目としてある．また，ボランティアなどの無報酬の仕事も項目としてある．

コミュニティライフは慈善団体や共通の趣味をもつ人々の組織，看護協会や理学療法士，作業療法士，言語聴覚士の各協会のような公式団体への関与に該当する項目も含まれる．また，結婚式や葬式などの式典への関与もある．レクリエーションやレジャーやスポーツに関する項目もあり，博物館や美術館や映画館へ行くこと，読書や旅行や楽器の演奏なども含まれる．

宗教団体の儀式に関わる項目や人権や市民権などに関する項目もある．

## 3. ICF における参加制約の評価

活動と参加は 2 つの評価点でコード化される．それは実行状況と能力の 2 点である．2 つの評価点は次の段階で評価する．0：困難なし，1：軽度の困難，2：中等度の困難，3：重度の困難，4：完全な困難，8：詳細不明，9：非該当であ

る．実行状況の評価点は，個人が現在の環境で行っている活動や参加の状況である．そのため環境因子の影響も当然ある．

例としてかすれた小声で話すパーキンソン病患者が携帯用の拡声器を使用して他者と会話しており問題なければポイント以下第一位に実行状況の評価点を記入する．

d3503.0　一対一の会話　困難なし

能力の評価は支援なしでの個人能力を評価する．その際に環境のさまざま影響を中立化させるために，「標準化された」環境で評価される．

例としてパーキンソン病患者がかすれた小声で標準化された環境（ある程度の騒音がある）で他者と会話するとポイント以下第二位に支援なしでの能力の評価点を記入する．

d3503.__2 一対一での会話　中等度の困難

任意評価点としてポイント以下第三位に支援ありでの能力の評価点および第四位に支援なしでの実行状況の評価点をコード化できるように作られている．

上記のように ICF では評価方法について一定の指針などが示されているが，詳細な具体的活用方法などは各国に委ねられている．そこで2007 年（平成 19 年）に厚生労働省は活動と参加の評価点基準の暫定案[3]を示した（**表 2，3，図 2**）．それによるとポイント以下第三位つまり能力（支援なし）までを評価とすることとしている．また，それぞれの項目を活動で評価する場合，コードの頭文字の d を a にする．

d9201 スポーツ→ a9201

参加で評価するときはコード頭文字を p にする．

d9201 スポーツ→ p9201

暫定案[3]に掲載されている評価点の具体例を紹介する．

A さん 40 歳男性はバイク事故で下半身に麻痺を生じた．

(1) 会社勤務．テニスが好きで仕事を終えると毎日テニスに通っていた．

(2) 平成○○年△月×日．バイク事故で脊髄

6．［リハビリテーション医療の展開］参加制約に対するアプローチ

### 表2　参加の評価基準（案）
実行状況（個人が現在の環境のもとで行っている活動や参加の状況）
ポイント以下第一位で使用

| 評価点 | 評価 | 内容 |
|---|---|---|
| 0 | 活発な参加 | 常にしばしば全面的な参加を実現している（人的介護の有無を問わない） |
| 1 | 部分的な参加 | 時々または部分的な参加を実現している（人的介護は受けていない） |
| 2 | 部分的制約 | 部分的な人的介護（*）を受けて，時々または部分的な参加を実現している<br>*「部分的な人的介護」は「見守り」「うながし」などを含む |
| 3 | 全面的制約 | 全面的な人的介護を受けて，時々または部分的な参加を実現している |
| 4 | 参加していない | 禁止の場合を含み参加しない |

注：ただし，頻度および人的介護の有無などにかかわらず，高い水準での参加については評価点0とする．（文献3より引用）

### 表3　能力（ある課題や行為を遂行する個人の能力）
ポイント以下第二位および第三位で使用

| 評価点 | 評価 | 内容 |
|---|---|---|
| 0 | 活発な参加 | 常にしばしば全面的な参加を実現することができる（人的介護の有無を問わない） |
| 1 | 部分的な参加 | 時々または部分的な参加を実現することができる（人的介護は受けていない） |
| 2 | 部分的制約 | 部分的な人的介護（*）を受けて，時々または部分的な参加を実現することができる<br>*「部分的な人的介護」は「見守り」「うながし」などを含む |
| 3 | 全面的制約 | 全面的な人的介護を受けて，時々または部分的な参加を実現することができる |
| 4 | 参加していない | 禁止の場合を含み参加することができない |

注：ただし，頻度および人的介護の有無などにかかわらず，高い水準での参加については評価点0とする．

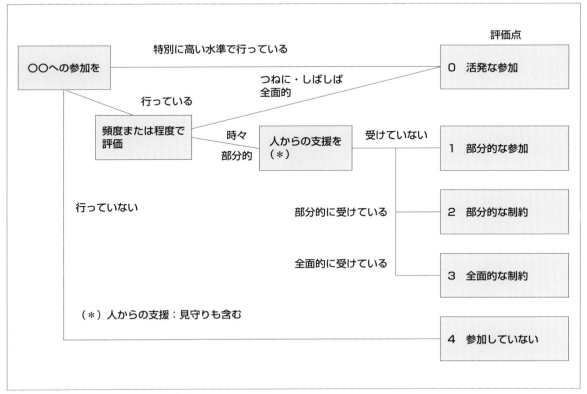

**図2　参加の実行状況評価基準（案）**
（文献2より引用）

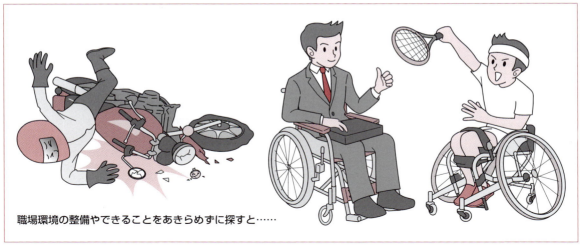

職場環境の整備やできることをあきらめずに探すと……

**図3 再び参加へ**

損傷し下半身の麻痺となった．入院時，立ち上がることもできなかった．
(3) 退院時，歩くことはできなかったが，訓練により，用具を使用し立ち上がることはできるようになった．
(4) 仕事は元々デスクワークであったため，もしできることなら戻りたいと考えていた．訓練を続けるうちに，人の介護を受けて，短距離歩行ができるようになった．
・会社側からも車いすで対応可能な職場環境の整備を行いたいと提示があった．
・Aさんは，車いすでテニスができることを知らなかったが，車いすでテニスができることを知り，調べてみたところ，車いすテニスクラブが近くにあることがわかった．
(5) 会社に復帰できることとなった．車いすテニスクラブに通い，車いすテニスを行うようになった．この頃には，短距離歩行について，用具を用いての歩行は完全に可能となっていた（**図3**）．

スポーツを活動と参加両方で評価し，職業を参加で評価し継時的にその変化を示す（**表4**）．

**表4 Aさんの生活機能の変化の推移**
（活動）

| | (1) | (2) | (3) | (4) | (5) |
|---|---|---|---|---|---|
| a4104「立つこと」 | .000 | .444 | .220 | .020 | |
| a4500「短距離歩行」 | .000 | | .430 | .230 | .030 |
| a9201 スポーツ | .000 | | | | .040 |

（参加）

| | (1) | (2) | (3) | (4) | (5) |
|---|---|---|---|---|---|
| p850 報酬を伴う仕事 | .000 | | | .400 | .000 |
| p9201 スポーツ | .000 | | | | .040 |

（文献3より引用）

## 4. 参加制約に対するアプローチの実際

**表5**[4]はさまざまな疾患が障害レベルにどのように影響しているかを示したものである．

参加を制約している要因は機能障害や活動制限だけでなく環境因子の要因が多いことがわかる．偏見や固定観念が場合によっては機能障害や活動制限がなくとも参加制約を生み出すことは今の時代でもまだありうることである．2016年（平成28年）4月には障害者差別解消法が施行され法的にこのような事態に対処できるように

はなった．しかし，法律ができればすべてが解決できるわけではない．**表6**[4)]のようにそれぞれの障害レベルへの介入と予防を整理することができる．**表6**の記載事項にあるように参加制約の場合は周囲の人々の配慮が必要となる．それは法的に強制されるものではなく，健常者と障がい者が互いの人格を尊重し合うことが当然のごとく行われなければならない．何かができないからダメではなく，できないこともひとつの個性であることを認め合うことが必要である．そのためには，教育の中で障がい児と健常児がともに学ぶインクルーシブ教育は重要であろう．障害の有無や国籍，年齢，性別などの要因に関係なく使用できるユニバーサルデザインの環境が増えることは参加を促進することの大きな要因になる．また，ロビーイングとは政策の追加や改善を得るために地方自治体や所轄官庁，議員などに働きかけを行うことである．

　もちろん，機能障害や活動制限の介入や予防も参加に影響する．ある主婦が脳卒中で片麻痺になった．本人ができるだけ家事を行い主婦業を続けたいと希望した場合を想定する．主婦業を行うためにはさまざまな具体的な行為が遂行できなければならない．買い物や調理，掃除や洗濯の家事はもちろんのこと近隣のつき合いや町内会の行事などさまざまな内容をこなす必要が出てくるはずである．そのため，麻痺側の機能訓練や健側で用具を使用しながら家事動作を行うことができるようになることはリハビリテーションの目標を設定する上で重要なこととなる．また，機能障害や活動制限に対するリハビリテーションだけでは解決できない部分も当然あるため，環境因子に関する項目で見逃した点がないか十分注意しなければならない．

　また，次のようなケースも想定できる．定年後に地元の合唱グループで音楽活動に参加していることに生きがいをもっていた男性がいた．しかし，彼は喉頭がんのため喉頭摘出せざるを得なかった．彼はその後，食道発声という特殊

**表5　健康状態と結びついた3つの生活機能レベル**

| 健康状態 | 機能障害 | 活動制限 | 参加制約 |
|---|---|---|---|
| らい病 | 体肢の感覚障害 | 物を握ることの困難 | らい病の偏見が失業をもたらす |
| パニック障害 | 不安 | 一人で外出不可能 | 人々の反応が社会的な関係を妨げる |
| 脊髄損傷 | 麻痺 | 公共交通機関の使用が不可能 | 公共交通機関の配慮の欠如が宗教活動への参加を妨げる |
| 若年性糖尿病 | 膵臓の機能不全 | なし | 病気についての固定観念のため学校へ行けない |
| 白斑 | 顔の醜さ | なし | 感染への恐れによって社会関係への不参加 |
| 以前に精神保健上の問題があり，精神疾患の治療を受けた人 | なし | なし | 雇用者の偏見のために解雇された |

（文献4より引用）

**表6　各障害レベルの介入と予防**

| | 介入 | 予防 |
|---|---|---|
| 健康状態 | 治療，投薬 | 健康増進，栄養免疫 |
| 機能障害 | 治療，投薬，手術 | さらなる活動制限の発生を予防 |
| 活動制限 | 福祉用具，人的支援，リハビリテーション療法 | 予防的リハビリテーション，参加制約の発生の予防 |
| 参加制約 | 配慮，公的教育障害者差別禁止法，ユニバーサルデザイン | 環境変化，雇用戦略，アクセスに対するサービス，ユニバーサルデザイン，変化のためのロビーイング |

（文献4より引用）

な発声法を努力のすえ習得し日常の会話は何とかその方法で行うことができた．しかし歌うことはかなわなかったため，何とか合唱グループの仲間と一緒に活動したかった．そこで皆と相談し，指揮を担当することになり仲間との音楽活動を行うことができた．以上のように病前の状態にできるだけ回復させるだけでなく，本人

の要求がどこにあるのかを把握し，周囲の理解を得つつ調整していくことが重要となる．

　重度の障害があると参加は難しいように思われるかもしれない．しかし，関与する集団への関わりであれば次のような場合も参加と見なすことができないだろうか．筆者が担当したケースで，脳卒中後遺症による四肢麻痺の70歳代女性の入院患者がいた．気管切開をしており気管孔を塞ぐと単語レベルの発話は可能であった．患者には中学生の孫がおり，歴史のような暗記科目が苦手であった．そのことを患者も気にかけていたが自分の状態では何もできないことを悔しがっていた．そこで患者が代表的な出来事と年号をできる範囲で読み上げ録音していった．再生すれば若干ポーズが入るが立派な教材となった．孫ももちろん喜び苦手科目を克服することができた．このように何かしら自分の役割を見つけ果たすことができればこれも家族に対する参加と見なすことができると考える．

## CLOSER-LOOK BOX

　障害者差別解消法は2016年（平成28年）4月に施行された．共生社会の実現に向けて作られた法律で「不当な差別的取扱い」の禁止と「合理的配慮」の提供を骨子としている．「不当な差別的取扱い」の禁止とは障害のある人に正当な理由なくして障害を理由にサービスの提供を拒否することやサービスの提供にあたって特別な条件をつけないことなどである．

　「合理的配慮」の提供とは，障害のある人から，社会の中のバリアを取り除くために何らかの意思が伝えられたときに，負担が重すぎない範囲で対応することである．例えば意思を伝え合うために絵や写真のカードやタブレット端末を使うなどである．

## RELATED STUDY

　今急速に発展してきている技術が参加制約にどのように影響してくるのかが興味深い．例えばiPS細胞の臨床応用が可能になれば機能障害が解決し当然参加制約も解消されるのであろうか．また，人工知能もどのように障がい者の生活やユニバーサルデザインに影響を与えるのだろうか．

## FURTHER READING

大川弥生：新しいリハビリテーション─人間「復権」への挑戦，講談社現代新書，2006

　体に不自由のある人とその家族が主体的に新しい人生を切り開くための参考書として書かれている．そのため非常に平易な表現で具体的な事例を多くあげておりわかりやすい．本項では紹介しなかった廃用症候群や「している活動」と「できる活動」など非常に参考になる．

### 文　献

1) 障害福祉研究会：ICF国際生活機能分類─国際障害分類改訂版，中央法規出版，2002
2) 西内　啓：統計学が日本を救う，中央公論新書，106-116，2016
3) 厚生労働省大臣官房統計情報部編：生活機能分類の活用に向けて─ICF（国際生活機能分類）：活動と参加の基準（暫定案），2007
4) 厚生労働省ホームページ：http//www.mhlw.go.jp/shingi/2008/12/d1（閲覧日：2017年4月30日）

（爲数哲司）

## ［リハビリテーション医療の展開］
# 7. 病院・施設でのリハビリテーション

## 学習目標

- 病院でのリハビリテーションの概要を理解する.
- 施設でのリハビリテーションの概要を理解する.
- 病院や施設で行われるリハビリテーションの目的や過程について理解する.

## エッセンス

リハビリテーション治療は，廃用症候群や合併症の予防を目的とした「急性期リハビリテーション」，急性期治療後に残存する障害の改善から在宅復帰や職業復帰を目指す「回復期リハビリテーション」，生活の安定・QOL（quality of life：人生の質）の向上を目指す「生活期（維持期）リハビリテーション」に大きく分けられる．団塊の世代が75歳以上となる2025年に向け，地域包括ケアシステムの構築が重要な政策課題となっている現代，リハビリテーション医療と保健・福祉サービスの充足が求められている.

本項では，初めにリハビリテーションの目的や役割，過程について述べる．次に病院におけるリハビリテーションの内容として，急性期・回復期リハビリテーションの概要やクリティカルパス，近年制度化された地域包括ケア病棟について，また施設におけるリハビリテーションの内容として，種類とその概要，最後に安全なリハビリテーションの実施について，その基礎的事項を概説する.

## 1. リハビリテーションの目的

「心身機能の回復訓練に終始する」，これはリハビリテーションと呼べるのか．答えは「否」である．厚生労働省によると，医学的リハビリテーションは，心身機能の回復訓練に終始するのではなく，常に予後を意識し，残存機能を生かした活動，参加を念頭に置きながら進めることが推奨されている．特に患者について予測される予後等から「参加」レベルの目標を設定し，そこから逆算して活動の目標，心身機能の目標を定め，当該目標を各分野の共通認識としてリハビリテーションを進めることが望ましいとされている．最も望ましいとされているのが，目標指向的アプローチである．目標指向的アプローチ

について上田[1]は以下のように述べている．目標指向的アプローチとは，「リハビリテーションの究極の目的は個々の患者・障害者における最大限の生活機能（QOL）の実現であるとの基本的な理念，またそのような最高の生活機能（QOL）は以前の生活への復帰によってよりもむしろ『新しい人生の創造』によってよりよく実現できるという考え方に立って，『どのような新しい人生を創るのか』という目標を明確にして，それに向けてリハビリテーションを進めていこうという考え方である」.

つまり，病気が完全に治らなくても患者が活動的な生活を営めるように，活動や参加に着目し，支援することが求められている.

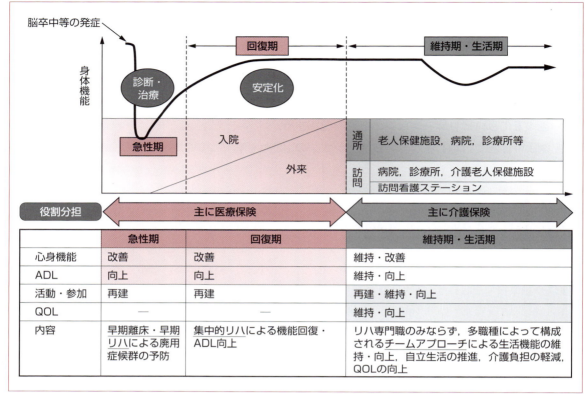

**図1　リハビリテーションの役割分担**
(日本リハビリテーション病院・施設協会「高齢者リハビリテーション医療のグランドデザイン」(青海社)より厚生労働省老人保健課において作成)

## 2. リハビリテーションの役割分担

　医療におけるリハビリテーションは，多様な障害に対応しており，時期別に，急性期，回復期，生活期(維持期)に分類される(図1).

　厚生労働省によると，発症直後は診断・治療を優先した急性期リハビリテーションが医療機関で行われる．さらにリハビリテーションが必要であれば，回復期リハビリテーションにて，より集中的なリハビリテーションが実施される．十分なリハビリテーションによっても能力低下が残存し，かつ復職が必要な場合は職業リハビリテーションが展開される．家庭復帰が目標の場合は，在宅の準備を整え，居宅サービスを利用して継続したリハビリテーションが行われる．障害の重症度や介護度により家庭復帰が困難であれば，施設入所となる(図1).

　急性期・回復期リハビリテーションは医療保険で行われ，続く生活期リハビリテーションは主に介護保険で行われている．

## 3. リハビリテーションの過程(図2)

　入院から退院までのリハビリテーションの過程は，原則，病院の過程と施設のそれと変わりがない．医師の指示のもと，各専門職種の評価が始まり，カンファレンスを経て，共通の目標に向かってアプローチを行う．その後，繰り返し

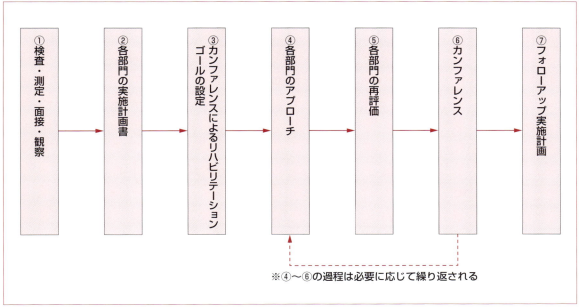

図2 リハビリテーションの過程

再評価とアプローチの変更を行い，カンファレンスを重ねながら退院後のフォローアップへ向けた準備期間となり，本人・家族との連携や該当施設機関との連携，他専門サービスの連携をとる．カンファレンスでは他職種が一堂に集まるわけである．本人・家族が同席していればなおさら，相手に伝わりやすい言語の選択をする．共通の記録法，定期的な連絡会など，しっかりしたフィードバック機構の構造化が大切になる．

## 4. 病院でのリハビリテーション

### 1 急性期リハビリテーション

厚生労働省によると，急性期リハビリテーションでは，心身機能の改善を図りながら，早期離床・早期リハビリテーションによる廃用症候群の予防が求められる（図3）．同様に脳卒中治療ガイドライン2015[2]では，座位・立位，装具を用いた歩行練習といった内容で，できるだけ発症後早期から積極的なリハビリテーションを行うことが推奨されている．

急性期リハビリテーションでは，緊急時の対応を含めた安全管理は要となり，事故を起こさないように細心の注意を払い，同時に，不測の事態に備えて，日ごろよりシミュレーションを重ね，事故が起きた際の対応を学ぶとともに，万一事故が起きた際には速やかに情報を共有し，再発予防策を講じる．

また高齢化率の増加に伴い，入院患者も高齢者が多く，多彩な合併症の恐れも視野に入れ医療従事者は自身の感染にも注意を払う必要がある．感染経路，感染予防策，耐性菌の正しい知識を持ち，感染予防を徹底するための感染対策は重要である．

急性期の特徴として，急性期の患者の病状は不安定であるため，ベッドサイドから開始するリハビリテーションは少ない負荷から始め，バイタルサインなどを確認しながら段階的に進める必要がある．そのために院内においては他職種での連携をしっかりと持ち，種々のカンファ

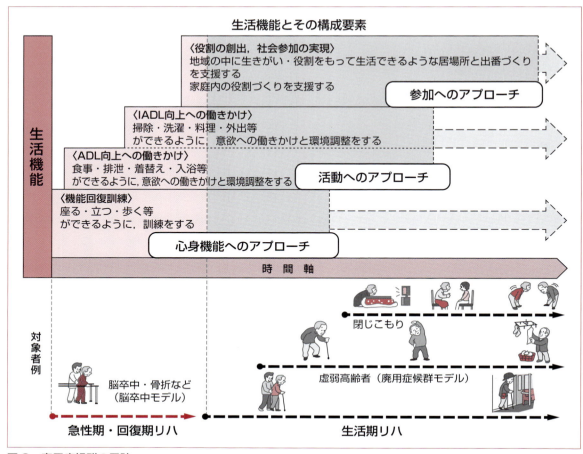

図3 廃用症候群の予防
(厚生労働省:高齢者の地域における新たなリハビリテーションのあり方検討会報告書(国際機能分類を基に厚生労働省老健局老人保健課が作成した資料),2015 より引用)

レンスを通して刻々と変化する病態の推移を共有し,治療を進める必要がある.そして急性期病態に対応しながらも,回復期以降をも見据えた介入が求められる.最近は,自宅へ直接退院する例も多く,自宅退院・回復期リハビリテーション病院転院・療養型病院転院・施設入所などさまざまな転帰に合わせ,生活指導や福祉用具の配慮など考える必要がある[3].

## 2 回復期リハビリテーション

厚生労働省によると,集中的なリハビリテーションによる機能回復・ADL 向上が回復期リハビリテーションでの役割とされている.2000年(平成12年)に制度化された回復期リハビリテーション病棟は急速に全国へ普及し,今後さらなる質の向上が期待されている.なお,回復期リハビリテーション病棟の入院対象は,「回復期リハビリテーションを要する状態及び算定上限日数」として厚生労働省によって疾患ごとに定められているので留意する必要がある(表1).

回復期リハビリテーションでは患者の病状・症状が安定した時期となり,概ね発症・受傷後2ヵ月以内から3〜6ヵ月の期間を指す.急性期では,医学的管理や治療が中心に行われるが,これに続く回復期では食事,整容,更衣,排泄,

入浴などの日常生活活動（activities of daily living：ADL）の向上による寝たきり予防と家庭復帰を目標としたリハビリテーションが行われる．

この時期のセラピストの役割として障害の改善を図ることに加え，病棟内での日常生活および自宅復帰後の地域生活までも視野に入れて関わることが求められる．このため，これまで以上に計画的でかつチーム一体となったアプローチの組み立てが必要であり，チームにおけるセラピストのあり方は重要な課題である（図4）．医療職が目的・目標を共有し，今後の生活期を見据えて生活期との連携のため在宅生活をイメージした支援を行い，退院後に生じる可能性がある問題点について情報提供を行うことが重要である．

## 3 クリティカルパス

地域連携クリティカルパスは，疾患別に構成され，疾病の発症から診断，治療，リハビリテーションまでを，診療ガイドラインに沿って作成された一連の地域診療計画である．

地域連携クリティカルパスは，高齢化社会に向けて地域完結型医療体制を構築する切り札として期待され，大腿骨頸部骨折連携パスが保険収載された2006年（平成18年）頃から各地で整備が始められるようになった．続いて2008年（平成20年）に脳卒中連携パスが保険収載となり，さらに，がん診療連携拠点病院の要件として5大がん連携パスの整備が規定され，2010年（平成22年）に5大がん連携クリティカルパスが保険適応となった．このような推進の追い風を受けて，連携クリティカルパスが全国で盛んに整備される状況となった．しかし，超高齢社会，いわゆる2025年問題が間近に迫った今，連携の喫緊の課題は，医療と介護の連携や地域包括ケアシステムの構築に移ってきている状況とも見受けられる[4]．

表1　回復期リハビリテーションを要する状態及び算定上限日数

| 回復期リハビリテーションの算定対象患者 | 算定上限日数 |
| --- | --- |
| 脳血管疾患，脊髄損傷，頭部外傷，くも膜下出血のシャント手術後，脳腫瘍，脳炎，急性脳症，脊髄炎，多発性神経炎，多発性硬化症，腕神経叢損傷等の発症後若しくは手術後の状態（発症後又は手術後2ヵ月以内に回復期リハビリテーション病棟入院料の算定が開始されたものに限る）又は義肢装着訓練を要する状態 | 算定開始日から起算して150日以内（ただし，高次脳機能障害を伴った重症脳血管障害，重度の頚髄損傷及び頭部外傷を含む多部位外傷の場合は，算定開始日から起算して180日以内） |
| 大腿骨，骨盤，脊椎，股関節若しくは膝関節の骨折又は2肢以上の多発骨折の発症後又は手術後の状態（発症後又は手術後2ヵ月以内に回復期リハビリテーション病棟入院料の算定が開始されたものに限る | 算定開始日から起算して90日以内 |
| 外科手術又は肺炎等の治療時の安静により廃用症候群を有しており，手術後又は発症後の状態（手術後又は発症後2ヵ月以内に回復期リハビリテーション病棟入院料の算定が開始されたものに限る | 算定開始日から起算して90日以内 |
| 大腿骨，骨盤，脊椎，股関節又は膝関節の神経，筋又は靱帯損傷後の状態（損傷後1ヵ月以内に回復期リハビリテーション病棟入院料の算定が開始されたものに限る | 算定開始日から起算して90日以内 |

（厚生労働省HPより）

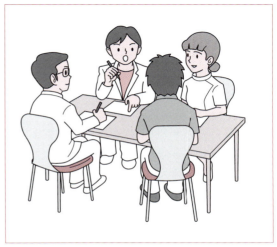

図4　カンファレンスの様子

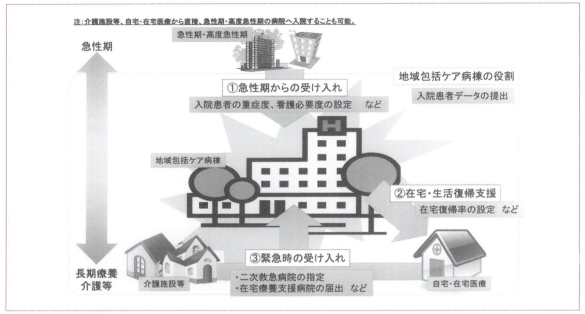

図5　地域包括ケア病棟のイメージと要件
(厚生労働省HPより)

## 4 地域包括ケア病棟

　すべての団塊の世代が75歳以上となる2025年に向け，単身高齢者世帯や高齢者夫婦の世帯，認知症高齢者の増加が予測され，介護が必要な状態になっても住みなれた地域で暮らし続けることができるよう，介護だけではなく，医療や予防，生活支援，住まいを一体的に提供する地域包括ケアシステムの構築が重要な政策課題となっている[5]．高齢者が増える中で，医療と介護を複合化し，対応できる体制づくりとして，地域包括ケア病棟はある．

　これからの超高齢社会に対応するものとして，2014年（平成26年）度診療報酬改定で亜急性期入院料を算定する病棟の機能を拡張する目的で地域包括ケア病棟入院料が創設された．地域包括ケア病棟は，大きく3つの機能を持っている．1つは，急性期からの受け入れ，2つ目に在宅医療などへの橋渡し（在宅・生活復帰支援），3つ目は緊急時の受け入れの3つの機能である（図5）．

つまり，急性期は脱したが，まだまだ病状回復の必要がある患者に対する医療を提供し（急性期からの転入），一方で医療機関以外での外来通院や在宅医療などが可能な状態まで回復させることを目的とした医療を提供し（回復期の機能），そして，在宅や施設等からの患者であって症状が急性増悪した患者への医療提供を行う（地域における急性期の役割），地域に密着した病棟であることが期待される．

　地域包括ケア病棟の特徴として，リハビリテーションが包括化されている点が他の入院料と異なる点で，リハビリテーションの必要な患者には1日2単位以上を提供することが決まっている．地域包括ケア病棟でのリハビリテーションの役割として，回復期リハビリテーション病棟に入るほどではないが，いきなり自宅に帰るのは不安やリスクが高い患者にリハビリテーションを提供しており，自宅へ帰った時に，より自立した生活を過ごせるように支援することが期待される．このために療法士は他職種連

## 7. ［リハビリテーション医療の展開］病院・施設でのリハビリテーション　159

携を図り，経過を含め転帰先や方針のためのカンファレンスを行い，生活訓練，家族指導などを行っている．回復期リハビリテーションとの相違は**表2**を参考にしていただきたい．

# 5. 施設でのリハビリテーション

2016年（平成28年）度版障害者白書によると，わが国の障がい児・者数は，身体障がい児・者が約393.7万人，知的障がい児・者が74.1万人，精神障がい者が392.4万人である（**表3**）．

ここでは，障害者総合支援法におけるサービスと，介護保険制度による施設サービスについてその主なものについて概説する．

## 1 障害者総合支援法の概要

障害保健福祉施策については，障害のある人の地域における自立した生活を支援する「地域生活支援」を主題に，身体障害，知的障害及び精神障害それぞれについて，住民に最も身近な市町村を中心にサービスを提供する体制の構築を行ってきた．

2003年（平成15年）から施行された「支援費制度」では，身体障害，知的障害のある人に対し，障害の種類ごとにサービスが提供されており，精神障害のある人は「支援費制度」の対象外となっていた．

続いて，2006年（平成18年）から施行された「障害者自立支援法」の施行により，障害の種類によって異なる各種サービスを一元化し，これによって，障害の種類を超えた共通の場で，それぞれの障害特性などを踏まえたサービスを提供することができるようになった．

その後，2013年（平成25年）度の「障害者総合支援法」の施行により，障害福祉サービスなどの対象となる障がい者の範囲に難病患者などが含まれることとなった．

**表2　回復期リハビリテーション病棟と地域包括ケア病棟の相違**

| 回復期リハビリテーション病棟 | 地域包括ケア病棟 |
|---|---|
| 脳血管疾患，大腿骨頚部骨折などの患者に寝たきり予防と在宅復帰を目的としたリハビリテーションを集中的に行う病棟 | ①急性期を脱した患者の受け入れ②在宅・生活復帰支援③急性増悪など緊急時の受け入れ　の3つの機能を担う病棟・病床 |
| 2000年度制度化<br>2016年度改定でアウトカム評価が導入 | 2014年度改定時に創設 |
| 1〜3までの3つの区分があり，1，2については自宅退院の割合や退院時のアウトカム評価（日常生活機能の改善度）などの基準が設定されているが，3には設定がない | 病床面積の広さと在宅復帰率要件（70％以上）によって，1，2の2つの区分がある |
| 配置基準は専任常勤医師1名以上，看護13対1以上，区分1は専従常勤でPT3名以上，OT2名以上，ST1名以上，社会福祉士専任常勤1名以上/区分2，3は専従常勤でPT2名以上，OT1名以上，社会福祉士は不要（医療機関内にいればよい） | 配置基準は看護13対1以上，専従の理学療法士，作業療法士または言語聴覚士1人以上，専任在宅復帰支援担当者1人以上 |
| 基本診療報酬に加え，リハビリテーションの実施に対する評価やリハビリテーションの計画などの出来高である | リハビリテーションが包括化されている |
| 入院料の算定対象がある（表1） | リハビリテーションを提供する患者について，1日平均2単位以上提供していること |

**表3　2016年（平成28年）度版障害者白書より**（万人）

| | 総数 | 在宅者 | 施設入所者 |
|---|---|---|---|
| 身体障がい児・者 | 393.7 | 386.4 | 7.3 |
| 知的障がい児・者 | 74.1 | 62.2 | 11.9 |
| 精神障がい者 | 392.4 | 361.1 | 31.3 |

資料：
「身体障がい者」
在宅者：厚生労働省「生活のしづらさなどに関する調査」2011年（平成23年）
施設入所者：厚生労働省「社会福祉施設等調査」2009年（平成21年）等より厚生労働省社会・援護局障害保健福祉部で作成
「知的障がい者」
在宅者：厚生労働省「生活のしづらさなどに関する調査」2011年（平成23年）
施設入所者：厚生労働省「社会福祉施設等調査」2011年（平成23年）より厚生労働省社会・援護局障害保健福祉部で作成
「精神障がい者」
外来患者：厚生労働省「患者調査」2014年（平成26年）より厚生労働省社会・援護局障害保健福祉部で作成
入院患者：厚生労働省「患者調査」2014年（平成26年）より厚生労働省社会・援護局障害保健福祉部で作成

このような変遷で最も大きな変革は，障害者自立支援法といえる．先に述べたように，3障害を共通のルールのもとにサービスを受けられるようになったことに加え，実施主体を今まで都道府県と市町村に分けられていたものを，より利用者に身近な市町村に実施主体を一元化している．加えて，障害種別ごとに複雑な施設・事業体系を6つの事業に再編するとともに「地域生活支援」「就労支援」のための事業や重度の障がい者を対象としたサービスを創設するなど，地域生活中心のサービス体系と再編した．

「障害者自立支援法」における日中活動支援については，以下のように再編され，現在の「障害者総合支援法」でも同じ体系をとっている．

・療養介護…医療と常時の介護を必要とする人に，医療機関において，機能訓練，療養上の管理，看護，介護及び日常生活の世話を行うサービス
・生活介護…常に介護を必要とする人に，昼間，入浴等の介護を行うとともに，創作的活動または生産活動の機会を提供するサービス
・自立訓練…機能訓練と生活訓練とに大別され，自立した日常生活又は社会生活ができるよう，一定期間，身体機能又は生活能力の向上のために必要な訓練を行うサービス
・就労移行支援…一般就労等への就労を希望する人に，一定期間，就労に必要な知識及び能力の向上のために必要な訓練を行うサービス
・就労継続支援…一般企業等での就労が困難な人に，働く場を提供するとともに，知識及び能力の向上のために必要な訓練を行うサービス
・地域活動支援センター…障害のある人が通い，創作的活動または生産活動の機会の提供，社会との交流の促進等の便宜を図る施設（地域生活支援事業として実施）

この新たなサービス体系で人員基準に療法士（理学療法士，作業療法士）の配置が明示されているのは，生活介護と自立訓練（機能訓練）となっている．

## 2 介護保険制度におけるサービス

介護保険制度による施設サービスには，介護老人保健施設，介護老人福祉施設，介護療養型医療施設がある．

介護老人保健施設は病状が安定し，入院治療の必要はないが，寝たきりやそれに準ずる状態の老人に対して，医療管理，リハビリテーションおよび介護を行い，在宅復帰を推進する施設である．個別に理学療法，作業療法，言語聴覚療法を行う場合は，リハビリテーション機能強化加算が認められている．介護老人保健施設においては，入所サービスだけでなく，短期入所（ショートステイ），通所リハビリテーション，訪問リハビリテーションがあり，地域における介護サービスの中核的な役割が期待される．

入所者100名に対し，理学療法士，作業療法士または言語聴覚士を1名の人員配置基準となっている．そのため，リハビリテーション専門職によるリハビリテーション実施のみでは不十分であり，これまで以上に他職種との連携が必要な分野である．

入所前後に居宅を訪問し，対象者および家族の意向を踏まえ在宅復帰における課題について評価を行う．カンファレンスにより他職種協働での支援計画を作成し，リハビリテーションが実施される．入所者に対し週2回以上のリハビリテーションを実施し，在宅復帰に向けて，ADL，住環境調整といった生活環境への適応，家族への介護指導を行う．そして退所後の生活を見据えてのサービス担当者会議を行い，退所後訪問指導にてフォローアップを行う．

介護老人福祉施設は特別養護老人ホームであって，要介護高齢者のための生活施設である．ここでは，入浴，排泄，食事などの介護その他の日常生活の世話，機能訓練，健康管理および療養上の世話を行う．定員が29名以下のものは，地域密着型介護老人福祉施設（地域密着型特別養護老人ホーム）と呼ばれる．

介護療養型医療施設は，療養病床などを有する病院または診療所であって，当該療養病床などに入院する要介護者に対し，施設サービス計画に基づいて，療養上の管理，看護，医学的管理の下における介護その他の世話および機能訓練その他必要な医療を行うことを目的とする施設である．

## 6. 安全なリハビリテーションの提供のために

### 1 医療安全管理マニュアル

近年，安全管理（リスクマネジメント）への取り組みが積極的になされており，その中でリハビリテーション部門においても，多様な合併症を持つ患者が増え，医療事故の防止を主な目的としたリスク管理の徹底が重要視されている．安全管理とはアクシデントやインシデントの発生を防止するだけに止まらず，発生時や発生後の系統立てた一連の取り組みであり，患者の事故やインシデントの拡大を防ぐだけでなく，医療の質の確保を通して組織を損失から守ることを目的としている．インシデント，アクシデントに該当する事例が発生した場合は，それぞれの施設の基準に従って報告する必要がある．

厚生労働省から出された「医療安全対策に係る制度等」に基づいて，各医療機関は医療安全管理者を置くとともに安全管理のための体制確保とマニュアルの設置が義務づけられている．具体的にはリスク管理委員会やリスク管理マニュアルなどである．最近では，リハビリテーション現場での安全管理マニュアルを置いている医療機関も増えている．

### 2 標準予防策（スタンダード・プリコーション）

標準予防策は，感染症の有無にかかわらずすべての患者のケアに際して普遍的に適用する予防策である．標準予防策は，患者の血液，体液，分泌物，排泄物などを感染の可能性のある物質とみなし対応することで，患者と医療従事者双方における院内感染の危険性を減少させる予防策である（図6）．

特に高齢社会となった現代においては，病院だけではなく，面会者やボランティアの出入りの多い高齢者介護施設においても感染対策は重要である．

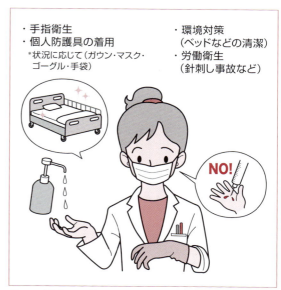

図6　標準予防策

### 3 個人情報保護法

「個人情報の保護に関する法律」の略称で，2005年（平成17年）に全面施行となった．特定の個人を識別できる情報（氏名や年齢など）を慎重に取り扱うことを義務づけたもので，本人の同意なく第三者に提供することを禁止した．違反した場合には刑事罰が科せられる．コメディカルも患者の個人情報を扱う機会が多いため，カルテやカンファレンス記録などが外部に流出しないように細心の注意を払う必要がある．

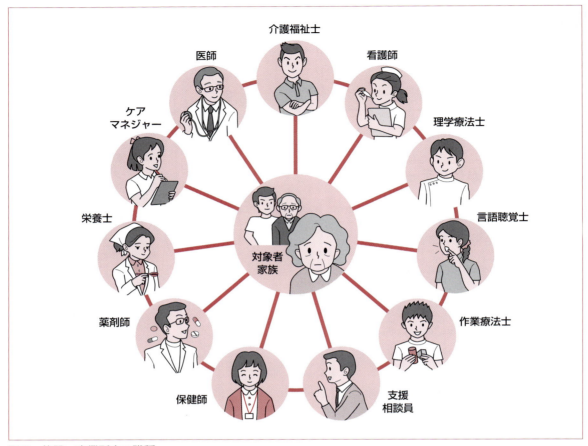

図7 施設・事業所内の職種

## 7. チームアプローチ

　ここではチームアプローチにおける病院と施設の関連職種の違いについて述べる．

　医学的職種には，リハビリテーション医師，看護師，理学療法士，作業療法士，言語聴覚士，義肢装具士，臨床心理士，医療ソーシャルワーカーなどがあり，社会的職種は社会福祉士，保健師，介護福祉士などから構成されている．病院の場合は患者に日常接してサービスを直接提供する医療的職種による院内組織の関わりが強くなる（図7）．

　施設の場合は医学的職種に加え，社会的職種の関与が増え，同一施設内の職種間連携だけでなく，広く地域にある機関との連携が必要となる．個人情報やプライバシーの問題，意見調整に時間がかかるなどの問題の恐れもあるが，各専門職が目標を共有し，役割を明確にして遂行することが必要である．

### おわりに

　上田[7]は自立について以下のように述べている．「『自立』には，3つのレベルがあると考えた．すなわち『ADL自立』は重要ではあるが絶対的なものではなく，それよりも『社会的自立（経済的自立を含む）』がより重要であり，さらにそれらの上に『精神的自立』があるという階層的な構造

7.［リハビリテーション医療の展開］病院・施設でのリハビリテーション **163**

である．ADL は生活の手段であり，目的ではない」．

療法士は，常に，目の前の患者に行っている医療は，その人の「活動」や「参加」につながっているかを自問自答し，最良の医療を提供していただきたい．

## CLOSER-LOOK BOX

高齢者が増える中で医療と介護を複合化し，対応できる体制づくりのための重要なポジションにあるのが地域包括ケア病棟である．急性期病院・地域・在宅の急変時の3方向からの受け皿となり，回復期リハビリテーション病棟の対象でない患者に対し，安心な自宅生活を実現させるためにリハビリテーションを実施する病棟である．地域包括ケア病棟は「包括払い」であり，1日の医療費は定額となり，実施したリハビリテーション料はその中に含まれる．またリハビリテーションの必要な患者には1日平均2単位以上を提供するという要件があり，「2単位以上」必要な患者をどのように選択するかという課題もある．そのような中で，療法士は日々試行錯誤しながら，患者のより良い未来のためにそれぞれの役割を模索しなければならない．

## RELATED STUDY

現在の医学的リハビリテーションでは条件により算定日数制限がある．「現在」行っている患者のリハビリテーションが，「未来」の患者の「活動」や「参加」につながっているかを予想するために，どのように取り組んでいったら良いだろうか．

## FURTHER READING

1. 上田　敏：患者学のすすめ "人間らしく生きる権利" を回復する新しいリハビリテーション，福原書店，2016

上田敏先生と社会学者である鶴見和子先生（上智大学名誉教授）との対談本である．鶴見先生はご自身が1995年（平成7年）脳出血に倒れ，左片麻痺となり，そのときのリハビリテーションを医療とは別の切り口で語られている．上田先生が "模範的な患者" と表現される鶴見先生の語りが面白い．

2. 大熊　明：地域作業療法学，第3版，医学書院，2017

施設におけるリハビリテーションを知り，今後の展開をはかるためには，現在の法制度と全体の枠組みを知っておく必要がある．ぜひ一読を勧める．

### 文　献

1）上田　敏：科学としてのリハビリテーション医学，医学書院，78-79，2004
2）脳卒中学会：脳卒中ガイドライン 2015．http://www.jsts.gr.jp/main08a.html（閲覧日：2017年3月16日）
3）永富史子：急性期「の」理学療法と急性期「からの」理学療法．PT ジャーナル 49：495-496，2015
4）高橋　健：岐阜地域医師会連携パス機構発足9年目の状況報告．日本医療マネジメント学会雑誌 17：129-134，2016
5）村井千賀：リハビリテーションをめぐる政策動向と課題．総合リハ 44：275-280，2016
6）障害者基本法．厚生労働省．http://www.mhlw.go.jp/topics/kaigo/kaigi/060609/dl/06.pdf（閲覧日：2017年12月28日）
7）上田　敏：リハビリテーションの歩み―その源流とこれから―，医学書院，2013

（桑原由喜）

## ［リハビリテーション医療の展開］
# 8. 地域リハビリテーション

## 学習目標

- 地域リハビリテーションの定義を理解する.
- 地域リハビリテーションにおける直接的援助活動を理解する.
- 地域リハビリテーションにおける組織化活動を理解する.
- 地域リハビリテーションにおける教育・啓発活動を理解する.
- 地域リハビリテーションと地域包括支援システムについて理解する.

## エッセンス

　地域リハビリテーションとは，全人間的復権を意味するリハビリテーションの中に位置づけられ，地域・在宅で生活している高齢者や障がい者をリハビリテーションの立場から支援する活動の総体と考えられている．その定義については，国際労働機関，ユネスコ，世界保健機関によるもの，また本邦においても日本リハビリテーション病院・施設協会が提唱している.

　地域リハビリテーションの具体的な取り組みとしては，① 直接的援助活動，② 組織化活動，③ 教育・啓発活動に分類できる．直接的援助活動とは，対象者の生活を直接支援するための各種サービス（訪問リハビリテーション，訪問看護，訪問介護，通所サービス，外来リハビリテーション，ショートステイなど）のことであ

る．組織化活動とは，スムーズで適切な支援を行うために必要な，地域の関連機関や団体の諸活動・事業の連携，ネットワークづくりのことである．最後に教育・啓発活動とは，支援を実践するための医療・保健・福祉の関係職種や地域住民に対して積極的に教育・啓発活動を行っていくことを意味している.

　また，2011 年（平成 23 年）6 月の介護保険法の一部改正の中で，第 5 条 3 項に「地域包括ケアに関わる理念」が創設され，2013 年（平成 25 年）にはリハビリテーション領域で地域リハビリテーションと共有する概念を持つ「地域包括ケアシステム」が「持続可能な社会保障制度の確立を図るための改革の推進に関する法律」の第 4 条 4 項で定義され推進されている.

## 1. 地域リハビリテーションとは何か

### 1 地域におけるリハビリテーションをどのようにとらえればよいか

　地域リハビリテーション（community based rehabilitation：CBR）という言葉を聞いて，何を連想するだろう．例えば，病院のリハビリテーション室で行われている各療法が，患者の自宅で行

われている様子を思い浮かべるだろうか？ それとも福祉センターのようなところで，高齢者が集団で体操をしている姿だろうか？ これらは地域リハビリテーションの一部であるが，認識としては十分とはいえない.

　地域リハビリテーションの正しい認識という点でいえば，国際的にもこれまで混乱があった．それは地域リハビリテーションを開発途上国中心の活動であるという捉え方があったからであ

る．そのような中，地域リハビリテーションは1994年（平成6年）に国際労働機関（ILO），ユネスコ（UNESCO），世界保健機関（WHO）の関係者により，次のように定義されるに至った．

「地域リハビリテーションとは，地域におけるリハビリテーションの発展，障がいのあるすべての人々の**機会均等**（equalization of opportunities）や**社会的統合**（social integration）を目指した戦略である．地域リハビリテーションは，障がいのある人々自身，その家族，そして地域住民，さらには個々の保健医療，教育，職業，社会サービスなどが一体となって努力する中で履行されていくものである」とし，地域リハビリテーションは，障がいのある人々が自分の住む地域で暮らす権利，健康で快適に生活を楽しみ，教育，社会，文化，宗教，経済，政治の面で完全に参加する権利を促進するものである，「primary health care活動における障がいの防止やリハビリテーション，障がい児の普通校への統合，障がいのある成人の有益な経済活動を目指す機会の提供などを含む包括的なアプローチである」と解説している[1]．

またわが国においても，2001年（平成13年）に日本リハビリテーション病院・施設協会により地域リハビリテーションは次のように定義された．

「地域リハビリテーションとは，障害のある人々や高齢者およびその家族が住み慣れた所で，そこに住む人々とともに，一生安全に，いきいきとした生活が送れるよう，医療や保健，福祉，および生活にかかわるあらゆる人々や機関・組織がリハビリテーションの立場から協力し合って行う活動のすべてをいう」[2]．

これらの定義によって，地域リハビリテーションは，開発途上国をターゲットに行われるものだけを指すのではなく，世界中のどの地域においても実践されるべき活動として，またノーマライゼーションの理念を実現するものとして整理された．

## 2 地域リハビリテーションにおける活動指針

日本リハビリテーション病院・施設協会は，地域リハビリテーションの定義とともに活動の指針を以下のように示している．

・これら（地域リハビリテーションの定義）の目的を達成するためには，障害の発生を予防することが大切であるとともに，あらゆるライフステージに対応して継続的に提供できる支援システムを地域につくっていくことが求められる．

・ことに医療においては廃用症候群の予防および機能改善のため，疾病や傷害が発生した当初よりリハビリテーション・サービスが提供されることが重要であり，そのサービスは急性期から回復期，維持期へと遅滞なく効率的に継続される必要がある．

・また，機能や活動能力の改善が困難な人々に対しても，できうる限り社会参加を可能にし，生あるかぎり人間らしく過ごせるよう専門的サービスのみではなく地域住民も含めた総合的な支援がなされなければならない．

・さらに，一般の人々が障害を負うことや年をとることを自分自身の問題として捉えるよう啓発していくことが必要である．

## 2. 地域リハビリテーションにおける活動の実際

### 1 在宅生活を支えるサービスにはどのようなものがあるのか

まず地域リハビリテーションの活動としてあげられるのは，対象者やその家族に対して行われる「直接的援助活動」である．直接的援助活動では，対象者の在宅生活を支え，継続させていく活動を行っていくことが基本となる．そしてさらに，その在宅生活がより充実したものとなるよう生活範囲の拡大，積極的社会参加へとつなげていくことが目標となる．

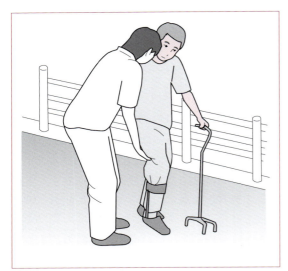

**図1 訪問リハビリテーションおける屋外歩行練習**
実際に近所の商店や公園まで行く練習は，対象者の生活意欲を高めることにつながる．

直接的援助活動を大別すると，① 訪問サービス，② 通所サービス，③ 入所サービスとなる．以下，代表的なサービスについて解説する．

### 1) 訪問リハビリテーション

訪問リハビリテーションとは，理学療法士，作業療法士，言語聴覚士が医師の指示のもと対象者宅を訪問して，リハビリテーションサービスを提供するものである．

現在の医療・介護保険制度では，訪問リハビリテーションは，訪問看護ステーションから提供される場合と，病院・診療所・介護老人保健施設から提供される場合がある．また病院から退院して間もない対象者の場合は，集中的に訪問リハビリテーションが提供できるよう配慮されている．

訪問リハビリテーションの目的は，対象者が在宅生活の中で自らできることを増やし，また寝たきりや閉じこもりを防ぎ，生活範囲を広げ，快適で安全な生活を送ることができるよう支援することである．また訪問リハビリテーションの特徴は，病院や施設でのリハビリテーションサービスとは違い，実際に生活している場で練習を行うことができるため，より個別的できめこまやかな練習が可能となる．加えて家族にもその場で適切な介助法などをアドバイスできることも利点である (図1)．

訪問リハビリテーションでのアプローチとしては以下のようなものがあげられる．

a) 日常生活動作の練習 (歩行，食事動作，トイレ動作，入浴動作など)
b) 介護・介助方法の検討，アドバイス
c) コミュニケーション方法のアドバイス
d) 外出の練習 (自宅周囲，公共交通機関の利用など)
e) 家事動作の練習 (調理，洗濯，掃除など)
f) 福祉機器・福祉用具・補助具の提案，適合評価
g) 住宅改修 (手すり，段差解消など)
h) 自主トレーニングの提案，アドバイス

などがある．

### 2) 訪問看護

訪問看護とは，看護師などが医師の指示のもと疾病や障害を持つ対象者宅を訪問して，必要な看護を提供するものである．現在の制度では，病院・診療所から提供される場合と，訪問看護ステーションから提供される場合がある．

訪問看護の業務としては，① 身体の清拭，入浴介助，排泄介助などの療養上の世話，② 血圧，体温，脈拍チェックなどを含めた病状の観察，③ かかりつけ医の指示に基づく医療処置，④ 在宅酸素などの医療機器の管理，⑤ ターミナルケア，⑥ 床ずれ予防と処置，⑦ リハビリテーション，などがある．

訪問看護の重要な業務として上記以外に，対象者の家族を心理的にサポートするという役割がある．疾病や障害を持った対象者を在宅で支える家族にとって，専門的知識を持った看護師などが頻回に家を訪れてくれる安心感は何ものにもかえがたいものがある．看護業務を行うと

きに交わされる何気ない会話が，家族のストレス解消になっていることも少なくない．

また療法士による訪問リハビリテーションが十分に受けられないような地域では，看護師などがその代わりを担っていることも多い．このように在宅療養を支援するサービスとして，訪問看護は非常に重要な役割を果たしている．

### 3）訪問介護

訪問介護とは，ホームヘルパーや介護福祉士が自宅を訪問して，入浴，排泄，食事などの介助や，調理，掃除，洗濯などの生活支援のサービスを提供するものである．

訪問介護の目的は，何らかの身体介助や生活支援を必要とする高齢者，身体障がい者，心身障がい者（児）が健全で安らかな在宅生活を送れるよう援助するとともに，介護者の介護負担軽減を図ることである．

訪問介護は，その介入頻度から，対象者や家族にとって最も身近なサービスであり，そのぶん期待も大きいが注意すべき点もある．それは，生活そのものに介入していくという特性のため，馴れ合いなどからトラブルを招くことも少なくないからである．対象者や家族と上手に距離感を保ちながらサービスを提供していく必要がある．

訪問介護のサービス内容としては以下のようなものがあげられる．

a）身体の介護に関すること
- 食事の介護
- 排泄の介護
- 衣服着脱の介護
- 入浴の介護
- 身体の清拭，洗髪の介護
- 通院等の介助そのほか必要な身体介護

b）家事に関すること
- 調理
- 衣服の洗濯，整理整頓
- 生活必需品の買い物
- 関係機関等との連絡
- そのほか必要な家事

c）相談，援助に関すること
- 生活，身上，介護に関する相談，助言
- 住宅改修に関する相談，助言
- そのほか必要な相談，助言

### 4）通所リハビリテーション・通所介護

通所リハビリテーション・通所介護は，ともに在宅生活を送る対象者を送迎し，通所施設で，健康管理，日常生活の世話（食事，入浴など），レクリエーション，リハビリテーションなどのサービスを提供するものである．

通所サービスの目的には，大きく分けて2つの側面がある．1つは，独立しての活動が難しく家に閉じこもりになってしまいそうな対象者に，活動と社会交流の場を提供し，意義ある社会生活が過ごせるよう支援することである．またもう1つは，家族の介護負担を軽減することである．介護を必要とする対象者と同居する家族には，常に介護に関するストレスがかかる．しかし，対象者が通所サービスを利用していると，その利用時間に家族は安心して自分の用事や楽しみ・息抜きをすることができる．このように家族のストレスを上手にコントロールすることが，対象者が長期にわたり在宅生活を続けていくうえで重要な要素となる．

最後に通所リハビリテーションと通所介護の違いについて簡単に触れておく．

同じ通所サービスであっても通所リハビリテーションは，その名称からもわかるとおり，よりリハビリテーション機能を強化したサービスとなっている．通所介護が日常生活支援や社会交流を主目的としているのに対し，通所リハビリテーションは，理学療法士，作業療法士，言語聴覚士いずれかの専門職の配置基準があり，より専門的なリハビリテーションサービスを受けることができるようになっている（**図2**）．

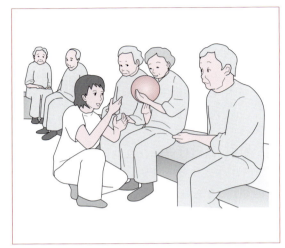

**図2　通所サービスの集団レクリエーション**
レクリエーションは，できるだけ利用者でも楽しめる工夫をすることが大切である．単調な生活になりやすい利用者にとって，みんなと競ったり笑ったりする時間は貴重である．

### 5）外来リハビリテーション

　外来リハビリテーションとは，対象者に診療所や病院の外来に通ってもらい，医師の診察や療法士によるリハビリテーションサービスを提供するものである．その目的は，機能障害や疼痛の改善および悪化防止，また生活機能の維持や自主トレーニングの指導などである．高齢者の場合は，前述した通所リハビリテーションを利用して個別的なリハビリテーションサービスを受けることが多いが，比較的若い対象者は，外来によるリハビリテーションサービスを希望する場合も少なくない．それは通所リハビリテーションであると，生活支援やレクリエーションなどのサービスも含めたサービス提供となってしまうため，それに馴染まない若い対象者は，目的とする個別的リハビリテーションだけ受けられる外来リハビリテーションを選択するためであると考えられる．

　外来リハビリテーションは，機能維持の要素が強いため，明確な目標もなく漫然と継続されることも少なくない．この点は外来リハビリテーションの課題であるが，だからといってす

ぐに終了すればよいというものでもない．障害を持った若い対象者にとって，外来リハビリテーションが唯一の社会とのかかわりとなっていないとも限らないからである．よって外来リハビリテーションを終了する場合は，その後，対象者がどのような生活を送るのか情報収集しておくことも大事なこととなってくる．

### 6）短期入所サービス（ショートステイ）

　短期入所サービスとは，介護者が何らかの理由（入院や介護疲れ，冠婚葬祭，旅行など）で一時的に介護ができない場合に，介護療養医療施設，介護老人保健施設，介護福祉施設などに入所してもらい，その間に必要な生活支援・介護のサービスを提供するものである．

　短期入所サービスの目的は，介護者の介護負担軽減と入所期間中に対象者の心身機能の維持・向上を図ることである．

　介護者にとっては，困ったときに活用できるありがたいサービスであるが，解決すべき課題もある．例えば，家では歩行レベルで生活していた対象者が，施設の管理体制の問題で入所期間は車いす使用となり，ふたたび家に帰ったら筋力低下により歩行できなくなっていたというようなことがある．また短期間の受け入れのため，施設側が情報不足で適切なケアが受けられないということも起こる．短期入所サービスには，このような課題を解決し，より質の高いサービスを提供することが今後求められている．

　以上，地域リハビリテーションの直接的援助活動にあたるサービスについて簡単に述べた．サービスには前述した以外にも，通院が困難な対象者に対して，医師が自宅に出向いて全身状態の管理や必要な医療の提供を行う訪問診療，閉じこもりの防止や障害のある者同士のふれあいを目的に，市町村が保健事業として行う機能訓練事業，福祉用具の提供や家屋改修を支援するテクニカルエイドサービス，サービス計画の立案やサービス事業者間の調整などを行うケア

マネジメントサービス，そのほか，配食サービス，訪問入浴サービス，緊急時通報サービス，寝具乾燥サービスなど数多くのサービスがある．

これら直接的援助活動は，それを必要としている対象者が，必要となったときに迅速かつ十分な量を受けられるような体制になっていくことが重要である．またそれと同時に各サービスの質向上を図っていくことも大切である．

## 2 地域リハビリテーションにおけるネットワークの重要性を知ろう

地域リハビリテーションにおける「組織化活動」とは，関係機関や団体の諸活動・事業の連携・ネットワークづくりのことである．

障害のある者や高齢者が何らかの支援を必要とするとき，1ヵ所の機関で課題が解決する場合はまれで，多くは複数の機関のかかわりを要する．その際にそれぞれの機関が別個にかかわりを持つのではなく，情報交換や連携を行いながら，組織として対象者が抱える課題に対応していくようにする．すると結果的に，より迅速で適切な支援を行うことができるようになる．このように地域リハビリテーションにおける各サービスが有機的なつながりを持って対象者に提供されるためには，地域の組織化活動は不可欠となる．

以下，組織化活動の基本的事柄について簡単に整理する．

### 1）相談窓口・地域包括支援センター

対象者支援のスタート地点となる相談窓口は，対象者やその家族にとっても，関係機関にとっても，身近で相談しやすいものでなければならない．相談窓口としては，市町村の窓口や在宅介護支援センター，地域包括支援センターなどがあるが，その中でも特に，今後，地域包括支援センターは重要となってくる．

地域包括支援センターは，2006年（平成18年）4月の介護保険法改正に伴い創設された機関で，地域高齢者のさまざまな課題に対応する保健・医療・介護・福祉の総合的な相談窓口である．その業務は，健康・介護に関する相談や介護予防，財産管理，虐待防止，保健・医療・福祉のネットワークづくりなど多岐にわたる．このような役割を担った地域包括支援センターは，地域リハビリテーションにおいても地域の組織化活動を推進する拠点機関として期待される[3]．

地域包括支援センターの機能としては以下のようなものがあげられる．

#### a）総合相談・支援事業

高齢者やその家族からのさまざまな相談を受け，課題を把握・分析し，保健・医療・福祉の必要なサービスが受けられるよう援助する．

#### b）介護予防ケアマネジメント

高齢者が要支援・要介護状態になることを予防するために，アセスメントやモニタリング，評価などのマネジメントを行う．

#### c）権利擁護事業

高齢者の虐待に関する対応を行うとともに，財産管理や重要な契約などの支援を行う「成年後見制度」の利用を援助する．

#### d）包括的・継続的ケアマネジメント

地域の介護支援専門員（ケアマネジャー）に対しケアプランの作成指導や支援困難事例への指導助言を行うとともに，地域の関係機関や団体との連携・協力体制の整備を行う．

### ＊介護支援専門員（ケアマネジャー）

介護支援専門員は保健・医療・福祉に関連する専門職で，実務経験を十分に持つ者から養成される．各都道府県で行われる介護支援専門員実務研修受講試験の合格後，実務研修を受講した者に修了書が発行され，登録される．介護支援専門員は病院や在宅・施設における医療・保健・福祉などの全般のコーディネーターであり，障がい者（児）・高齢者自身はもちろんのこと，その家族の希望を聞き入れたケアプランの策定，実施，実施状況の把握（モニタリング），給付管

理をする重要な役割を担う．2005年（平成17年）には，介護支援専門員の上級職として主任介護支援専門員（専任で実務経験を5年以上行っていて，主任介護支援専門員研修を受けた者）が創設された．また，2006年（平成18年）からは地域包括支援センターへの配置要件となっている．

### 2）関係機関における情報交換

対象者が医療機関から退院するときに，その受け皿となる地域の関係機関との情報交換は重要である．退院後，必要なサービスが迅速に受けられる体制がとられているかどうかは，対象者のその後の生活に大きな影響を与える．早期の対応は，障害の予防や自立生活の獲得につながりやすい．しかし，実際には連絡体制が不十分な場合も少なくない．例えば，医療機関から情報提供しても返事がなく情報交換が一方通行になってしまう場合や，担当者の交代による中断，関係者の増加による混乱などがあげられる．このような問題が起こらないような，しっかりした情報交換の体制づくりを行っていく必要がある．

また情報交換は，関係機関とのみ行うのではなく，必要に応じて近隣住民とも行い，「見守り活動」につなげていくことも必要となる．

### 3）ケアチームの機能と連携

対象者のさまざまな課題に適切に対応していくためにはケアチームにおける連携は不可欠となる．この連携において中心的な役割を果たすのが，ケアチームによるケース会議である．ケース会議では，対象者が抱える課題は何か，立案した支援計画が適切なものかどうか，各専門職種の意見を交えながら検討する．支援を開始するにあたってケース会議で，それぞれの支援機関の担当者が一度顔を合わせておくことで，その後の連絡・調整も行いやすくなる．またケース会議を重ねていくことで，互いの得手不得手も理解しながら信頼関係を築いていくことができる．そしてそのことが結果的に対象者支援の質向上につながっていく．

### ③ リハビリテーションの理念を多くの人々に理解してもらうことが重要

地域ケアにかかわる人々のリハビリテーションの認知度は決して高いとはいえない．介護保険にしても「リハビリテーション前置主義」が謳われているが，実際の現場では，対象者の能力を十分に高めたうえでの介護となっていない現状がある．また専門職の中でさえ「リハビリテーション＝機能回復」という狭い捉え方をしている場合も少なくない．リハビリテーションの教育・啓発活動は，まず，医療・保健・福祉それぞれの関係職種に対して行われることが重要である．

また一方で，地域住民に対する教育・啓発活動も行っていく必要がある．地域住民が，障害や老いを自分のこととして捉え理解を深めることは，地域リハビリテーションを推進するうえで大きな力となる．

ぜひ多くの人々にリハビリテーションを正しく認識してもらい，障害のある人や高齢者が積極的に社会参加できるシステムをつくりあげていくことにつなげていきたい．

## 3. 地域リハビリテーションと地域包括ケアシステム

WHOは，2010年に「地域リハビリテーション（community based rehabilitation：CBR）ガイドライン」を発表し，その中で地域リハビリテーションの目的は地域に根ざした包括的な開発（community based inclusive development：CBID）を達成することであるとしている．つまり，CBIDは地域や社会が障害のある人をはじめとする，すべての脆弱な人たちを含め，インクルーシブ（包括）なものへと変わることを意味

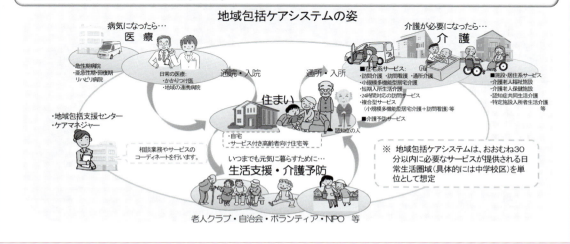

図3 地域包括ケアシステムの姿
(文献5より引用)

している．

日本では，2011年（平成23年）6月の介護保険法の一部改正の中で，第5条3項に「地域包括ケアに関わる理念」が創設され[2]，2013年（平成25年）には「持続可能な社会保障制度の確立を図るための改革の推進に関する法律」の第4条4項で「地域包括ケアシステム」が定義されている[4]．

この「地域包括ケアシステム」は，団塊の世代が75歳以上となる2025年を目途に，重度の要介護状態となっても，それまで住み慣れた地域で自分らしい暮らしを送り続けられるように，「住まい」「医療」「介護」「生活支援」「介護予防」のサービスを"包括的に"受けられるシステムを整備し推進していく（図3，4）．特に「住み慣れ

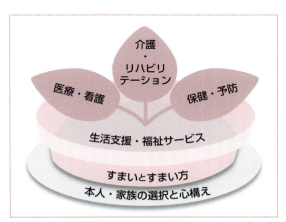

図4 地域包括ケアシステムの概念図
(文献5より引用)

た地域で」ということに重点が置かれていて，この「地域包括ケアシステム」を実現させるために

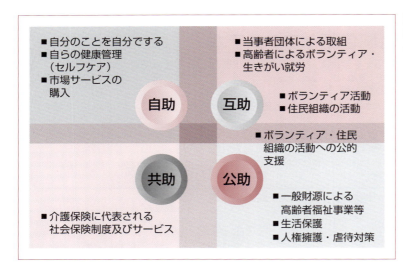

図5 地域包括ケアシステムにおける「自助」「互助」「共助」「公助」
（文献5より引用）

は，地方自治体の「地域力」が不可欠であり，高齢者のみならず，その地域に住む住民のニーズと課題を把握し，行政だけでなく企業やボランティア団体等が協力しあって，その解決に向けて取り組むことが重要となる．これらの取り組みを進める上では，自らの健康的な生活は自分で支えるという「自助」と，家族や親戚，地域住民同士で助け合う「互助」が基本となり，そこでケアを賄えない部分を介護保険や医療保険などの「共助」，生活保護や社会福祉からの「公助」で補っていくことが重要である（図5）．

地域リハビリテーションと地域包括ケアの考え方を比較すると，さほど大きな差はなく，深い関係にあり，住み慣れた地域で自分らしく生きがいを持って生活することのできる地域の実現を支援する点では，両者は同じ目標を目指しているといえる（表1）．

## CLOSER-LOOK BOX

地域リハビリテーションの定義のところでも触れたが，地域リハビリテーションの活動として primary health care 活動は，今後重要性を増してくる．その活動は，本邦においても昨今，社会的関心事として積極的に取り組みはじめている．

その取り組みとして，まずあげられるのが「特定健診・特定保健指導」である．40歳以上75歳未満の対象者に対して，メタボリックシンドロームの予防・解消に重点をおいた生活習慣病予防のための健診・保健指導が行われている．その目的としては，大きな疾患につながる生活習慣病の罹患者・予備軍を減少させることである．

次にあげられるのが「介護予防事業」である．介護保険の要介護認定で自立と判定される人であっても，将来，要介護状態にならないとは限らない．そのような人が要介護状態にならないように，元気な65歳以上の人を対象とした「一般高齢者施策」と生活機能が低下している虚弱な65歳以上の人を対象とした「特定高齢者施策」がある．この施策に共通の目的は，要支援・要介護状態になることを水際で防止し，生涯を通して自立した生活が営めるよう支援することにある．具体的な活動としては，健康教室（転倒予防教室，膝痛・腰痛予防教室など）や介護予防プログラム（運動機能向上，栄養指導，口腔機能向上）などがある．

## RELATED STUDY

病院・施設でのリハビリテーションで身体機能は改善し在宅復帰したが，うつ傾向やQOLは数年経っても改善しないことは少なくない．こ

の課題を解決するためにわれわれはどのように考え行動していけばよいだろうか？

## FURTHER READING

1. 大田仁史：地域リハビリテーション原論 第6版，医歯薬出版，2014

地域リハビリテーションの牽引者である著者が，大学での講義用につくったノートを原論書としてまとめたものである．そのため図表が多く初学者の理解を助けてくれる一冊である．

2. 大田仁史(編著)：地域リハビリテーション論 第6版，三輪書店，2016

日々変化していく地域リハビリテーションにまつわる課題についてわかりやすく解説している．さらに地域リハビリテーションネットワークづくりの実際や，これからの地域リハビリテーションの方向性，地域包括ケアシステムのあり方などの基本的な考え方や活動をわかりやすく解説し，そこでの各種専門職の果たす役割についても解説されている．

### 文　献

1) 札幌市：序章 地域リハビリテーション．https://www.city.sapporo.jp/kosei-sodan/reha/documents/02.pdf
2) 大田仁史：地域リハビリテーション原論 第6版，医歯薬出版，2014
3) 厚生労働省：地域包括支援センターについて(厚労省PDFファイル)．http://www.mhlw.go.jp/topics/2007/03/dl/tp0313-1a.pdf
4) 衆議院：持続可能な社会保障制度の確立を図るための改革の推進に関する法律．http://www.shugiin.go.jp/internet/itdb_housei.nsf/html/housei/18520131213112.htm
5) 厚生労働省：地域包括ケアシステム．http://www.mhlw.go.jp/stf/seisakunitsuite/bunya/hukushi_kaigo/kaigo_koureisha/chiiki-houkatsu/
6) 大田仁史編著：地域リハビリテーション論 第6版，三輪書店，2016

（千知岩伸匡・武政誠一）

**表1　地域リハビリテーションと地域包括ケアの考え方の比較**

| | 地域リハビリテーション | 地域包括ケア |
|---|---|---|
| 生活圏域 | ・住み慣れたところ | ・住み慣れた地域<br>・小・中学校区レベル，人口1万人程度の圏域，30分で出かけられる圏域 |
| 目標 | ・そこに住む人々とともに，一生安全に，いきいきと<br>・機能や活動能力の改善が困難な人々に対しても社会参加，生きる限り人間らしく | ・安全，安心，健康 |
| 推進課題 | 1．直接援助活動<br>①障害の発生予防の推進<br>②急性期〜回復期〜生活期(維持期)リハの体制整備<br>2．組織化活動(ネットワーク・連携活動の強化)<br>①円滑なサービス提供システムの構築<br>②地域住民も含めた総合的な支援体制づくり<br>3．教育啓発活動<br>①地域住民へのリハビリテーションに関する啓発<br><br>・遅滞なく効率的に継続 | ①医療との連携強化<br>②介護サービスの充実強化<br>③予防推進<br>④見守り，配食，買い物など，多様な生活支援サービスの確保や権利擁護など<br>⑤高齢期になっても住み続けることのできるバリアフリーの高齢者住まいの整備(国交省)<br><br>・切れ目なく継続的かつ一体化 |
| 支援体制 | ・医療や保健，福祉および生活にかかわるあらゆる人々や機関・組織<br>・地域住民も含めた総合的な支援 | ・医療と介護の専門職のほか，高齢者本人や住民によるボランティアといった自助や互助を担う者など，さまざまな人々 |

（文献6より引用）

## ［リハビリテーション医療の展開］
# 9. 教育リハビリテーション

## 学習目標

- 教育リハビリテーションの目的を理解する.
- 教育機関や対象児について理解する.
- リハビリテーション関係職種との連携について理解する.

## エッセンス

　教育リハビリテーションでは，機能や能力の獲得を目指すが，全体的な発達を促す視点が重要である．そして，日常で使えるレベルに達したら，学校生活で生かせるよう環境を調整していく．指導・訓練は学校生活全般を通じて行われ，自立活動と呼ばれる．対象となる障害は，知的障害や身体障害，視覚障害，聴覚障害，病弱・身体虚弱，言語障害及び情緒障害，発達障害であるが，障害と認定されない程度であっても困難さがあれば対象となる．特別支援学校や特別支援学級に在籍する子どもだけでなく，通常学級に在籍する子どもも指導の対象である．特別支援教育の推進のため各校に校内委員会が設置されており，特別支援コーディネーターを中心に個々の子どもに必要な支援が検討されている．障害の多様化や重複化によってより専門的な知識技能が必要になっていることから，外部専門家としてのリハビリテーション医療関係者との連携が求められている．

## 1. 教育リハビリテーションとは？

　教育リハビリテーションの目的は，障害のある子どもの能力を維持，向上させ自己実現が図れるようにすることである．また訓練は，能力だけではなく人格にも影響するため，望ましい人格形成を目指す．

　そのために，子どもの能力を予測し，発達を促すための訓練プログラムを立て，能力が向上する時期に合わせ実施し，日常で使えるレベルに達したら，学校生活で生かせるよう環境を調整していく．

　子どもの発達には以下のような特徴がある.
- 同じ生活年齢であっても，個人差が大きい.
- 能力間の個人内差がある.
- 能力によって発達に適した時期がある.
- 興味や関心が関係する.
- 子ども同士の効果が期待できる.
- 養育環境の影響を受ける.

　個々の子どもの発達の状況を身体，運動，認知，言語，社会性など多面的に把握する必要がある．苦手な部分を他の能力で補い新たな機能を獲得していくような柔軟で可塑的な発達が期待できる．そのため，障害にばかり目を向けて訓練をするのではなく，全体的な発達を考慮し，訓練を考える必要がある．

　障害のある子どもに対する教育を特別支援教育と呼ぶ．かつては「特殊教育」と呼ばれ，通常学級と区別される学校や学級で行われる教育であった．現在では，通常学級の中にも学習や生活に困難さがある子どもがいることが認められ

るようになり，通常学級の子どもについても支援の必要性が理解されるようになった．

特別支援教育で対象とする障害は，従来の特殊教育の対象とされてきた障害（知的障害，肢体不自由，聴覚障害，視覚障害，病弱・身体虚弱，言語障害及び情緒障害）だけでなく，発達障害を含むようになった．

「特別支援教育」と「教育リハビリテーション」の違いは，特別支援教育が学校教育段階の子どもを対象としているのに対し，教育リハビリテーションは，義務教育段階の学校教育だけでなく，高等教育や社会教育や生涯教育なども含む，幅広い教育活動であるという点である．学校教育段階では，「特別支援教育」と「教育リハビリテーション」は，ほぼ同義であると考えられる．本項では，主に学校教育段階の教育リハビリテーションについてまとめる．

## 2. 特別支援教育とは？

### 1 特別支援教育の目標

特別支援教育は，障害のある子ども達が自立し，社会参加するために必要な力を培うため，子ども一人一人の教育的ニーズを把握し，その

可能性を最大限に伸ばし，生活や学習上の困難を改善，または克服するため，適切な指導，支援を行うものである（文部科学省　パンフレット「特別支援教育」より引用）．

### 2 特別支援教育の対象

対象は，特別支援学校や特別支援学級に在籍する子どもだけではなく，通常学級に在籍する障害のある子どもも特別支援教育の対象とする．障害と判定されない困難さであっても，子ども自身が困難さを感じていれば，特別支援教育の対象となりうる．

### 3 特別支援教育の近年の動向

「障害者の権利に関する条約（平成 26 年批准）」では，「インクルーシブ教育」[注1] の理念が提唱されており，この理念の実現に向け，市町村の教育委員会が，障害の状態，教育上必要な支援，教育体制の整備の状況等を考え，就学先を決定する仕組みとなった．また，障がい者に対する不当な差別的取扱いが禁止される，合理的配慮[注2]（図 1）の提供が義務付けられた．高等学校においても通級による指導の制度化と実施方策が検討されている（平成 27 年度 文部科学白書　第 4 章初等中等教育の充実より引用）．

2016 年（平成 28 年）の障害者差別解消法施行を受け，大学等においても障害学生支援の体制

---

[注1]：インクルーシブ教育
近年は，障害のある子どもも障害のない子どもも共生するというインクルーシブ教育（包括的教育）の実現を目ざすようになってきた．障害者の権利に関する条約第 24 条によれば，インクルーシブ教育システムとは，人間の多様性の尊重等の強化，障害者が精神的及び身体的な能力等を可能な最大限度まで発達させ，自由な社会に効果的に参加することを目指す，障害のある者と障害のない者が共に学ぶ仕組みのことである．
かつては，障害のある子ども達の教育は，特殊教育と呼ばれ，通常教育と分ける形で行われていた．特殊教育を受けている子どもが通常教育を受けている子どもと一緒に学習することを「メインストリーミング」，障害のある子どもが通常の学級に就学することを「インテグレーション」と呼んだ．どちらも日本語では「統合教育」と訳される．

[注2]：合理的配慮
障害者の権利に関する条約「第二十四条　教育」においては，教育についての障がい者の権利を認め，その権利の実現のために「個人に必要とされる合理的配慮が提供されること．」としている．「合理的配慮」とは，「障害者が他の者と平等にすべての人権及び基本的自由を享有し，又は行使することを確保するための必要かつ適当な変更及び調整」であって，実現可能な配慮のことである．具体的な例としては，（ア）教員，支援員等の確保，（イ）施設・設備の整備，（ウ）教育課程の編成や教材等の配慮である（文科省　初等中等教育局特別支援教育課）．

176　第3部　リハビリテーションの実際

---

1. 共通
バリアフリー・ユニバーサルデザインの観点を踏まえた障害の状態に応じた適切な施設整備
障害の状態に応じた身体活動スペースや遊具・運動器具等の確保
障害の状態に応じた専門性を有する教員等の配置
移動や日常生活の介助及び学習面を支援する人材の配置
障害の状態を踏まえた指導の方法等について指導・助言する理学療法士、作業療法士、言語聴覚士及び心理学の
専門家等の確保
点字、手話、デジタル教材等のコミュニケーション手段を確保
一人一人の状態に応じた教材等の確保（デジタル教材、ICT 機器等の利用）
障害の状態に応じた教科における配慮（例えば、視覚障害の図工・美術、聴覚障害の音楽、肢体不自由の体育等）
2. 視覚障害
教室での拡大読書器や書見台の利用、十分な光源の確保と調整（弱視）
音声信号、点字ブロック等の安全設備の敷設（学校内・通学路とも）
障害物を取り除いた安全な環境の整備（例えば、廊下に物を置かないなど）
教科書、教材、図書等の拡大版及び点字版の確保
3. 聴覚障害
FM 式補聴器などの補聴環境の整備
教材用ビデオ等への字幕挿入
4. 知的障害
生活能力や職業能力を育むための生活訓練室や日常生活用具、作業室等の確保
漢字の読みなどに対する補完的な対応
5. 肢体不自由
医療的ケアが必要な子ども生徒がいる場合の部屋や設備の確保
医療的支援体制（医療機関との連携、指導医、看護師の配置等）の整備
車いす・ストレッチャー等を使用できる施設設備の確保
障害の状態に応じた給食の提供
6. 病弱・身体虚弱
個別学習や情緒安定のための小部屋等の確保
車いす・ストレッチャー等を使用できる施設設備の確保
入院、定期受診等により授業に参加できなかった期間の学習内容の補完
学校で医療的ケアを必要とする子どものための看護師の配置
障害の状態に応じた給食の提供
7. 言語障害
スピーチについての配慮（構音障害等により発音が不明瞭な場合）
8. 情緒障害
個別学習や情緒安定のための小部屋等の確保
対人関係の状態に対する配慮（選択性かん黙や自信喪失などにより人前では話せない場合など）
9. LD、ADHD、自閉症等の発達障害
個別指導のためのコンピュータ、デジタル教材、小部屋等の確保
クールダウンするための小部屋等の確保
口頭による指導だけでなく、板書、メモ等による情報掲示

> お問合せ先
> 初等中等教育局特別支援教育課
> 　（初等中等教育局特別支援教育課）
> ページの先頭に戻る
> 文部科学省ホームページトップへ
> ‥ 登録：平成 22 年 09 月

**図 1 「合理的配慮」の例**

---

作りが進められ，授業支援と授業以外の支援として学生生活支援や社会的スキル指導，保健管理・生活支援等が実施されるようになってきた（平成 28 年度大学，短期大学，高等専門学校における障害のある学生への就学支援に関する実態調査結果報告書．独立行政法人日本学生支援機構を参考）．

## 3. 障害のある子どもの学校や学級は？

特別支援の必要な子どもの教育は，特別支援

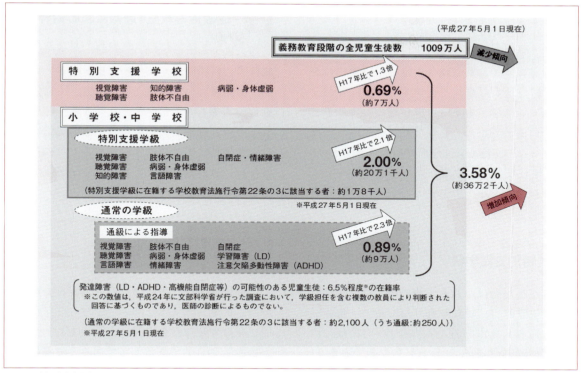

図2 特別支援教育の対象の概念図(義務教育段階)
(平成27年度 文部科学白書 第4章初等中等教育の充実特別支援教育の概念図より引用)

学校,小・中学校にある特別支援学級,通常の学級,通級による指導(通称:通級指導教室)で行われる.他にフリースクールのような学校外機関が担っている場合もある.義務教育段階における特別支援の必要な子どもの人数はどの学校種においても増加傾向にある(図2).

## 1 特別支援学校

特別支援学校[1]では,障害種を視覚障害,知的障害,病弱・身体虚弱,聴覚障害,肢体不自由に分けて,それぞれの障害に応じた教育を行っている.特別支援学校は,生活年齢別に,幼稚部,小学部,中学部,高等部に分けて編成されている.近年の課題は,障害の重度・重複化,多様化への対応であり,吸引や経管栄養,導尿等の医療的ケアの必要な子どもが増加傾向にある.

学習は,個々の子どもの能力に応じた内容で実施する.

特別支援学校では,障害が重度・重複していて通学困難な子どもに対し,教員が家庭,児童福祉施設,医療機関等を訪問して行う訪問教育を行っている.

学校名は,従来の養護学校や盲学校,聾学校の名称を継続している学校もあれば特別支援学校とした学校もある.また,重複化する障害に対応するために障害種を分けずに総合特別支援学校と称する学校もある.

特別支援学校には「センター的機能」があり,地域の通常学校の要請に応じて,障害のある子どもの教育に必要な助言や援助を行っている.このセンター的機能の強化のために外部人材の配置・活用が行われ,外部人材としてリハビリ

テーション関連職種が活用されるようになってきた（文部科学省　特別支援学校機能強化モデル事業．平成25年を参考）．

特別支援学校は県や政令指定都市に数校しかなく，居住地から離れて通学する．寄宿舎が設置されている学校もある．居住地における子ども同士の関わりが薄くなるため，居住地の学校の子どもとの交流や共同学習が推進されており，「居住地校交流」と呼ばれている（文部科学省　特別支援学校と小・中学校との交流及び共同学習の推進を参考）．

## 2 特別支援学級

特別支援学級は，通常学校の中に設置されており，視覚障害，聴覚障害，知的障害，肢体不自由，病弱・身体虚弱，言語障害，自閉症・情緒障害の障害種に分けた少人数の学級である．1つの学級に複数の学年の子どもが在籍する．

指導は，個々の子どもの能力に合わせて教科指導を行うが，教科を合わせたり，遊びや生活活動の指導をすることもできる．また，学習時間の一部について同学年の通常学級で受ける場合もあり，これを「交流教育」と呼ぶ．

## 3 通常学級

通常学級は，最大で40人の学級で，学年別に定められた内容の教科学習を行う．

発達障害についての理解が広まり，年齢及び能力に応じ，その特性を踏まえた教育を受けることができるように，通常学級では「合理的配慮」が実施されるようになった．中でも，すべての子どもの学習を助ける合理的配慮を行うことを「授業のユニバーサルデザイン」と呼ぶ（文部科学省　障害のある子どもが十分に教育を受けられるための合理的配慮及びその基礎となる環境整備を参考）．

## 4 通級指導教室（通級による指導）

通級による指導（通級指導）は，視覚障害，聴覚障害，言語障害，肢体不自由，病弱・身体虚弱，情緒障害，自閉症，学習障害，注意欠陥多動性障害をもつ通常学級に在籍する子どもに対して必要な個別の指導を行う．指導時間や回数は対象児に合わせることができる．すべての通常学校には設置されていないため，送迎が必要である．

## 4. 指導（訓練）内容は？

医療機関で行う訓練のことを，特別支援教育では，指導又は支援と呼ぶ．子ども自身が主体的に発達することを指導し支援することが特別支援教育の目的であるからである．障害による困難さを改善・克服するための指導の領域を「自立活動」と呼び，教科学習（国語や算数等）と区別する．

自立活動[2]は，6区分（健康の保持，心理的な安定，人間関係の形成，環境の把握，身体の動き，コミュニケーション）に分けて指導内容が示されている（**表1**）．これらの内容を単独もしくは組み合わせて指導する．指導にあたっては，子どもの主体的な活動を重視し，子どもが活動しやすいよう，自ら環境を整えたり，必要に応じて周囲の人の支援を求めたりすることについても配慮する．医療関係者は，この自立活動の指導内容や指導方法について，助言や意見を求められることがある．

特別支援学校では，教科学習に比べ，自立活動の比重が大きい．特別支援学級では，個々の子どもに応じた段階の教科指導や自立活動を行う．通級指導教室では，障害の状態に応じた自立活動の指導を行う．通常の学級に在籍する障害のある子どもについては，その実態に応じて指導内容や指導方法を工夫する．

# *5.* 指導する人は？

## 1 先生（教員）

特別支援教育を担当する先生は，教員免許状を持っている．これは，普通免許状と呼ばれ，学校の種類（幼稚園，小学校，中学校，高等学校）がある．特別支援教育を担当するためには，各部（小学部，中学部，高等部）に相応する普通免許状と特別支援学校免許状が必要である．現状では，普通免許状だけでも特別支援学校で指導できる．特別支援学校の免許状の保有率は74.3％（2016年（平成28年））であった．特別支援学校で自立活動を行っている先生を自立活動（担当）の先生と呼ぶ（文部科学省 平成27年度特別支援学校教員の特別支援学校教諭免許状保有状況調査結果の概要を参考）．

## 2 保健の先生

保健室の先生である養護教諭は，子どもの保健や衛生に関する仕事をする．特別支援学校では医療的ケアに対応するために看護師資格を持っている人が求められている．通常学校では，不登校や発達障害の子どもに関わることがある．養護教諭になるには看護師または保健師の資格と養護教諭免許状が必要である．

障害の重度重複化，多様化に対応し，専門的な立場から教育活動を教員とともに考える役割がある．

## 3 自立活動教諭

リハビリテーション職が教員として勤務するためには，教員免許が必要である．特別支援教育には「自立活動」という指導領域があり，特別支援学校自立活動教諭一種免許状を保有すれば，教員として勤務することができる．視覚障

表1　「自立活動」の内容

| 目標 | 内容 |
|---|---|
| 1　健康の保持<br>生命の維持や身体の健康状態の維持・改善を図る | (1) 生活のリズムや生活習慣の形成に関すること<br>(2) 病気の状態の理解と生活管理に関すること<br>(3) 損傷の状態の理解と養護に関すること<br>(4) 健康状態の維持・改善に関すること |
| 2　心理的な安定<br>自分の気持ちや情緒をコントロールして変化する状況に適切に対応するとともに，障害による学習上又は生活上の困難を改善・克服する意欲の向上を図る | (1) 情緒の安定に関すること<br>(2) 状況の変化への適切な対応に関すること<br>(3) 障害に基づく種々の困難を改善・克服する意欲の向上に関すること |
| 3　人間関係の形成<br>自他の理解を深め，対人関係を円滑にし，集団参加の基礎を培う | (1) 他者とのかかわりの基礎に関すること<br>(2) 他者の意図や感情の理解に関すること<br>(3) 自己の理解と行動の調整に関すること<br>(4) 集団への参加の基礎に関すること |
| 4　環境の把握<br>感覚を有効に活用し，空間や時間などの概念を手掛かりとして，周囲の状況を把握したり，環境と自己との関係を理解したりして，的確に判断し，行動できるようにする | (1) 保有する感覚の活用に関すること<br>(2) 感覚や認知の特性への対応に関すること<br>(3) 感覚の補助及び代行手段の活用に関すること<br>(4) 感覚を総合的に活用した周囲の状況の把握に関すること<br>(5) 認知や行動の手掛かりとなる概念の形成に関すること |
| 5　身体の動き<br>日常生活や作業に必要な基本動作を習得し，生活の中で適切な身体の動きができるようにする | (1) 姿勢と運動・動作の基本的技能に関すること<br>(2) 姿勢保持と運動・動作の補助的手段の活用に関すること<br>(3) 日常生活に必要な基本動作に関すること<br>(4) 身体の移動能力に関すること<br>(5) 作業の円滑な遂行に関すること |
| 6　コミュニケーション<br>場や相手に応じて，コミュニケーションを円滑に行うことができるようにする | (1) コミュニケーションの基礎的能力に関すること<br>(2) 言語の受容と表出に関すること<br>(3) 言語の形成と活用に関すること<br>(4) コミュニケーション手段の選択と活用に関すること<br>(5) 状況に応じたコミュニケーションに関すること |

#### 表2 特別支援学校の対象とする障害の程度
（学校教育法施行令第22条の3）

| 区分 | 障害の程度 |
|---|---|
| 視覚障害者 | 両眼の視力がおおむね0.3未満のもの又は視力以外の視機能障害が高度のもののうち，拡大鏡等の使用によっても通常の文字，図形等の視覚による認識が不可能又は著しく困難な程度のもの |
| 聴覚障害者 | 両耳の聴力レベルがおおむね60デシベル以上のもののうち，補聴器等の使用によっても通常の話声を解することが不可能又は著しく困難な程度のもの |
| 知的障害者 | 1. 知的発達の遅滞があり，他人との意思疎通が困難で日常生活を営むのに頻繁に援助を必要とする程度のもの<br>2. 知的発達の遅滞の程度が前号に掲げる程度に達しないもののうち，社会生活への適応が著しく困難なもの |
| 肢体不自由者 | 1. 肢体不自由の状態が補装具の使用によっても歩行，筆記等日常生活における基本的な動作が不可能又は困難な程度のもの<br>2. 肢体不自由の状態が前号に掲げる程度に達しないもののうち，常時の医学的観察指導を必要とする程度のもの |
| 病弱者 | 1. 慢性の呼吸器疾患，腎臓疾患及び神経疾患，悪性新生物その他の疾患の状態が継続して医療又は生活規制を必要とする程度のもの<br>2. 身体虚弱の状態が継続して生活規制を必要とする程度のもの |

備考
1 視力の測定は，万国式試視力表によるものとし，屈折異常がある者については，矯正視力によって測定する．
2 聴力の測定は，日本工業規格によるオージオメータ.

---

害教育，聴覚障害教育，肢体不自由教育，言語障害教育の特別支援学校教員資格認定試験に合格すると，それぞれの自立活動免許状が得られる．すでに医療関係職の国家資格を有している場合には，受験科目の一部が免除になる場合がある．正規に教員として働く場合は，自立活動免許状を有した上で，教員採用試験に合格する必要がある．現状では，自立活動免許を持つリハビリテーション職を採用している都道府県は限られている.

## 4 リハビリテーション職

外部専門家として子どもの実態や指導について意見や助言を求められることがある.

## 6. 学校や学級の決定は？

どの学校種に在籍するのかを決定するために就学相談を行う．すべての子どもがより適切な教育の場を得ることを目指し行われる．本人・保護者と教育委員会，学校等が教育的ニーズと必要な支援について合意形成を図っていく．子どもと保護者が生き生きと学校生活を過ごせる就学先を決定する必要がある．

就学支援は，市町村の特別支援教育担当部署が担っており，特別支援教育や医療や心理の専門家で構成される「教育支援委員会」「就学相談会」と呼ばれる機関で実施する．

障害による困難さの程度は，学校環境や人的環境に影響される．例えば，バリアフリー化された学校であれば，車いすでも容易に移動できる．対人関係についても少人数のクラスで周囲の理解が得られれば，困難さは軽減される．したがって，選択する学校種は，その環境も含めて障害を持った個々の子どもに適しているかどうかをさまざまな観点から十分に考える必要がある．

特別支援学校の対象とする障害の程度は，学校教育法に基づいて政令で定められ，規定されている（表2）．しかし，この規定に該当する者であっても，先に述べた学校や地域の状況，保護者の意向などによって通常学校に就学する場合がある．また，子どもの発達や身体の状況が変われば，就学先を変更することができる．

感覚障害では，障害と認定されない程度であっても，未知の学校生活では困難が生じる．視覚障害は空間認知の困難から不器用さや算数の学習困難につながる恐れがある．聴覚障害は

言語獲得の困難が国語や社会の学習困難につながる恐れがある．将来にわたって影響するため，早期からの特別支援教育が必要となる．

発達障害の可能性のある子どもが6.5%程度の割合で在籍していることが明らかになり，発達障害児が特別支援教育の対象となった．発達障害とは，発達障害者支援法には「自閉症，アスペルガー症候群その他の広汎性発達障害，学習障害，注意欠陥多動性障害その他これに類する脳機能の障害であってその症状が通常低年齢において発現するものとして政令で定めるもの」と定義されている（表3）．

## 7. 特別支援教育を推進する取り組み

特別支援教育の推進のために体制の整備や取り組みがなされている．

### 1 校内委員会

校内で職員が子どもの実態を共通理解するための特別支援教育に関する委員会である．校長，教頭，特別支援教育コーディネーター，教務主任，生徒指導主事，通級指導教室担当教員，特別支援学級教員，養護教諭，対象の子どもの学級担任，学年主任，その他必要と思われる者などで構成される（図3）．

### 2 特別支援教育コーディネーター

特別支援教育のコーディネーター的な役割を担う教員が「特別支援教育コーディネーター」で，各学校における特別支援教育の推進のため，主に，校内委員会・校内研修の企画・運営，関係諸機関・学校との連絡・調整，保護者からの相談窓口となる．

表3　主な発達障害の定義（文部科学省　発達障害とは）

| | |
|---|---|
| 自閉症の定義〈Autistic Disorder〉 | 自閉症とは，3歳位までに現れ，① 他人との社会的関係の形成の困難さ，② 言葉の発達の遅れ，③ 興味や関心が狭く特定のものにこだわることを特徴とする行動の障害であり，中枢神経系に何らかの要因による機能不全があると推定される |
| 高機能自閉症の定義〈High-Functioning Autism〉 | 高機能自閉症とは，3歳位までに現れ，① 他人との社会的関係の形成の困難さ，② 言葉の発達の遅れ，③ 興味や関心が狭く特定のものにこだわることを特徴とする行動の障害である自閉症のうち，知的発達の遅れを伴わないものをいうまた，中枢神経系に何らかの要因による機能不全があると推定される |
| 学習障害（LD）の定義〈Learning Disabilities〉 | 学習障害とは，基本的には全般的な知的発達に遅れはないが，聞く，話す，読む，書く，計算する又は推論する能力のうち特定のものの習得と使用に著しい困難を示す様々な状態を指すものである学習障害は，その原因として，中枢神経系に何らかの機能障害があると推定されるが，視覚障害，聴覚障害，知的障害，情緒障害などの障害や，環境的な要因が直接の原因となるものではない |
| 注意欠陥/多動性障害（ADHD）の定義〈Attention-Deficit/Hyperactivity Disorder〉 | ADHDとは，年齢あるいは発達に不釣り合いな注意力，及び/又は衝動性，多動性を特徴とする行動の障害で，社会的な活動や学業の機能に支障をきたすものであるまた，7歳以前に現れ，その状態が継続し，中枢神経系に何らかの要因による機能不全があると推定される |

※アスペルガー症候群とは，知的発達の遅れを伴わず，かつ，自閉症の特徴のうち言葉の発達の遅れを伴わないものである．なお，高機能自閉症やアスペルガー症候群は，広汎性発達障害に分類されるものである

### 3 個別の教育支援計画

乳幼児期から学校卒業後まで長期的な一貫した教育的支援を行うため，医療，福祉，労働などのさまざまな側面からの取り組みを含めた「個別の教育支援計画」を活用した効果的な支援を進める．教育支援計画の様式例を示す（図4）

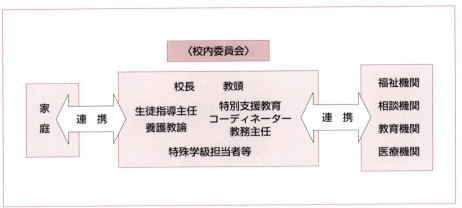

図3 校内委員会

［文部科学省　特別支援教育の推進について（通知平成19年）を参考］.

## 8. 教育機関との連携における配慮

　教育機関への説明や助言は，医療関係職と専門用語が異なることがあるため，具体的に説明する必要がある．身体部位や機能の名称は教員にはなじみのないものである．分かりやすいように絵図や写真等を持参すると良い．また，通常学級の担任であった教員は，障がい児の発達についての知識が乏しいことがあるため，各能力が段階的に獲得されることを説明する必要がある．医療関係者は，子どもの実態を把握するために各種検査を用いるが，検査も教員には知られていないことがある．検査用語を用いずに具体的な生活上の困難さに置き換えて説明する必要がある．

　外部専門家を活用した時の課題[3〜6]として「助言をどう指導に生かせば良いかが分からない」「助言をそのまま指導に取り入れてしまう」「外部専門家の考え方と教員の考え方をすりあわせるのが難しい」「外部専門家に学校場面についてもっと理解して欲しい」といった教員側の感想が報告されていた．

## CLOSER-LOOK BOX

### (1) 教育を受ける場の変化

　インクルーシブ教育の流れの中で，教育を受ける学校の決定方法が，就学判定から就学支援へと変わった．かつては，障害のある子どもの就学先の決定には，市町村の教育委員会が，就学先を判定する方法がとられてきた．現在では，保護者の考えや意向を理解し，医療関係者を含む専門家が就学のための相談に加わり，保護者の合意の上で就学先が決まるようになった．

　特別支援学校や特別支援学級に在籍しながら，通常学級の子どもと一緒に学習する機会として居住地校交流や交流教育が行われている．市町村によっては，特別支援学校と居住地の通常学級の両方に学籍を置くような方法をとることができる場合もある．保護者が地域の子どもとの関わりを目的として教育機関を選ぶ場合は，十分な相談が必要である．

### (2) リハビリテーション関係職の教育への関わり

　教育機関における指導の充実のために医療関係職を含む外部専門家の活用が進む中，医療関係職が教育に関わる機会が増えている．リハビリテーション職が特別支援教育に関わる機会は，① 医療機関で担当している子どもについての理解や支援を得るために学校や担任に対して説明

**個別の教育支援計画**

| 氏名 | | 性別 | | 生年月日 | 年　　月　　日 |
|---|---|---|---|---|---|

| 入園・入学時の情報 | 生　育　歴<br>家族の状況<br>身体の状況 | |
|---|---|---|
| | 療育・相談歴<br>心理検査等 | |
| | 児童生徒の実態<br>（指導開始時）<br>・担任の気づき<br>・養護教諭より<br>・他の教職員より | |
| 保護者の希望 | 保護者の願い<br>児童生徒の願い | |
| | 進路や就職等に<br>関する希望等 | |
| | その他参考となる<br>事項 | |

＜例：小学校＞（幼稚園や中学校、高校でも作成し、引き継ぐ）

| 長期目標 | | | |
|---|---|---|---|
| 重点目標 | 主な支援の方法・内容等 | | 評　　価 |
| 小<br>1<br>年 | | | |

---

**関係機関等の連携支援体制**

（児童生徒氏名）　　　　　　　　　　　男・女　（学年）　　部　　年
〒
（住所）　　　　　　　　　　　　　　Tel

＜学校＞　　　【医療】

【地域】　　　【福祉】

【労働】

【その他】

---

**事業所・福祉施設等への引継ぎ事項等**

| 記 入 年 月 日 | 平成　　年　　月　　日 | 保 護 者 印 |
|---|---|---|
| 記入者氏名印 | | |
| 引継ぎ者氏名印 | | |

| 氏　　名 | | 性別 | | 生年月日 | |
|---|---|---|---|---|---|
| 住　　所 | | | 電話番号 | | |
| 保護者氏名 | | | 手帳の種類 | | |
| 出身校 | 立　　　　　学校 | | | | |
| 住　　所 | 〒　　　　　　　　　　Tel（　　）－　　－ | | | | |

【現場実習（校内実習）等の体験記録】

| 時期・期間 | 実　習　先 | 実習内容・体験時の様子 |
|---|---|---|
| 1 | | |
| 2 | | |
| 3 | | |
| 本人の希望等 | 保護者の評価　実習先の評価 | 必　要　な　対　応 |

【将来の生活について】

| 進路先<br>住　所 | Tel（　　）－　　－ |
|---|---|
| 必要な支援 | |
| 希望・要望 | |

**図4　「個別の教育支援計画」シート例**

する．② 教育機関からの求めに応じて，障害理解や訓練法についての専門的知識や技能を伝える．③ 教育機関が主催する相談会で子どもの評価や支援についての助言を行う等である．形態としては，授業参観と授業者への助言や職員研修の講師，ケースカンファレンスや校内委員会への参加等である．その成果として，教員の子どもの障害や実態の理解が深まり指導方法の工夫や改善が得られる．どのような情報をどのように伝え，連携すべきかについては今後の実践の積み上げが必要である．

## RELATED STUDY

教育機関で行う訓練とは何か？

教育リハビリテーションは，学校という子どもにとっては日常生活の場で行われる．また，他の子どもがいる場でもある．子どもにとって有用な訓練課題が与えられたならば，子ども同士が切磋琢磨し意欲を高め，予想以上の目標を達成するというミラクルな環境が学級である．学校での訓練課題は，日常で行える課題であり，違和感なくクラス集団に受け入れられる必要がある．

身体の変形や拘縮の予防のために，一定時間立位保持器に立つことが推奨されたことがあったが，他の子どもが楽しんでいる給食や昼休みの時間につまらなさそうに立っている子どもの姿を見て，違和感があった．訓練方法をそのまま学校生活に取り入れるのではなく，日常で行って違和感がない活動に変える必要がある．

## FURTHER READING

1. 独立行政法人　国立特殊教育総合研究所：特別支援教育の基礎・基本（新訂版），ジアース教育新社，2017

　障害種別に必要な基礎知識や指導方法・内容について説明がなされており，入門書として参考になる．また，「障害者の権利に関する条約（平成26年）」の批准によりインクルーシブ教育の構築が求められているが，このような学校教育の変遷や指導理念についても解説されている．

## 文　献

1) 文部科学省：特別支援学校―幼稚部教育要領/小学部・中学部学習指導要領/高等部，2015
2) 文部科学省：特別支援学校学習指導要領解説自立活動編（幼稚部・小学部・中学部・高等部），2015
3) 佐藤孝史ほか：肢体不自由特別支援学校における外部専門家との連携のあり方に関する検討―全国肢体不自由特別支援学校における外部専門家に関するアンケート調査．秋田大学教育文化学部研究紀要　教育科学部門 70：85-96，2015
4) 山崎　剛：特別支援学校の自立活動における教師と外部専門家の連携について．上越教育大学大学院平成21年度修士論文，2010
5) 藤川雅人ほか：肢体不自由児が在籍している特別支援学校における理学療法士の活用について．特殊教育学研究 51：125-134，2013
6) 小玉美津子：特別支援学校における理学療法・士の関わりと展開．理学療法ジャーナル 45：479-485，2011

（平島ユイ子）

# 10. 障害をもつ人の心理と専門職としての対応

**学習目標**
- 障害をもつ人にみられる心理について理解する.
- 障害をもつ人の心理に関する理論を理解する.
- 障害をもつ人の心理に対する対応を理解する.
- 障害をもつ人の社会生活を支援する心理的対応を理解する.

## エッセンス

障害をもつ人の心理を理解することを景色にたとえると, 夕暮れの景色に魅せられて朝焼けや太陽が輝く日中の美しさにも思いを馳せるようなものであり, 障害に伴う心理を理解することから人間を全体として理解する視点となる.

リハビリテーションは「もう一度能力を回復して社会生活に適合するための過程」[1]「その人らしく生きる権利の回復」[2]「対象者のQOLの改善」[3]といわれ, 対象者の心理を理解して伴走する過程である.

障害者権利条約により人権への配慮, 社会の一員として迎え入れ自立した生活ができるよう支援することが明示された. 本項ではこれらのことを踏まえて学んでいきたい.

リハビリテーションの実践は, 対人関係技術であるため, 対象者とセラピストが同じ目標に向かって協働していくことが効果的である. ここでは対人関係技術について一緒に考えていきたい.

## 1. 障害をもつ人の心理

障害は対象者の生命, 生活, 人生に混乱と困難をもたらし, 不安や悲嘆などの心理状態に至らしめる. 例を①～⑧に述べる. しかし, 対象者の年齢や成育歴, 立場, 環境などの違いで一人ひとりの特徴もみられることにも気をつけたい (図1).

### 1 ショック

障害を知った最初の心理状態.「予期しない事態にあい, 心が動揺すること. 衝撃」であり, わが身に起こったことを理解したり受け止めたり

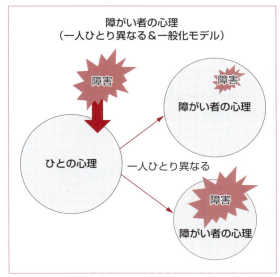

図1 障がい者の心理
共通点と一人ひとりの特性がある.

することができず，混乱する．

人は自分を取り巻く状況のごく近未来に関して，ある予期をもつ．例えば，「正午になるとチャイムがなるはずである」というように予期する能力によってより適応的に生きている．その予期を大きく外れると，思考や対応に混乱を生じる．障害は予期しにくい出来事である．

## 2 | 否認

自分にとって嫌なことや認めがたいことに対して働く無意識的な精神の働き．「あるはずがない」というように全く認めない心理である．

## 3 | 怒り

自分の欲求や希望が満たされないときに現れる闘争的・攻撃的な感情．怒りは自分を守る本能に基づくもので，自分や他者を責めている状態でみられやすい．怒りは強力なパワーをもつ感情で，身近な人や物に向かいやすい．抑えこむと内に蓄積されていき，些細なきっかけで爆発的な表出になることがある．

## 4 | 喪失・精神的痛みと問い —「なぜ，わたしが」

「胸が痛む」「心臓を焼かれるようだ」など，心の痛みを身体的痛みとして表現することがある．精神の中枢臓器は脳であるが，その痛みは心臓や胸にある臓器で感じることが多い．精神の痛みの危険信号は，重篤な身体的な痛みとして感じられることが多い．

自分が障害をもったことに意味を見出そうとし，その後の生きる意味を問うこともある．痛みには，身体的な痛み，精神的な痛み，社会的な痛み，魂の痛み（スピリチュアル・ペイン）がある．死，病，老い，不慮の事故などにより表に現れてくる．起ったことの意味への問い，運命への問い，神への問い，自身への問いである．

生きる意味と目的，存在の意味などを失いかけたときに生じる苦痛である．

## 5 | 悲しみ・悲嘆

体が傷つくと痛みがあるように，心が傷ついたときの痛みが現れたもの．この感情がわきあがると涙を流すこともある．自分自身に対する直接的な感情で，悲しむほど自己愛は満たされるので，悲しむことは回復を促進する．

## 6 | 羞恥心・劣等感

自分の外見や能力を他者あるいは理想的自己に対して劣ると価値付けるために起こる内的感情．人は社会的な存在で，他者の目を通して自己像をつくる．美醜や優劣の比較が行われ，そこで他者から「劣」「異常」と認知されたり扱われたりすると，その価値判断が取り入れられ，恥じたり劣等感を抱いたりする．しかし，自己肯定と自己否定の狭間で揺れ動いており，本当は自己肯定を望んでいる．

## 7 | 不安

安心できない，気がかりで落ち着かない心理．不安は無意識的な願望が意識的にならないように防衛的手段を講じるためのシグナルの役目でもある．

## 8 | 絶望，死を考える

希望を失うこと，全く期待できなくなる辛い状態．これまで描いていた未来への希望や人生設計が壊れ，また代わりとなる希望も見つからない暗闇の精神状態．

死ぬことによる現実からの逃避を求める感情．全か無かという認知に陥っていることもある．

## 2. 障害をもつ人の心理理解に役立つ理論

### 1 マズローの欲求階層説

アブラハム・マズロー(Abraham Harold Maslow)は心の健康を追求した．人の基本的欲求に着目し，低次元から順に生理的欲求，安全と安心の欲求，愛と所属の欲求，自尊心（承認）の欲求，さらに自己実現の欲求を挙げた（**図2**）．これらの欲求は低次の欲求が充足されると，より高次の欲求に移行する傾向がある．さらに人は成長欲求である自己実現欲求を強く充足させようと志向する．基本的欲求が満たされる前提条件として，自由・正義・秩序，挑戦できる外的環境を挙げている．この理論はさまざまな領域で用いられている．

■ 生理的欲求

生命維持のための欲求で，本能的で根源的な特徴をもつ．食欲・睡眠欲・性欲など，生存に対応する欲求である．

■ 安全の欲求

危険・危機などに対応する欲求．生命にとっての安全と心理にとっての安心のための欲求である．

■ 所属と愛の欲求

孤立や孤独に対応する欲求．集団に属し，人間関係からもたらされる愛への欲求である．

■ 承認の欲求

集団から価値ある存在と認められたい，尊敬されたいという欲求．集団の中で承認されることは人間関係や地位を確たるものにする．

■ 自己実現の欲求

自分の能力・可能性を発揮し，創作的活動や

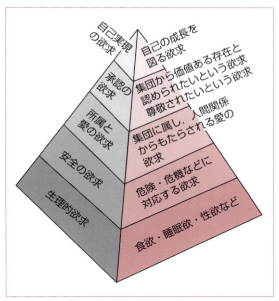

図2 マズローの欲求階層説

自己の成長を図る欲求．その欲求内容は意味，無礙（むげ，さえぎるものがないこと），楽しみ，単純，秩序，正義，完成，真，善，美などである．自己実現を果たした人の特徴として，客観的で正確な判断，自己受容と他者受容，純真で自然な自発性，創造性の発揮，民主的性格，文化に対する依存の低さ（文化の超越），二元性の超越（利己的かつ利他的，理性的かつ本能的）などを挙げている．

### 2 障害受容段階理論 ─悲哀の仕事，喪の仕事

先天性奇形障害をもつ子どもの両親がその子どもを受け入れていく心理的過程を研究した理論である．

子の障害へのショック→否認→悲しみ・怒り・不安→適応→再起，と言うプロセスを辿って，障害を受容していく．これは通常あるいは正常な反応であると理解されており，ドローター(Drotar)ら(1975年(昭和50年))の段階説と呼ばれている（**図3**）．

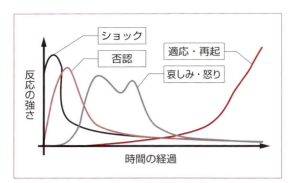

図3 ドローターらの障害の認識と受容
否認・不安を理解し受け止めることが重要．適応や再起は簡単ではない．

子どもに障害があることを知ると大変なショックを受ける．「まさか」「まちがいでは」と思う．時には現実感が鈍くなったり，記憶が抜け落ちたり，否認の働きによって何事もなかったかのごとく行動することもある．現実であることを受け止めることができると，あちこちの医療機関を回ったり，宗教にすがったりする．そして，「なぜ」「なぜ私が」と，怒りや悲しみが起こってくる．障害のある子と生きていくことへの不安や絶望的な気持ちになる．どん底の心理的状態で涙が幾度も流れ，あきらめの気持ちが涙を枯らし，それ以上苦しみ後退できない状態を経験して「頑張るしかない」「この子と一生懸命生きていこう」とふっ切れたとき，その状態を抜け出すことができ，適応・再起へと移行していく．このようなプロセスを経て障害受容が進んでいく，と理解するモデルである．障害受容プロセス（もしくは，喪の作業）は，人によって，その気持ちの深さやそれぞれの時間の長さも異なる．また，一方向に進むものではなく，行ったり戻ったりすることやある段階に留まることもある．受容に至った人の言動は，静かで軽やか，思考内容が柔軟で前向きに生きていることが多い．

この理論は，障害を負った人や死の宣告を受けた人，大切な人を亡くした時の心理理解にも応用されている．

## 3. 基本的対応とセラピストとしての心構え

日野原は「医学の出発点にあった原始医学は，人生を重んじ，病む人からできるだけの苦しみを除き，病む人の生きんとする力を肉体的並びに精神的に支えようとした．病み人への慈愛，アプローチの言動，その他経験より得られた巧みな癒しの手だては，ギリシア時代にはアート（技）という言葉で表現され，東洋においては医術という言葉のなかにそれが秘められていた．対象者への共感と人をいとおしむ心compassionが，一つの業としての儀を作ったものと思われる．」[4]と述べており，基本的対応とセラピストとしての心構えを考える上での指針となろう．

たとえリハビリテーションを行うことで回復が予想される対象者がいたとしても，すぐにはセラピストが立案したプログラムを始めることはできない．対象者がセラピストを信頼し，そのプログラムを受け入れてはじめて実施できる．

孔子の言葉に「己の欲せざる所は人に施すことなかれ」がある．相手の立場に立って考えるということである．

私たちは障害をもつ人を，劣った人，能力の低い人，助けてあげなければいけない人，指導してあげなければならない人と見ることはないだろうか．そして，私たち自身がそのように見られたときにどのように感じるだろうか．労わられること，保護されること，指導されることを素直に喜べない自分を感じる人も多いのではないだろうか．

人間関係の基本は対等な関係である．人は誰しも人生という固有の歴史をもち，人権をもつ社会的存在である．そこでセラピストは，対象者が自分と異なる人格や考え方，価値観をもつ人であることを受け入れることが必要である．生命あるかけがえのない存在であることを認識

し，畏れや敬愛の気持ちをもち，謙虚な態度で接する．さらに，障害に対しては痛みや不自由さに共感する仁愛の気持ちをもちたい．

これらの関係をもとにリハビリテーションの目的を志向する過程（プロセス），対象者の希望に沿った協働作業につなげる行動を3階層で示す（図4）．

底辺となる基本的行動目標は信頼関係づくり，中間の形成的行動目標は面接や話し合いで，ニーズを理解し，リハビリテーションの実施に対して説明を行い納得した上で同意を得ること，上部の目標志向はプログラム立案と実施である．

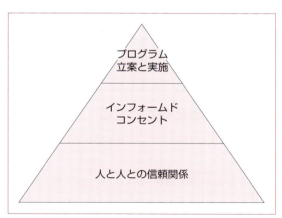

図4　リハビリテーションの目標達成プロセス

■ 対象者の心に寄り添う

ただ傍に居て寄り添っていることであるが，対象者は受け止められ，付き添ってもらえている安心感，孤独感の軽減，不安の軽減などを感じる．対象者がどういう気持ちでいるか，今何を訴えているのか，何に対して希望をもっているのか，何に対して不満をもっているのかなど，対象者の心に関心を向け，感性のセンサーを働かせて対応する．

■ 話の聞き方・話し方

一方的に話すより話を聞く態度が対象者を癒し，満足させる．そこでセラピストは傾聴の態度をとることが大切である．説教やわかりきった助言などの不要なことは言わない方がよい．対象者の考えを否定せずに聞き，対象者の立場になって気持ちを汲むよう努力する．痛みは共有されることにより軽くなる．静かにうなずきながら，あるいはじっと話に耳を傾ける．最も基本的で有効な心理面への対応の仕方・治療方法である．

■ 受容

セラピストは自己の考え方や価値観をいったん手放し，障害をもつ人の語りや存在をありのまま受け止めることを求められている．人は拒絶や拒否，説教や説得を受けると，その後の関係づくりに否定的になってしまう．セラピスト自身の希望や期待，欲求などはひかえめに慎重に表現する．

■ 希望を持ち続ける

対象者の希望や目標に向かってエネルギーを注ぎ，力を合わせて取り組む．セラピストが先に希望を捨てない，あきらめない．

■ 言葉の技術

対象者に理解できる言葉遣いをし，詳細な内容をわかりやすく伝えること，きちんと言葉にして伝え合うことができれば，高いレベルでセラピーを行うことができる．もしセラピストが不遜な気持ちをもっていれば，それが言葉に表れ，対象者を傷つけてしまう．

■ 相手の立場に立って考える

ものの見方や考え方は相手の立場に立つと大きく異なる．気づけなかった重要なことが見えてくる．相手への気づきは細やかになり，理解は深くなり，対応は謙虚で自然になる．

■ 簡単に変わらないことに対峙したとき

自分にできることを精一杯行う．相手が変わ

るのを期待するのでなく，自分が相手に対応する．このような課題に取り組む姿勢が後に大きな変化をもたらす．

## 4. 専門職としての対応

### ■ 挨拶

言葉を交わす，目を合わせる，お辞儀をする，握手する，軽く抱擁するなど，ここから心理的な出会いと接近がはじまる．

### ■ 聴く，傾聴

「聴く」過程には少なくとも3つの段階がある．話を聴いて相手の気持ちを自分の心のなかに共振として体験する段階（共感エンパシー），その体験した気持ちや内容を心のなかで評価し反応する段階，その結果を表示する段階である．

### ■ 情報提供と十分な説明により納得を得る

対象者がわかる言葉で，わかるまで説明することが基本である．さらに，対象者が自由に聞き，話せる雰囲気が大切である．きちんと言葉で伝え合うことができれば意思疎通の高いレベルでセラピーを行うことができる．

### ■ ノンバーバルコミュニケーションの技術

人のコミュニケーションの6割以上はノンバーバルコミュニケーションといわれる．表情，声の調子や高さ，体の動きなどの影響は大きい．言葉を補うと同時に言葉を越えるコミュニケーション手段である．その読み取りと同時に，セラピスト自身のノンバーバルコミュニケーションがどのように読み取られるか意識しておきたい．穏やかな表情，落ち着いた声の高さと話し方，力を抜いて対象者に向かいあう姿勢とゆったりとした動きが基本である．

### ■ 動機づけの技術

「やる気にさせる」ことは時にセラピストの最も困難な課題となる．希望を失い，未来に絶望し，痛みを抱えている障害をもつ人が主体的に行いたいことは何であろうか．生きていることをともに喜び，可能性や希望の小さな達成を積み重ねることがその一歩となる．

### ■ 正のフィードバック，肯定的な反応を行う

言葉で褒める，OKと肯定する，微笑む，拍手する，うなずくなどである．叱ったり注意したりする技術より，対象者の心にスムーズに入っていき，元気づけることができる．セラピーへの動機づけも高まる．

### ■ 速度（テンポ）・リズム・待つの技術

人はさまざまな速度をもつ．また，生体がリズムをもつことと同じように，作業がリズムをもつと，生体の動きは協調して不具合が小さくなり，結果的に成果は上がる．したがって，セラピーを進める速度は対象者一人ひとりに合わせる．また，行動を起こすために生体や精神は準備を整える．その準備が整わない状態でセラピーを行うのは危険である．待つこと，タイミングを図ることもセラピーの技術である．

### ■ 質問の技術

必要な情報を引き出し，深層の感情を引き出し，セラピーの内容の是非や手ごたえを知ることができる重要な技術である．例えば，「そうですか，そして？」「その時の気持ちをもう少し詳しく話していただけますか？」「なぜ，そうしたのでしょう？」がある．

### ■ 対象者へのタッチ

日野原[4]は人同士が触れ合ってコミュニケートすることをタッチとよび，医のアートであるという．また，「医はサイエンスに支えられたアートである」と述べ，対象者の辛さが軽くなるための

タッチを勧めている.

### ■ 現実検討の技術

セラピーは全能ではない. セラピストは努力するにもかかわらずさまざまな限界をもった存在である. 現実の条件においてできることとできないことを明らかにしておくことが必要である. その範囲で最大の効果を挙げるための条件設定を行う. 枠づくりの技術, つまりルールや限界の設定などが重要である.

### ■ セラピスト自身の希望や期待, 欲求などをコントロールする技術

セラピストも人である. 自分自身のやりがいや成功体験, 名誉などが欲しいと思うことがある. 例えば, 合格するレポートを書きたい, 高い評価を得る研究をしたい, 他の人が行っていない技術を開発したいなどの誘惑もある. しかし, そのために対象者を道具や手段としてはならない. セラピストの事情や欲望を優先すると, 対象者からの信頼は地に落ちてしまう.

## 5. 社会生活と自立を支援する心理的対応

### ■ ニーズを基礎として対象者を理解する

対象者の言葉を傾聴し, 要望を理解するとともに観察情報などを統合して, 対象者が言葉にできないニーズまで理解することが必要である. この作業は1度ではなく, 常に行い, 対象者に確認して, プログラムに反映させる.

人の行動や心理は生きるための欲求に基づく. 脳の機能に着目すると, 生命維持, 本能行動, 適応行動, 創造性などの機能があり, これらは対象者の生命・生活・人生の欲求となって表れるので, 前述したマズローの欲求階層説を参照していただきたい.

### ■ 長所を基礎として対象者を理解する

できないことだけでなくできることに着目すると, 能力を伸ばす（エンパワメント）技術となる. 対象者はたとえ障害をもっていても, できることがたくさんあり, 応援する人や物などの資源ももっている. そこに着目すると, 対象者のモチベーションが上がり, リハビリテーションの期間は短縮でき, 効果も上がることが知られている.

### ■ チームアプローチを形成する技術

病院や施設において担当者がチームを形成してアプローチを行う. このためには専門家としての役割を果たし, コミュニケーションによる役割分担, 協力を行う.

### ■ 支援ネットワークを形成する技術

対象者の希望を叶え, 生活を取り戻すリハビリテーションは, 一人のセラピストでは限界がある. さまざまな知識技術のプロフェッショナル, あるいはインフォーマルな社会資源を活用してこそ, 対象者は早期にしかも適切で豊かな社会生活を取り戻せる. セラピストは対象者の希望やニーズを叶えるべく, 電話をかけたり訪問したり協議を重ねて支援ネットワークをつくりたい.

### まとめ

1. 障害による心理には, ショック, 否認, 怒り, 悲しみ, 精神的痛み, 不安, 絶望などがある.
2. 理解を助ける理論として, マズローの欲求階層説と, ドローターらの障害受容段階理論がある.
3. 回復過程の心理には, 葛藤, 受容, 適応, 価値の転換, 獲得などの段階がある.
4. セラピストの基本的な対応として, 傾聴, 共感, 寄り添う態度などがある.
5. セラピストの専門的な対応として, 情報提供

と十分な説明による納得を得ること，質問の技術，セラピスト自身の欲求などをコントロールする技術などがある．

## CLOSER-LOOK BOX

日頃から自分自身で周囲の人の心理に関心をもち，丁寧にみつめることが，対象者の心理を適切に理解する役に立つ．傷つくことを恐れ表面的な人間関係に終始していると，SOSサインや危機サインに気づきにくい．人間に関心を持ち，探求していく姿勢が心理的な理解と対応の技術を可能にする．基本にホスピタリティという考え方がある．クライエントがして欲しいと思っていることを察知し，行動することである．ホスピタル，病院の名前の語源である．人の心理の傷を癒せるのは人の心，人からもらうやさしさと感動である．

## RELATED STUDY

自分が他者より劣っていると感じたり，不十分だと感じたりしたことはないか振り返りましょう．

自分自身が元気づけられた他者の言葉や行動にはどのようなものがありますか．

## FURTHER READING

1. 生井久美子：ゆびさきの宇宙　福島智・盲ろうを生きて，岩波書店，2009

ヘレン・ケラーと同じように目が見えず耳が聞こえない東大教授福島智を，インタビューと同行取材して客観的にまとめた本である．福島智の言葉は，あえぎつつ今を生きる姿でありながら宇宙の広さを感じさせてくれる．

2. 浦河べてるの家：べてるの家の「当事者研究」，医学書院，2005

私たちは，障害をもつ人はかわいそうで助けてあげないといけない人，という一方的な見方をしていないだろうか．相手に確認しているだろうか．この過程は，生きる主体性とその人らしい人生を取り戻すことに繋がるという実践の一冊．

3. 山根　寛：治療・援助における二つのコミュニケーション，三輪書店，2008

治療・援助におけるコミュニケーションを臨床的な切り口でありながら理論的に詳解している．さらに深く学びたい人への1冊．

## 文　献

1) 椿原彰夫編：PT・OT・STを目指す人のためのリハビリテーション総論，診断と治療社，2007
2) 上田　敏：リハビリテーション医学の世界，三輪書店，1992
3) 野中　猛：図説精神障害リハビリテーション，中央法規出版，2003
4) 日野原重明ほか：医のこころ，患者のこころ，看護のこころ，医療タイムス社，2003
5) 日野原重明著作選集〈上〉：医のアート，看護のアート，中央法規出版，1999
6) 山根　寛：治療・援助における二つのコミュニケーション―作業を用いる療法の治療機序と治療関係の構築，三輪書店，2008
7) 木戸幸聖：人間関係の技法―精神科医のアドバイス，岩波書店，1998
8) 本宮輝薫：癒されたい症候群，ミオシン出版，2000
9) 永房典之：なぜ人は他者が気になるのか，金子書房，2008
10) 押見輝男：セレクション社会心理学2 自分を見つめる自分―自己フォーカスの社会心理学，サイエンス社，1992
11) 高木　修：セレクション社会心理学7 人を助ける心―援助行動の社会心理学，サイエンス社，1998
12) 浦　光博：セレクション社会心理学8 支えあう人と人―ソーシャルサポートの社会心理学，サイエンス社，1992

（木村伊津子）

## ［リハビリテーションの対象疾患］
# 11. 身体障害

## 学習目標

- 代表的なリハビリテーション対象疾患の障害構造について説明できる.
- 身体障がい患者に対するリハビリテーション・アプローチの基本を理解する.

## エッセンス

　疾患や外傷によって心身に障害（後遺症）が残ることがある. あるいは, 先天的に心身に障害を持って生まれることもある. 障害は身体レベルの障害から社会レベルの障害まで幅広くとらえることができる. 障害を構造化して理解することは, 身体機能を改善する, 能力を高める, 環境を整えるなど, アプローチの目的の根本を明らかにすることにつながる. 障害の状態は, ① 時間がかかっても回復する, ② 障害が一定の状態で残る, ③ 進行するというように, 大きくは3つのパターンに分けることができる. このような障害の状態の変化は, リハビリテーションのゴールを設定し, アプローチを決定す

るのに重要な情報となる. リハビリテーション・アプローチは, 疾患や外傷, それに伴う心身の障害だけで決まるものではなく, その患者を取り巻く人的・物的環境や社会文化などによっても異なってくる. そうなれば, 1職種だけで行えるものではないことは明らかであり, チームアプローチこそがリハビリテーションにとって重要であるということができる.

　ここでは, 筋や骨格系などの疾患に起因する障害, 心臓や肺など内臓疾患に起因する障害, 脳や脊髄など中枢神経疾患に起因する障害に分けて説明する. また, いくつかの事例をICF（国際生活機能分類）で図示する.

## 1. 中枢神経系疾患による障害の構造と基本的アプローチ（ICF 例 1〜6）

### 1 脳血管疾患

　脳血管障害は, 頭蓋内で脳へ灌流する血管あるいは血行動態の病的変化によって, 虚血あるいは出血をきたし脳に影響を及ぼす疾患の総称である. 特に急激に発症する脳の神経徴候を主体とした症候群を脳卒中という. 大別して出血と梗塞がある. 頭蓋内出血は脳内出血, くも膜下出血, その他の出血に分けられる. 脳梗塞は脳血栓と脳塞栓に分けられる. その他24時間以内に神経症状が消失する一過性脳虚血発作は脳

梗塞の前駆症状として有名である.

　リハビリテーションは, 急性期・回復期・生活期に分けられる. 急性期とは発症から2〜4週を指し, 脳血流循環の不安定な時期である. しかし, 発症後1週間以内のリハビリテーションの早期開始は, 機能的予後を良好なものにする. そのため近年では積極的なリハビリテーションを実施している. 回復期リハビリテーションは, リハビリテーションチームによる集中的かつ包括的なリハビリテーションである. 急性期リハビリテーションに引き続いて, さらに積極的なリハビリテーションを行うことにより, その効果が期待できる患者に対して, セルフケア・移動・コミュニケーションなど, 能力の最大限の

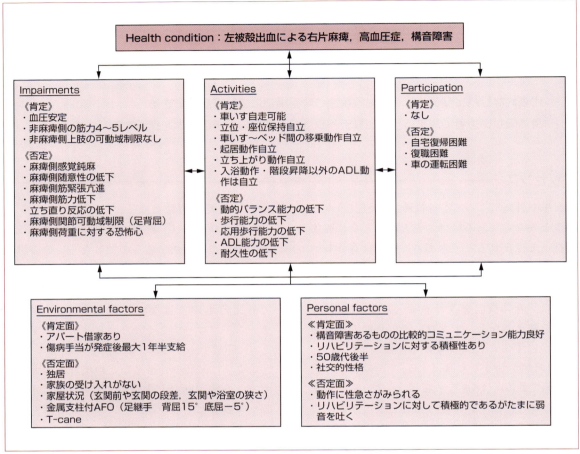

図1 症例1：50歳代後半，男性，脳出血（左被殻），右片麻痺

回復および早期の社会復帰を目指す．生活期では，発症からの経過も長く生活機能中心の評価・治療プログラムの立案・リハビリテーションの施行が必要となる時期である．身体機能および動作能力の維持・向上を目標として，日常生活の再評価を行い，活動水準・活動量の維持，生活遂行能力の向上と生活範囲の拡大を図る．そのためには介護保険制度および福祉資源の積極的な活用も有効となる．環境整備，福祉用具の活用と地域スタッフとの連携も積極的に行いたい．

### 症例1：50歳代後半，男性，脳出血（左被殻），右片麻痺（図1）

元来高血圧を指摘されていたが通院・内服とともに継続せず，左被殻出血発症し，右片麻痺・構音障害を呈した症例．急性期を経て，回復期リハビリテーションにて，歩行障害に対して理学療法施行．麻痺側上肢は麻痺重度にて廃用手のため利き手交換に対して作業療法施行．構音障害に対して構音機能回復練習を言語聴覚士が施行している症例．

特に理学療法では，下肢随意性が低く，また感覚障害重度であるために，歩行中の麻痺側支持期に膝を骨性ロックし支持するものの，支持不十分のため荷重できにくく，また感覚障害が重度のために感覚情報が入りにくいためにバランス能力が低下し，歩行時に恐怖心を訴える症例．

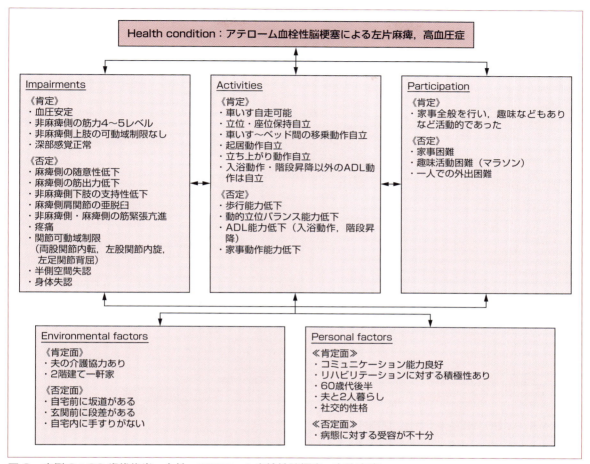

図2 症例2：60歳代後半，女性，アテローム血栓性脳梗塞，左片麻痺

### 症例2：60歳代後半，女性，アテローム血栓性脳梗塞，左片麻痺（図2）

アテローム血栓性脳梗塞により左片麻痺を呈した60歳代後半の女性である．現病歴として，急性期リハビリテーションを経て，リハビリテーション目的にて回復期病院入院となる．病前生活は，夫と二階建て一軒家にて二人暮らしをしており，本症例の寝室は2階で寝具は敷布団を使用していた．家事全般を行い，ADLは自立しており室内で過ごすことよりも，年に1度はマラソンに参加するなど活動的な生活を送っていた．発症から約2ヵ月であり，下肢の分離も出現し始めているため麻痺の改善の見込みはあると考え，移動手段の獲得と，さらには主婦ということでの家事動作の獲得を目指し，理学療法・作業療法を行っている症例．また，右脳損傷による高次脳機能障害に関してはチームでの取り組みが必要な症例．特に作業療法士に，高次脳機能障害の改善に対して取り組んでいくことが求められる．

## 2 頭部外傷

交通事故の発生数は年々増加する一方で，救急医療の進歩によって死亡者数は大幅に減少し，救命される機会が増えている．救命された人々は，交通事故の際の脳外傷や蘇生後脳症など重度の非限局性脳損傷を受けており，運動障害は

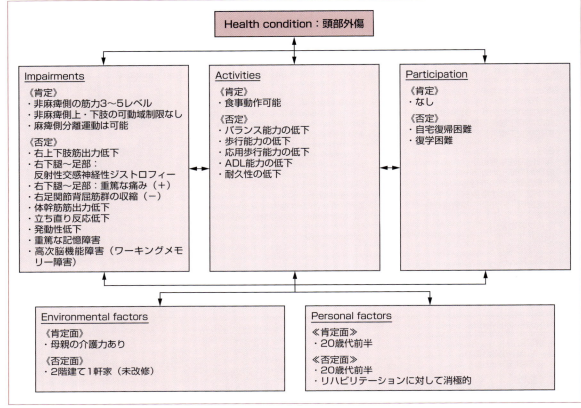

図3 症例3：20歳代前半，女性，頭部外傷

もちろんのこと，記憶や注意などの認知障害，情緒障害，さらに心理社会的な行動障害を合わせ持つことが多い．頭部への外力により頭部に外傷が加わったことを頭部外傷と呼んでおり，神経症状を全く残さない例もあれば，昏睡期間が数日～数ヵ月も続いて重篤な後遺症を残す例もあり，その重症度は幅広く，病態は複雑で，脳卒中と違い障害部位別のゴール予測は困難で，リハビリテーションプログラムも個別に異なったものが必要である．

**症例3：20歳代前半，女性，頭部外傷（図3）**

重度のため，受傷2ヵ月半後よりリハビリテーション施行．受傷4ヵ月半後，右上下肢に軽度の麻痺が認められるものの，分離運動は可能．右下腿から足部に，反射性交感神経性ジストロフィーが存在し，重篤な痛みがあり，右足関節背屈筋群の収縮はみられなかった．また，全身的な筋出力低下があり，立位・歩行などは行えず，その際のバランス反応も乏しい状態であった．高次脳機能面では，発動性に乏しく，重篤な記憶障害を認めた．ADLにおいては，車椅子介助レベルで，食事以外の活動に軽度から中等度の介助を要した症例．特に作業療法士・言語聴覚士に，高次脳機能障害の改善に対して取り組んでいくことが求められ，作業療法士には，ADL改善に対しても取り組んでいくことが求められる．

## 3 パーキンソン病

パーキンソン病とは，黒質緻密層のドパミン性神経細胞の変性を主病変とし，線条体へのド

パミン伝達が不足することによって運動をうまく引き起こせなくなる進行性疾患である．安静時振戦，固縮，動作緩慢・無動，姿勢反射障害が4大徴候である．動作の開始や遂行が緩慢で拙劣となり，無動の症状も認められるようになる．また，姿勢保持が困難となり，頭部，体幹は前屈し，上下肢も屈曲し，パーキンソン病特有の姿勢を示すようになる．基本動作においては，寝返りは丸太様となり，また，姿勢反射障害や関節拘縮などの影響から，起き上がりや立ち上がりは困難となる．歩行障害は特徴的であり，歩行姿勢は，体幹を前傾，前屈させた状態となる．一歩目がなかなか踏み出せず，すくみ足を呈する．歩きはじめると，歩幅は小さく，小刻み，すり足が認められる．ときに歩行スピードが加速し，小走り様となり前方へ突進してしまうような現象も認められる．全体的な障害の程度を把握するのにHoehn & Yahrの重症度分類が用いられる．また，近年評価としては，パーキンソン病統一スケール（unified Parkinson's disease rating scale：UPDRS）が有用である．

合併症としては，自律神経障害，認知症，精神機能障害などがあげられる．便秘や脂漏性顔貌，発汗の異常，起立性低血圧などは自律神経系の障害によるものである．これらの合併症は，機能・構造障害以外に活動制限の要因となる．

リハビリテーション・アプローチの基本は，二次的障害の予防と，基本動作やADL障害への対応である．具体的なアプローチとしては，全身および短縮筋のストレッチ，バランス訓練など，ADLの練習においては，動作や環境の工夫とともに反復練習による運動学習を支援する．大脳基底核への刺激を増やすことを考えると，例えば床に線を引いて，それを跨いで歩く練習をしたり，メトロノームを用いて聴覚刺激を歩行に利用したりする．寝たきりの状態になれば，褥瘡，尿路感染症，呼吸器感染症などを予防するため，体位交換や嚥下訓練が重要になる．

家族は，病前の高いレベルの生活ができるようになることを強く期待することが多く，この点をアプローチ開始時から調整しておくことも必要である．

### 症例4：60歳代後半，男性，パーキンソン病（図4）

発症して10年が経過しているパーキンソン病を呈した60歳代の男性である．現在の状況としては，歩行器を用い室内歩行自立レベルであり，整容更衣動作介助，夜間トイレ動作介助，入浴介助レベルである．

パーキンソン病特有の屈曲優位の姿勢で，それに伴い抗重力伸展活動に乏しくなっており，体幹の持続的な伸展活動が困難で，筋固縮も著明である．それらが歩幅の減少にもつながり小刻み歩行出現，すり足歩行出現し，歩行を含めた，バランス機能やADL動作時の立位動作に問題を認めている症例．

## 4 脊髄損傷

脊髄損傷とは，脊髄が損傷を受けた状態であり，その多くは，交通事故や転落事故などによって脊柱の骨折や脱臼などが発生するのと同時に生じる．損傷された部位以下の神経機能が障害され，随伴症状や麻痺の程度は，損傷の高位や損傷の状態が完全か不完全かによって異なる．

主な機能・構造障害は，運動や感覚機能，反射の障害である．自律神経障害は，特に第5胸髄損傷以上になると著明となり，呼吸，循環，消化器，排尿，発汗・体温調節，性機能の障害が認められる．合併症としては，褥瘡，関節拘縮，痙縮，浮腫，末梢循環障害，疼痛，骨萎縮，骨折，異所性骨化などがあげられる．活動の状態は，損傷レベルによっておおよその予測が可能である．第4頸髄節以上の高位頸髄損傷では，呼吸筋が麻痺するため人工呼吸器が必要となる．下位頸髄損傷になると，上肢機能の一部が残存するので，それを利用することで，寝返り，起き上がり，車いすへの移乗動作などが自立できる．

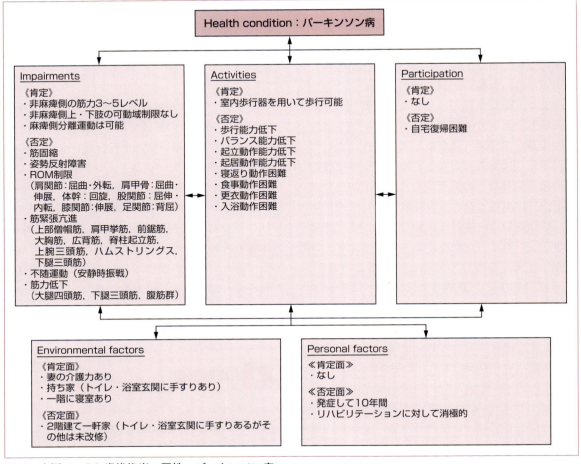

図4 症例4：60歳代後半，男性，パーキンソン病

胸髄損傷以下になると，上肢機能が残存することでADL能力は格段に拡大する．第6胸髄節以下になると腹筋の機能が利くようになり，座位が安定してくる．第2腰髄節以下になると歩行が可能となる．その際，膝の安定性などの条件により長下肢装具や松葉杖などが必要となる．

職業復帰，家庭復帰は，胸髄損傷以下の上肢に麻痺がないレベルから多くなっており，上肢機能の残存が1つの鍵といえる．

受傷後のリハビリテーションの進行は，損傷の部位，骨折の安定性，保存か手術かなどによって差を生じるが，基本的には，早期から呼吸（肺）理学療法，関節可動域訓練，筋力増強訓練，脊柱の安定性に応じた訓練を行う．ADLは，損傷レベルに応じた目標設定が可能である．その目標に達するように反復練習を行い，補装具や自助具を駆使しながら動作の自立を目指す．参加においては，家屋環境を整えたり，職場復帰に向けて職業前評価や実際に職場の人と話し合いを持つことも重要である．

### 症例5：20歳代前半，女性，第12胸椎脱臼骨折，両下肢麻痺（図5）

本症例は，20歳代前半の女性であり，第12胸椎脱臼骨折により両下肢麻痺を呈した症例である．発症から2ヵ月経過している．現在，胸椎手術後であるため，ベッド上以外では，胸腰

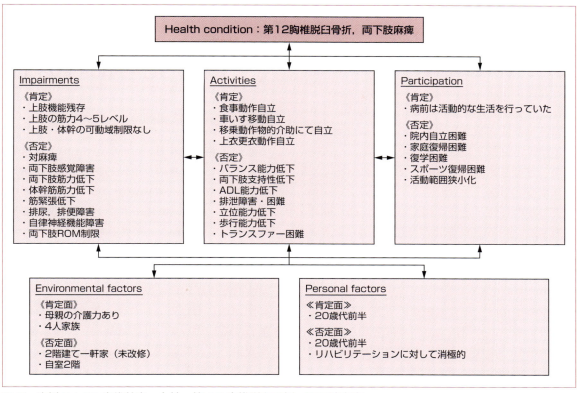

図5 症例5：20歳代前半，女性，第12胸椎脱臼骨折，両下肢麻痺

椎部の強固な固定を目的とした，モールド式装具を装着している．矢状面上の画像所見によりTh11/12椎体の脱臼骨折であり，さらに水平面の画像所見により特に右側横突起は粉砕しており，左右脊髄神経根が障害されていることがわかる．残存筋として，肋間筋，腹直筋，腹斜筋などの腹筋群，腰方形筋，腸腰筋の一部の機能が残存している．本症例の歩行，更衣（下半身），排泄が困難となっている要因を考えるとともに，年齢も若いことから生活の楽しみやQOLの向上につながることを考えていかなければいけない症例である．

## 5　脳性麻痺

「脳性麻痺とは受胎から生後4週間までに生じた脳の障害（非進行性病変）に基づく，永続的な，しかし変化し得る運動および姿勢の異常」をいう．

脳性麻痺の原疾患には，さまざまな小児神経疾患が存在するゆえに，実際には脳性麻痺は症候群となっているのが現状である．以前は，脳性麻痺の病型分類としては，痙直型・アテトーゼ型・失調型・弛緩型・混合型などに分け，タイプ別に運動機能障害の特徴を診てリハビリテーションを行っていた．しかし，近年では，低出生・早期産による脳室周囲白質軟化症（PVL）が多い．痙直型は，四肢の緊張亢進を特徴とし，痙性麻痺となる．上位運動ニューロンの障害部位によって，四肢麻痺，両麻痺，片麻痺を生じる．精神発達遅滞，痙攣，嚥下障害を伴うことが多い．アテトーゼ型は，不随意運動を特徴とする．言語障害が著明で，発語・発声における協調的運動が困難となる．精神発達は

正常である．失調型は，協調運動障害を特徴とし，動作のコントロールができず，速い動きや微妙な動きが不得手である．歩行は失調性歩行を呈する．混合型は痙直型とアテトーゼ型の混じった障害が生じる．しかし，これらも混合したりし，そのため疾患の特徴や発達特性により複雑多様な臨床像を呈するため，治療はマニュアルやガイドラインでは規定できない．一人一人の子どもを評価し，個別的な問題に対応しなければならない．

また非進行性と定義されているも，脳性麻痺は過緊張・低緊張・筋弱化が発達とともに顕著となる．放置すると一度獲得した機能も年長や成人になると低下や退行をきたし，結果的に進行する場合も少なくない．

理学療法士は，療育の概念のもと，発達の援助，養育者への育児援助，個々に応じた実際の機能の獲得，家族・子どもを中心とした生活環境設定，適切な姿勢管理，年長・成人期における機能の維持，疼痛など二次的障害への対応などへアプローチする．一生を通じた治療となるため，多様なライフステージに合わせて個々を主体とした目標を設定する．

作業療法士は，上記に加え，上肢機能の発達を促すことで，子どもの遊びの発達や精神の発達や ADL の獲得に対してアプローチする．

言語聴覚士は，呼吸機能も含めた構音（口腔）器官の運動なども促しながら，言語の発達や知的発達を促していかなければならない．

**症例6：10歳代前半，女性，脳性麻痺，痙直型四肢麻痺（図6）**

40W1d 2,860 g にて出生．生後1ヵ月時に気管支炎で入院し，水痘罹患．水痘治癒後に痙攣発作があり脳性麻痺と診断．主なコミュニケーション手段は表情やしぐさで，たまに発声もみられる．快よりも不快な表現をすることが多い．10歳前に C7〜L4 までの右凸20°の側弯がみられ始めた．現在は Cobb 角45°である．

日中もベッドで寝ていることが多く，病棟や学校で全介助にて生活している．

## 2. 骨関節障害による障害の構造と基本的アプローチ（ICF 例7〜11）

### 1 変形性膝関節症

変形性膝関節症（knee osteoarthritis：膝 OA））は，先行する全身的，遺伝的あるいは内因的障害に加齢や機械的要因が加わることにより，軟骨の変性，破壊，摩耗が生じ，疼痛，関節変形，歩行障害を引き起こす疾患である．

膝 OA の発症には，性別，肥満，加齢，外傷の既往などさまざまな因子が関連している．

膝 OA の症状は病期によって異なり，初期では関節のこわばり，動作開始時の疼痛を訴え，進行するに従って，可動域制限，関節水腫，内反変形，歩行時の側方動揺（lateral thrust）などが出現する．末期では疼痛のため歩行困難となり，日常生活が著しく制限される．

膝 OA の治療は保存療法と手術療法に大別される．保存療法は，運動療法，物理療法，装具療法，薬物療法に分けられ，疼痛の除去，機能障害および活動性の改善に焦点が当てられる．保存療法が奏効しなかった場合には手術療法が適応となる．

膝 OA に対する手術療法において最も多いのは人工膝関節全置換術（total knee arthroplasty：TKA）である．手術の目的は除痛，膝関節可動域の改善，下肢アライメントの矯正などであり，理学療法においては，手術侵襲による疼痛を管理しながら身体機能および ADL の早期回復が求められる．手術後は QOL が飛躍的に向上する患者も多い．

本項目では TKA 手術後理学療法症例について紹介する．

**症例7：70歳代後半，女性，右膝 OA，右 TKA 施行（図7）**

70歳代後半の女性で膝 OA により TKA を右

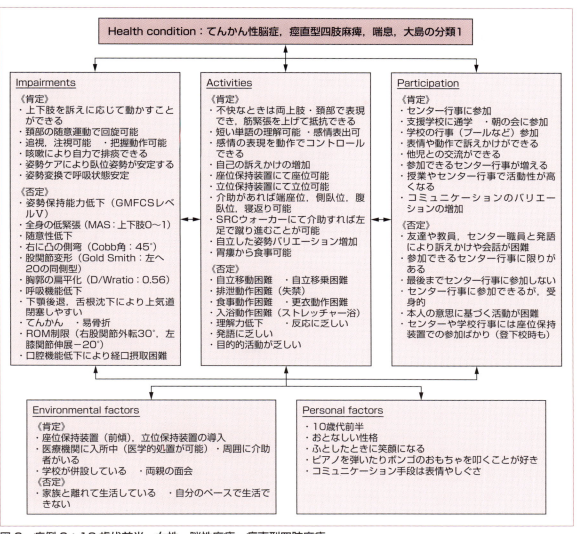

図6 症例6：10歳代前半，女性，脳性麻痺，痙直型四肢麻痺

膝関節に施行．病前生活は，買い物は親族の送迎にて行っており，歩行時杖を使用にて独歩．毎日，自宅正面にある畑へ行くのが趣味．術前は，膝内反変形を起こしており，中殿筋の弱化出現．TKAを施行したことにより膝関節の内反変形は改善，術後間もないことによる術創部の疼痛，膝関節周囲の軟部組織の癒着により膝関節動作時疼痛が生じ，可動域制限となり，ADL能力の低下を示す術後10日目の症例．

## 2 変形性股関節症

　変形性股関節症は，関節軟骨の変性や摩耗によりさまざまな関節変化が生じ，加齢とともに進行する疾患である．原疾患が明らかでないものを一次性股関節症，先天性股関節脱臼や臼蓋形成不全などに起因するものを二次性股関節症と分類される．女性に多く，発症年齢は平均40〜50歳である．病期の分類は日本整形外科学会変形性股関節症病期分類を用いることが多い．

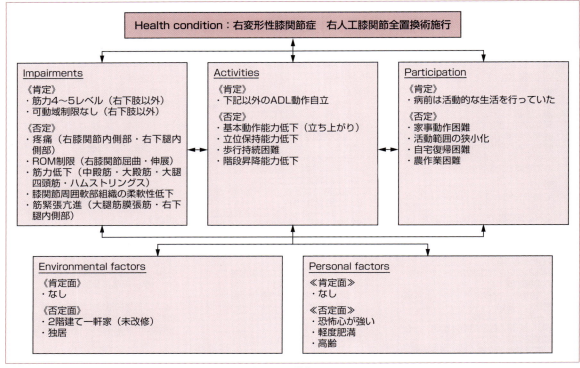

図7　症例7：70歳代後半，女性，右膝OA，右TKA施行

主な臨床症状は疼痛・可動域制限・跛行である．股関節症の臨床評価基準は日本整形外科学会股関節機能判定基準（JOAスコア）を用いることが多い．股関節症の治療には保存療法（生活指導・理学療法・薬物療法）と手術療法（人工股関節置換術・骨盤骨切り術・大腿骨骨切り術・股関節鏡手術など）がある．

股関節症患者は疼痛や可動性の制限により日常生活活動が制限され社会参加が制約されて生活の質（QOL）の低下が生じる．

症例8：70歳代前半，女性，左変形性股関節症，左人工股関節全置換術施行（図8）

3年ほど前より左股関節痛が出現．徐々に疼痛増強．その後，総合病院を受診し，左変形性股関節症の診断を受ける．同日，手術目的に紹介され初診．2ヵ月後に人工股関節全置換術（total hip arthroplasty：THA）目的で入院，その1病日後にTHA施行し，翌日よりリハビリテーション開始の症例．手術後1病日の状態は，T-cane使用見守りにて訓練室に来室する．笑顔で会話し，表情は穏やかである．リハビリテーションへの意欲は高い．以前はよく運動をしていた様子．コーラスなどの趣味を持ち，活発に活動していたようである．BMI：24.4．

## 3　骨折

骨折とは，骨が外力により構造上の連続性を断たれた状態である．骨折に起因する一般的機能・構造障害は，骨折部の痛みと固定による筋力低下，関節可動域制限であり，活動制限としては，骨折肢を主に使用していたADLの制限である．上肢の骨折では，骨折上肢に独立した動きが求められる動作や協調性・巧緻性が求められる動作，例えば，食事や排泄，更衣，整容，書字，車の運転などが障害される．下肢の骨折

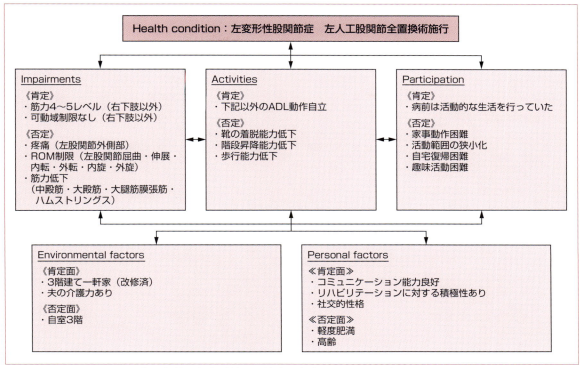

図8 症例8：70歳代前半，女性，左変形性股関節症，左人工股関節全置換術施行

では，主として歩行移動が障害され，それに伴い仕事が制限されるなどの参加制約が生じる．脊柱の骨折は，動作時の痛みや重力がかかることによって，寝返りなどの体動や座位保持などの抗重力位をとることが障害される．

骨折のリハビリテーションは，受傷前の生活への速やかな回復を目標とし，アプローチの基本は，骨折部の固定と廃用症候群の予防である．治療初期には，固定していない関節の自動運動や骨折肢を心臓より高い位置に挙上させ，浮腫の軽減が図られる．また，痛みの軽減や血流の改善を目的にホットパックや渦流浴などの温熱療法が行われる．骨折肢の筋力訓練では，等尺性収縮が用いられ，固定部位に影響がないように配慮される．治療後期には，関節可動域の増大，筋力や協調性の増加のための練習が行われる．高齢者の場合，長期臥床による廃用症候群などの合併症が生じないように，早期から離床させ，ベッドサイドでの運動指導などが行われる．

### 1）大腿骨頸部骨折

大腿骨頸部骨折は，約90％が転倒による外力によって引き起こされる疾患である．後期高齢者を中心とし，約94％に外科的治療を要する．骨折・転倒は要介護の原因疾患として第3位を占めている．合併症や既往により機能予後，生命予後に大きく影響し，社会的背景，精神活動の低下が生活機能再獲得の阻害となる．よって，下肢の一骨折ではなく全身疾患としてトータルにとらえるべきである．

リハビリテーションの目的は身体機能および生活機能の再建にある．理学療法では骨折部の治癒促進を図り，関節拘縮・筋力低下や精神活動低下などの廃用症候群を予防する．その際，合併症や既往を知り，リスク管理を十分行いながら進め，退院後の生活を見据えた生活能力の

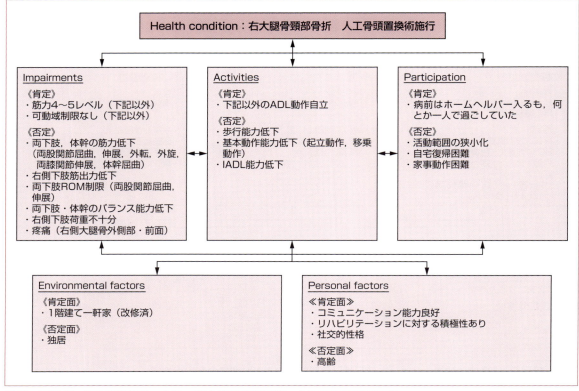

図9　症例9：80歳代後半，女性，右大腿骨頸部骨折，人工骨頭置換術施行

再獲得を目指す．病院退院後の安心・安全な生活への支援も忘れないようにする．

**症例9：80歳代後半，女性，右大腿骨頸部骨折，人工骨頭置換術施行（図9）**

　右大腿骨頸部骨折を呈し，人工骨頭置換術を施行した80歳代後半の女性．自宅で椅子の上から転倒し受傷．5病日後，人工骨頭置換術施行され，手術後20病日後転院．病前は，独居であり，ホームヘルパーを週3回利用しているが，その他の日に関しては全部自分で食事動作や入浴動作，トイレ動作などのADL動作や家事や掃除，買い物などのIADL動作を遂行しなければならない．また，再転倒のリスクが高いため，動作指導が必要であると考える．また，リスク管理として，禁忌肢位である股関節屈曲・内転・内旋位になりそうな動作に関しても動作指導が必要であると考える症例．

## 2）上腕骨近位端骨折

　上腕骨近位端骨折は，上腕骨外科頸より中枢，すなわち上腕骨頭から大胸筋付着部までの骨折を指し，骨頭骨折，解剖頸骨折，大結節骨折，小結節骨折，外科頸骨折がある．受傷者のほとんどは高齢者であり，若年者ではスポーツや交通事故などによる受傷である．全骨折の5～8％で全上腕骨骨折の45％を占め，転倒による受傷は85％と報告された．受傷後に遷延治癒もしくは癒合不全は1～7％，骨壊死は21.6％，腋窩神経損傷は30週で30％に生じると報告された．癒合不全により行われた手術は3％であった．受傷側は利き手が48％と大きな差はない．危険因子として骨の脆弱性がある．着地した手・肘からの介達外力によって発生することが多いが，肩外側からの直達外力による受傷もある．

11.［リハビリテーションの対象疾患］身体障害　**205**

## 4　靱帯損傷

　靱帯は関節を強化する軟部組織であり，関節運動を安定させるための重要な役割を担っている．その靱帯の持つ機能が破綻した状態を靱帯損傷という．靱帯損傷は手指，手，肘，肩，膝，足部など，さまざまな関節で生じる．靱帯損傷に起因する主な機能・構造障害は，靱帯が損傷した関節の不安定性と疼痛・腫脹，それに関節可動域の制限や筋力低下などである．

　靱帯損傷のアプローチの基本は，その関節の固定・安静と適度な負荷である．膝や足関節の靱帯損傷では，その修復に応じて荷重量を増やし，歩行の再獲得が目指される．同時に関節可動域訓練と筋力増強訓練が行われる．スポーツ復帰に際しては，応用的なバランス訓練や再損傷を防止するための競技に応じた固有のトレーニングが実施される．また，補装具を用いた予防も行われる．

### 1）前十字靱帯損傷

　膝前十字靱帯（anterior cruciate ligament：ACL）は膝関節内の靱帯で，大腿骨外顆内側面の後方から起こり，前内方に向かい，内側脛骨顆間結節およびその前方に付着する靱帯で，滑膜関節包外，線維性関節包内の丈夫な線維性の構造として存在する．

　ACL は前内側線維，中間線維，後外側線維の三線維束からなり，大腿骨に対する脛骨の前方亜脱臼や内旋を制動している．20°以上の伸展域では ACL に加わる張力が大きくなり，大腿四頭筋の収縮が加わるとさらに張力は増大する．

　ACL 損傷は，スポーツ活動中の外傷として多発する．損傷した ACL は自己治癒能力が乏しいため，不安定性が残存し，動作中に膝崩れ（giving way）と呼ばれる膝の亜脱臼症状を呈する．不安定性を有する状態でのスポーツ活動の継続により，二次的な軟骨損傷，半月板損傷を惹起するリスクが高くなるため，半腱様筋膜や

骨付き膝蓋腱などの自家腱を用いた再建術が選択されることが多い．

#### 症例 10：30 歳代前半，男性，左 ACL 断裂　左 ACL 再建術施行（図 10）

　スポーツ中に左 ACL を断裂し，健側骨付き膝蓋腱を使用し，左 ACL 再建術を施行した 30 歳代前半の症例．術後 1 週で，術部の痛みが強い症例．今後，スポーツ復帰を行う際に，再断裂に配慮していくことが最も重要．初回受傷時が非接触型損傷であれば，再断裂時も非接触型損傷が起こりやすいとされているため，スポーツ復帰までには走行，ステップ動作，回転動作などにおける関節の使い方，重心の位置などスポーツパフォーマンスの成熟度を向上させる運動学習が必要になってくると考えられる．そのため，スポーツ種目の特性に合った動きに対しての膝の使い方，重心の位置の指導を行っていかなければならない症例．

### 2）肩腱板損傷

　腱板断裂の背景には，腱板が肩峰と上腕骨頭に挟まれているという解剖学的関係と，腱板の老化があり，中年以降の病気といえる．

　明らかな外傷によるものは半数で，残りははっきりとした原因がなく，日常生活動作の中で，断裂が起きる．男性の右肩に多いことから，肩の使いすぎが原因となっていることが推測される．

　断裂型には，完全断裂と不全断裂がある．

　若い年齢では，投球肩で不全断裂が起こることがある．

　発症年齢のピークは 60 歳代で，肩の運動障害・運動痛・夜間痛を訴えるが，夜間痛で睡眠がとれないことが受診する一番の理由である．運動痛はあるが，多くの患者は肩の挙上は可能である．

#### 症例 11：60 歳代前半，男性，右肩腱板断裂，肩関節鏡視下腱板修復術（ARCR）施行（図 11）

　右肩腱板断裂を呈した 60 歳代前半の水産業

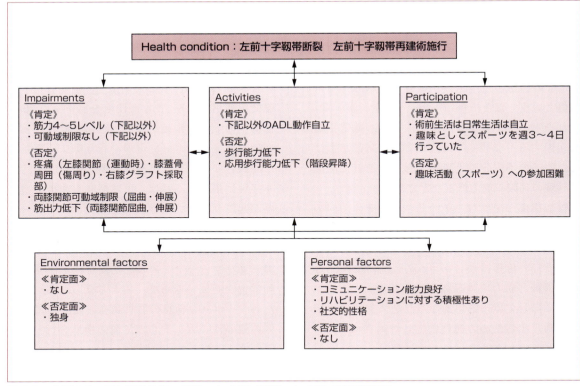

図10 症例10：30歳代前半，男性，左ACL断裂，左ACL再建術施行

を現在も行っている男性．6週前にARCRを施行した症例．

## 5 関節リウマチ

関節リウマチ（RA）は，免疫の異常により自分自身の正常な細胞や組織を過剰な反応で攻撃してしまい，関節が炎症を起こし腫れや痛みを発症する疾患である．よく罹患する関節は，手関節，中手指節関節，近位指節関節，中足趾節関節，膝・足関節などであり，進行すると関節変形や骨破壊が起こる．RA患者は，日本人口の1％弱にあたる70万～100万人程度いるとされる．若年者から高齢者まで幅広い年代で発症するが，特に30～50歳代で多く認められる．男女比では，女性が男性より多い（女性：男性＝3～5：1）．

多くのRA患者は，慢性化して生涯治療を要する．リハビリテーションでは，物理療法や運動療法を通じて，患者がなるべく支障なく日常生活を送れることを目標に，治療を進めていく．

## 6 下肢切断

下肢切断は，糖尿病や閉塞性動脈硬化症に合併する末梢循環障害によるものが増加している．下肢切断に起因する主な機能・構造障害は，下肢切断側の支持性の永続的な喪失である．断端に浮腫や疼痛，幻肢痛などが合併したり，断端管理が不十分な場合には，関節拘縮や筋力低下などの二次的障害が生じる．

下肢切断による機能・構造障害に対するアプローチの基本は，断端管理を十分に行い，不要な合併症や二次的障害を予防することである．

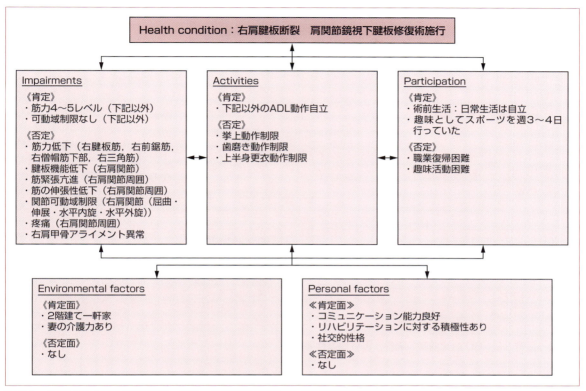

図11　症例11：60歳代前半，男性，右肩腱板断裂，肩関節鏡視下腱板修復術施行

下肢機能を再獲得するには，義足を用いての歩行訓練が実施される．高齢者では，全般的な身体能力が低下しており，転倒の可能性が高い．また，合併症がある場合は歩行困難となる場合が多く，車いすなど別の手段を用いた移動能力を再獲得させる練習も行われる．

### 7　上肢切断

上肢切断は，労働災害や一般事故など外傷性によるものが多い．上肢切断に起因する主な機能・構造障害は，疼痛，特に幻肢痛は下肢よりも強い．また，関節可動域制限や筋力低下を生じる．活動制限としては，健側上肢の代償によりある程度のADLは自立可能であるが，家事動作や趣味活動，仕事など両側上肢の機能を必要とする作業は障害される．

上肢切断による機能・構造障害に対するアプローチの基本は，下肢切断と同じく断端管理である．義手を装着した場合，それが作業用や機能義手であれば，使いこなすための練習が行われる．

## 3. 内部障害による障害の構造と基本的アプローチ（ICF例12～13）

### 1　慢性閉塞性肺疾患

慢性閉塞性肺疾患（chronic obstructive pulmonary disease：COPD）は，タバコ煙など有害物質の長期的吸入曝露によって生じた肺の炎症性疾患であり，呼吸機能検査において，呼吸生理学的な気流閉塞（1秒率70％未満）をきたした病態である．日本においては，40歳以上の8.6％が

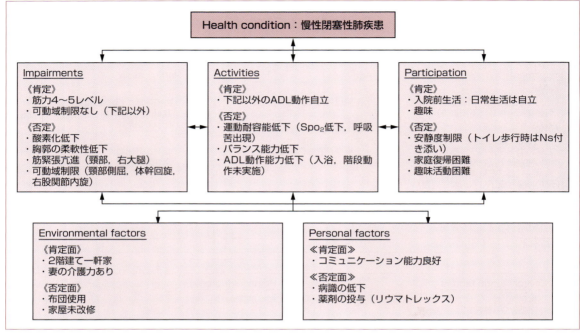

図12 症例12：60歳代前半，男性，慢性閉塞性肺疾患

罹患し，高齢者ほど有病率が高い．COPDは，肺気腫病変優位型である気腫型COPDと，末梢気道病変優位型である非気腫型病変に区分される．

COPD患者は，身体機能の失調，呼吸困難，社会的孤立，抑うつにより，日常生活において悪循環が形成されていることが多い．呼吸リハビリテーションは，運動療法，栄養療法や患者教育などの包括的な取り組みにより悪循環を断ち切ることで，身体症状，ADLやQOLの改善を図ることを目的としている．リハビリテーションでは，運動療法や患者教育を通じて，運動耐容能の改善，呼吸困難の軽減，上肢機能の改善，健康関連QOLの向上を目標に，評価・治療を進めていくことが重要である．

### 症例12：60歳代前半，男性，慢性閉塞性肺疾患（図12）

COPDにて在宅酸素療法（以下HOT）1 $l$/min導入されていた．元々食が細かったが，2日程前から息苦しさと食欲不振が増強していた．数日排便がなかったこともあり，当日も夕食は少しのみ摂取し休んでいたが，夜間に呼吸苦を訴え救急車要請し入院の運びとなる．既往歴として，60歳前半のHOT導入1 $l$/min；体動時2 $l$/min，その後1回/週で外来通院し内服フォロー中であった．入院前生活は，ADLは自立．食事，トイレ時以外はほとんど自室のベッドに臥床して過ごす．部屋では，酸素濃縮器を使用していた．外出は外来通院するときのみであった．トイレ時は携帯用酸素を使用せず，息切れが出現していた．喫煙歴：20本/日，40年間（数年前から禁煙）．

## 2 虚血性心疾患（狭心症・心筋梗塞）

虚血性心疾患とは，冠（状）動脈が動脈硬化による狭窄，血栓による閉塞，または攣縮により心筋への血流供給が不十分となり，心筋の壊死または虚血をきたす疾患の総称である．

虚血性心疾患は，症状と心筋壊死の有無に

よって，狭心症と心筋梗塞に分類される．一過性の心筋虚血のための胸部症状（胸痛や胸部圧迫感など）が認められるものを狭心症，完全に冠動脈が閉塞し心筋の壊死が認められるものを心筋梗塞という．

### 1）狭心症

狭心症は「心臓の代謝に必要な十分な血液が心筋に供給されないため，心筋が一過性に虚血に陥り，その部位に異常代謝が発生し，その結果，胸部不快感を主症状とする臨床症候群」と定義される．狭心症は発症の誘因や臨床経過などから分類される．

### 2）心筋梗塞

心筋梗塞は「心筋を栄養している冠動脈の血流が局所的に一定時間以上減少し，その灌流領域の心筋が壊死に至る心疾患」と定義される．心筋梗塞は発症時の ST 偏位と梗塞部位，Q 波の有無，発症からの経過日数などから分類される．

## 3 糖尿病

糖尿病（diabetes mellitus：DM）は，インスリン作用不足と慢性高血糖を主徴とする代謝性疾患で，1 型糖尿病や 2 型糖尿病，その他の型，妊娠糖尿病に分類される．1 型は，絶対的にインスリンの量が不足している状態である．自己免疫性の原因やその他何らかの原因により，膵臓のβ細胞が破壊され，膵臓からのインスリン合成・分泌能が低下した場合である．小児や若年層に多く発病するが，成人になってから徐々にβ細胞が破壊されてくることもある．一方，2 型はインスリンの量に不足はないが作用しない場合（各臓器におけるインスリンに対する感受性が低下した状態（インスリン抵抗性））と，インスリンの分泌不全の状態である．わが国では 2 型が大部分を占め（95％以上），発症には遺伝因子と環境因子が関与し，肥満や過食，運動不足に

よるインスリン抵抗性を基礎にして，中年以降に緩徐に発症し，自覚症状のないまま徐々に進行するとされる．主に運動療法の対象となるのはこの型である．

糖尿病の診断は，血糖値と糖化ヘモグロビン値 HbA1c の両方を評価して行う．

また，糖尿病においては合併症の存在も見逃してはならない．急性の合併症としては，糖尿病性ケトアシドーシス（1 型に多い）・高浸透圧性高血糖性非ケトン性昏睡（2 型に多い）・乳酸アシドーシス・低血糖などに注意が必要である．糖尿病は長期にわたる疾患であり，慢性の合併症も多い．特に三大合併症と呼ばれる糖尿病性網膜症・腎症・神経障害は重要で，その他糖尿病性足病変・動脈硬化症・高血圧・感染症などにも注意が必要である．

### 症例 13：60 歳代前半，男性，糖尿病（図 13）

2 型糖尿病．体重増加，血糖値コントロール不良により治療入院となった症例．今後の病態の悪化による合併症の進行の予防目的．

## CLOSER-LOOK BOX

身体障害疾患のリハビリテーションを今回紹介した．

医療や EBM（evidence-based medicine），さらには EBP（evidence-based practice），すなわち，エビデンス（根拠）に基づいたプラクティス（実務）への道は，常に進化・変容している．

また，今回提示した ICF も同様であるとともに，その人個人による背景などによって変化する．

これらのことを加味して，本書を参考に，健康状況と健康関連状況を理解し，科学的基盤を提供し，リハビリテーションはもちろん，医療の発展に貢献してほしい．

そして，国民の健康寿命の延伸に寄与し，科学的な根拠に基づくリハビリテーションの実践と個別性を保証したリハビリテーションの一助となれば幸いである．

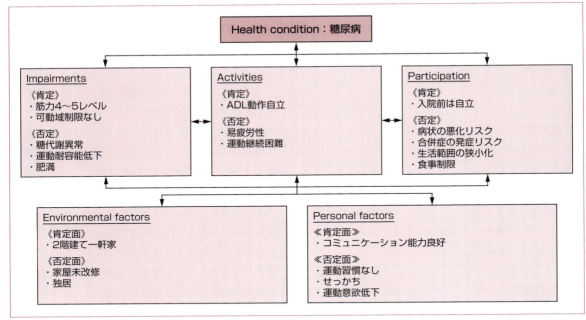

図13 症例13：60歳代前半，男性，糖尿病

## RELATED STUDY

「障害」があれば，健康とはいえないのだろうか？

健康とはどういうことをいうのだろうか？

また，障害構造を理解することが，リハビリテーション・アプローチとどのような関係にあるか考えてみよう．

## FURTHER READING

1. 嶋田智明（編集）：障害別・ケースで学ぶ理学療法臨床思考― PBLで考え進める―，文光堂，2007

   理学療法の臨床現場において，評価・治療で特に苦慮することが多い痛みや可動域制限，筋力低下などを機能障害別に取り上げた25例のケースをもとに，関連する基礎知識をはじめ，系統的に各疾患について診断・評価・治療プログラムの立案といった重要なプロセスが学べるような教科書．本書を通して，多くの臨床的情報を統合・解釈し，それに基づき臨床的な問題を病態運動学的に特定し，さらにそれを解決に導くクリニカル・リーズニング能力の開発・向上をめざすことができる．

2. 長﨑重信：作業療法学 ゴールド・マスター・テキスト 身体障害作業療法学（改訂第2版），メジカルビュー社，2015

   作業療法学について知識のない学生でもわかりやすいように，読みやすく解説した作業療法学専門分野の教科書である．対象となる疾患の基礎から実践的な治療アプローチまでをおさえている．解剖学や生理学などの基礎医学系の知識は，専門科目の流れの中で取捨選択して拾っているので，これまでの復習として知識の強化に役立てられている．卒業後の臨床を見越した知識だけに留まらない実践的な内容も含んでいる．

〔松﨑哲治〕

## ［リハビリテーションの対象疾患］
# 12. 精神障害

## 学習目標

- リハビリテーションの対象となる精神疾患を知る.
- 精神障害の障害構造を理解する.
- 精神障害に対する基本的なアプローチを理解する.

## エッセンス

精神障害には薬物療法により症状を抑えることができる疾患もあるが,それだけでは不十分であり,心理的・社会的なアプローチを必要とする.症状や発揮できる能力は人的・物的環境によって変化するため,本人のみならず環境への働きかけも大切である.総合的なアプローチが必要なため,多職種によるリハビリテーションが基本となる.セラピストは他の職種と協力しながらチームアプローチの一翼を担っていく.

本項ではリハビリテーションの対象となる精神疾患の種類をいくつか挙げた後,精神障害の基本的な障害構造を説明する.そして精神障害に対する基本的なアプローチと,意識したい視点を示す.

## 1. 精神障害とは

"精神"障害という名称から,どのようなイメージが浮かぶだろうか? 2002年(平成14年)から2007年(平成19年)にかけて実施された疫学調査[1]によると,日本人の5〜6人に1人は一生のうちに何らかの精神疾患にかかるとされている.精神の病は"心の強さ"や"性格"とは関係はなく,誰でもかかる可能性のある,ありふれた疾患である.そしてその大半は,身体の一部分である「脳」の働きが悪くなり生じることがわかっている.胃が悪くなったりするのと同じように,脳という臓器も働きが悪くなることがある.脳の機能が低下したり,あるいは亢進し過ぎたりすることで,精神や行動に異常が現れる.患者は症状に苦痛を感じ,心身の機能は障害され,さまざまな活動を行うことや人と満足に交流することなどが難しくなる.これらは長期に

わたって続くため,身体の障害と同じくリハビリテーションの対象となる.

例えば精神疾患により,気分が異常に落ち込んだケースを考えてみよう.脳に働きかける薬を服用して脳の神経伝達機能が改善し,気分の落ち込みが回復すれば,それで十分といえるだろうか.人によっては日常生活を十分に行えないほどの疲れやすさや,対人関係を円滑に持てない行動パターンなどが残存するかもしれない.仕事や学校などを辞め,社会から引きこもる場合もあるだろう.そのような状態が長く続けば,健康的で満足のいく生活とは程遠いのではないだろうか.

精神障害は症状や心身機能の問題にとどまらない.日々の活動が困難かどうか,本人の望む,あるいは必要なコミュニティに参加できるかどうかといった複合的な要因が絡み合い維持される.それゆえにさまざまな側面に対して働きかける,総合的なリハビリテーションが求められ

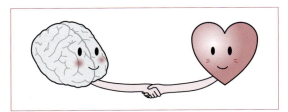

図1 脳のはたらきと心の健康

るのである（**図1**）.

## 2. リハビリテーションの対象となる精神疾患

　精神疾患には，原因が明らかなものと，まだはっきりとはわかっていないものがある（**図2**）. 原因が明らかな疾患として，事故で脳に傷を負ったり，脳の組織が変性したりするなど，脳そのものの病変によって引き起こされるものがある. 代表的な疾患として，頭部外傷による精神障害や，アルツハイマー型認知症などが挙げられる. そのほかにも肝臓など脳以外の体の病気が原因となる精神病や，摂取した物質が脳に直接作用することで生じる，アルコール依存症や薬物依存症などがある.

　精神疾患には，原因が完全には明らかになっていないものも多い. その中で，脳の機能に何らかの異常が想定される疾患として，統合失調症やうつ病などがある. 統合失調症は，考えや気持ちをまとめる「統合」機能が一時的に調和を失ってしまう病気である. その結果，実際にはそこに存在しない話し声を知覚してしまったり，他人が自分を害しようとしていると思い込み，"あり得ない状況だ"と指摘されても決して考えを曲げなかったりする. うつ病では，気分が異常に落ち込み，体がだるくなったり，眠れなくなったり，思考力が低下したりする. うつ病と似ているが，反対に異常に気分が高ぶったり怒りっぽくなったりする時期が見られる双極性感情障害などもある.

　精神的ストレスなどが発症のきっかけと考えられ，気分や感情，思考，行動などが以前の自分のものから大きく逸脱してしまう疾患もある. 例えば身体の検査では全く異常が見つからないが，声が出せなかったり，立ったり歩いたりすることができなくなったりする. 痩せることにとらわれ極度の体重低下を示したり，過食や嘔吐などを繰り返したりする摂食障害もある. それまで形成されてきたパーソナリティの偏りにより，自分自身や周囲の人々が苦しむ障害もある. これらの中には脳の働きにアンバランスな状態が見つかりつつある疾患もあり，単純に「心の病気」とは言い切れない.

　ほかにも，何らかの発達上の問題を抱えている障害も含まれる. 知的機能が全般的に平均よりも低く，環境に適応することが難しくなる精神遅滞もその一つである. また社会性やコミュニケーションに問題があったり，興味の幅が極端に狭かったりこだわりが強かったりする，心理的な発達の障害もある. 集中力がなくじっとしていられなかったり，考えずに行動してしまったりする注意欠如・多動性障害，また感情の現れ方が偏ったり激しかったり，過度の攻撃性や暴力が見られたり，重大な規則違反や違法行為を繰り返したりして社会に順応できない，行動や情動の障害も含まれる. 国際疾病分類（ICD-10）では，**表1**に示されるように「精神および行動の障害」として11の大項目を挙げている[2]（**図2**）.

## 3. 精神障害の構造と基本的なアプローチ

　精神障害では脳の機能が障害されることで，病的な体験をしたり，さまざまな症状に苦しめられたりする. また注意集中したり，記憶したり，ものごとを判断・計画・実行したりすることなどが障害される. 心理的には，自分や他人に対する見方が偏ったり，不快な感情に苛まれ

12.［リハビリテーションの対象疾患］精神障害

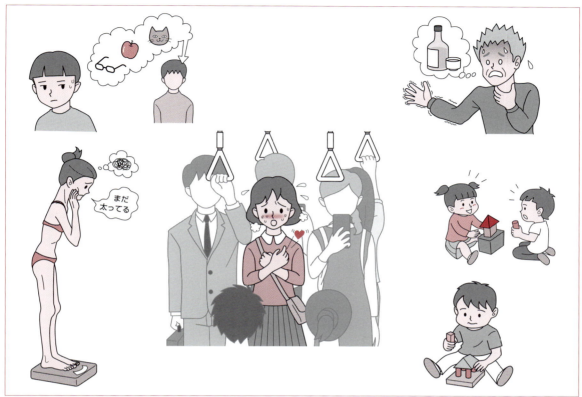

図2 さまざまな精神障害

たりする．社会的な側面では，身辺処理や対人的行動，社会的行動が困難となる．家族や周囲との関係が悪化したり，孤立したりと，人や社会とのつながりにも問題が生じる．精神障害は思春期・青年期以降に発症するケースが多いため，学校で学ぶ，働く，恋愛し家庭を持つ，子を育てるといった当たり前の生活を送ることや，自分らしい生活を送ることが妨げられやすい．このため心理的・社会的なリハビリテーションが必要となるのである．図3にICFによる症例を提示する．

さまざまな症状や，情報を受け取り処理する機能の障害に対しては，薬物療法に加え，症状への対処法を獲得したり，専門の訓練を行ったりしていく．これまでの生活で形成された否定的な考え方や，不快な感情などに対しては，小さな成功体験を積み重ねたり，専門的な介入を

表1 国際疾病分類（ICD-10）「F．精神および行動の障害」の大項目

| F00-F09 | 症状性を含む器質性精神障害 |
| F10-F19 | 精神作用物質使用による精神および行動の障害 |
| F20-F29 | 統合失調症，統合失調型障害および妄想性障害 |
| F30-F39 | 気分（感情）障害 |
| F40-F48 | 神経症性障害，ストレス関連性障害および身体表現性障害 |
| F50-F59 | 生理的障害および身体的要因に関連した行動症候群 |
| F60-F69 | 成人の人格および行動の障害 |
| F70-F79 | 精神遅滞（知的障害） |
| F80-F89 | 心理的発達の障害 |
| F90-F98 | 小児期および青年期に通常発症する行動および情動の障害 |
| F99 | 特定不能の精神障害 |

行ったりすることでバランスのとれた心理へと修正していく．身辺処理や対人的行動，社会的行動の問題には，新たな学習場面を設けたり，

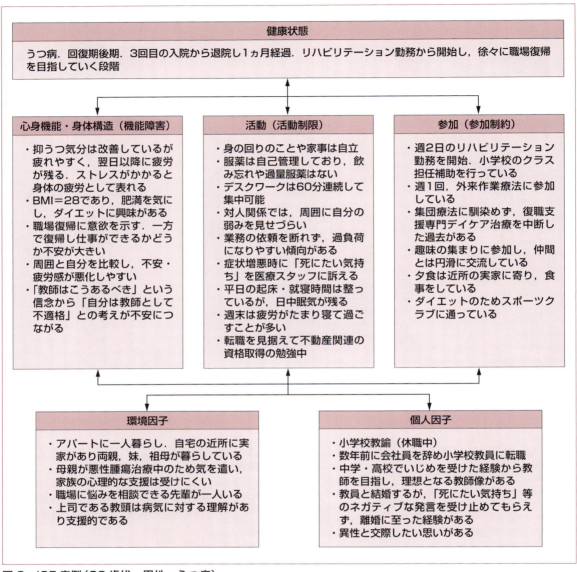

図3 ICF症例（30歳代，男性，うつ病）

不足している知識や情報を与えたりすることで解決していく．社会とのつながりや生活環境の問題については，社会的サービスを利用したり，家族をサポートしたり，訪問による支援を行ったりする．仲間作りの支援や，安心して過ごせる場所を紹介することも重要である．こういった支援は多職種によるチームアプローチによって，はじめて可能になる．

リハビリテーションの対象となるライフステージは小児期から老年期までと幅広く，病期は急性期から回復期，慢性期，維持期までとほぼすべての過程に及ぶ．このためセラピストは病院で治療やリハビリテーションに携わったり，通所型の施設や訪問といった形で地域での生活を支えたり，企業と連携して就労支援を行ったりと，さまざまな領域で活躍している（図4）．

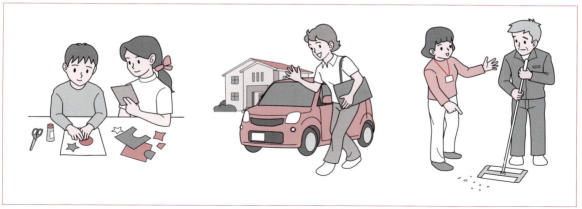

図4 さまざまな領域で活躍するセラピスト

## 4. 意識したい視点

### 1 ストレングスモデル

専門的な知識が増えると,問題点や「できないこと」といったマイナスの部分につい目が行きがちである.しかし,それは対象者の一部分を見ているに過ぎない.セラピストが特に意識したいのは,強みや利点に注目する視点である.ストレングスモデルは,個人の持つ強み・長所や地域資源の活用に焦点を当てるアプローチ哲学である[3].本人の「できていること・できること」「好きなこと・得意なこと」など健康的な面に目を向ける.長所を引き出せるよう,環境資源を活用していく.脆さや弱さがあってもそこにプラスの側面はないか,問題に見える環境の中にも助けになっている側面はないかと,視点を変え工夫していくことも重要である(図5).

本人の希望を大切にし,今できていることに注目し,障害があっても達成できる目標を設定する.自信を回復し,安心して変化できる環境を整え待つ,長期的な視点が大切である.例えば図3の症例に対するアプローチでは,異性に興味があり,スポーツクラブに通い,趣味仲間と交流を持つといった,健康的な部分に注目し

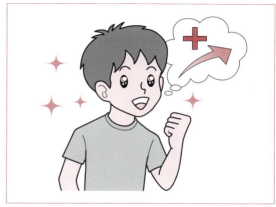

図5 プラスの側面に注目

た.そして,こういった本人の健康的な部分を維持・促進し,同時に理解者との関係をより強化していくよう調整していった.この結果,心理的に安定した状態を維持しながら復職のステップを踏み,最終的には職場に復帰したのである.

### 2 回復過程の個別性

精神障害の多くは思春期・青年期といったライフステージの途中で発症するため,病前にイメージしていた理想の自分と,現在の姿が異なるがゆえの苦労がある.リハビリテーションの

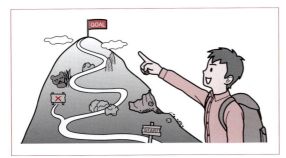

図6　その人なりの回復の道のりを尊重する

途上では，病気や障害を認めたくない気持ちが対象者の内に存在することも多く，そのことが症状や障害にネガティブな影響を与えることもある．

　主観的な苦悩を消化し，自身を再構築していく道のりは，簡単ではない．対象者は，新たな価値を見出す途上にあるという捉え方が必要であり，個人のペースを尊重する姿勢が求められる．ときに病気や障害が一時的に心の安定を守っていることもある．この場合，無理に変化を促すと抵抗が見られたり，変化によって予期せぬ悪化を示したりする場合がある．安心して自分のペースで変化していけるような環境を整えるのが先決である．「北風と太陽」でいえば，太陽のような構えが求められることもあるだろう．

　図3の症例は幾度も入退院を繰り返し，当初は「模範的な教師」という理想の自分を失った状態であった．理想からかけ離れている自分を責め，そのことが症状を悪化させる悪循環を生んでいた．将来への不安から，別の仕事をにらみ異業種の資格試験の勉強を並行して行っていた．職場復帰への道からは逸れてしまうが，いったんその資格試験を受験してみることにした．惜しくもあと少しのところで不合格となったが，「やれるだけやってみて，かえって自信がつきました」と語り，改めて教職の道を選択することになった．そのような回り道を経て，最終的な自己イメージは「模範的とはいえないが，子どもの痛みに敏感な教師」へと再構築されていったようである（図6）．

## 3 家族関係の影響

　対象者を理解するためには人生の大きな流れを知ることが大切であり，特に家族との関係を知ることが欠かせない．大切な家族との別れなど，過去のできごとが病気に関係している場合がある．また親世代，祖父母世代から引き継がれている態度や価値観が，さまざまな場面の人間関係に影響を与えている場合もある．多様な観点から家族関係を評価し，家族や本人にどのように介入すべきか計画する必要がある（図7）．

　図3の症例では，母親が病気の治療中であり，家族の心理的な支援を受けにくい状況があった．普段は弱みを見せないが，突然の苦しみの訴えで周囲が困惑することも多く，過去から現在に至るまで同様のパターンが繰り返されていることが想像された．これまでの家族のストーリーを理解し，どのような態度でかかわっていくべきか決め，対象者を支援していった．

## 4 リカバリー

　精神障害からの回復ではなく，「精神障害を持ちながらの回復」を意味する．決まった定義はなく，意味のある生活の実現に向けて，主体的に取り組み，試行錯誤しながら，自分らしい生活や生き方を再構築するプロセスである[3]．1980年代後半のアメリカで登場し始めた概念であり，近年の精神保健システムの指針となっている．

　リカバリーは個人的なものであり，その内容は人によってさまざまである．ときに失敗さえもリカバリー過程の一部となる．医学モデルに基づいた治療者主体の関係から，対象者主体の関係への転換が求められる．専門家は，リカバリーは誰にでも可能であるという信念を持ち，その希望を対象者と共有することが大切である．

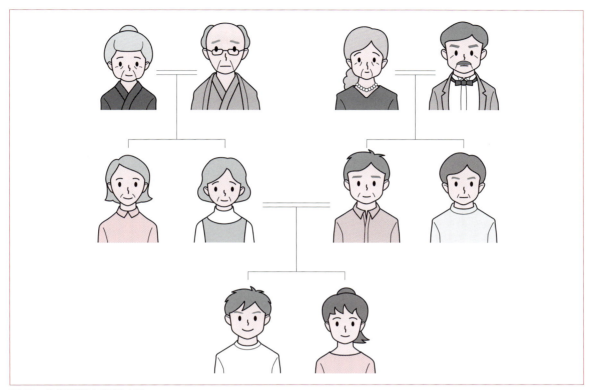

図7　家族環境を評価する

## 5 自分で決めること，責任を負うこと

　精神障害では，病的な体験の最中にいる時や，異常に気分が高揚している状態など，自己決定や自己責任を求めない方がよい時期がある．また気分が極端に落ち込み頭が働かない状態では，それを自ら放棄することもあり得る．しかしこういった時期は，あったとしても一時的な状態である．選択肢があり，自ら決め，相応の責任を負う機会が保障されるのは人として当然の権利である．病気や障害により力が弱まっている人に対しては，役に立つ情報やスキルを教えたり，挑戦課題を明らかにすることを手伝ったりする．また，仲間同士の相互支援を促したりすることで，対象者の主体性や自己決定の力を高めていく[4]．自らの生活をコントロールできるよう手助けしていくが，"支援する者・される者"という一方通行の関係にならないよう注意していこう．

　精神障害では，無理な生活から再発に至るケースも多いため予防の視点は重要である．しかし，過剰な保護を続けてばかりでは，本人の力を削いでしまう．失敗を恐れて挑戦の機会を奪い，障害を慢性化させないよう気をつける必要がある．

## 6 ピアサポート

　ピアとは「対等」「同僚」「仲間」という意味を持ち，ピアサポートは仲間同士の相互支援活動を表す．同じような体験をした者に出会い，悩んでいるのは自分だけではないと気づくことで，今の自分を受け入れることにつながる．また，自分にないものが仲間にあることを知り，希望

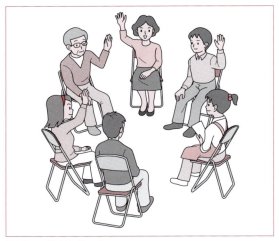

図8　ピアサポート

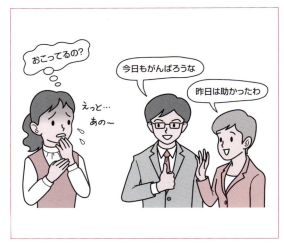

図9　認知機能の社会参加への影響

を持つこともできる．仲間の姿を見て，自己決定し責任を負うことは，普通のことなのだと思えるようになる．近年はピアの間で自身の生活のしづらさを研究して発表するなど，さまざまな支え合いが広がってきている[5]（図8）．

セラピストは障害を体験している当事者にしかわからない・できないかかわりがあることを理解しておくとよい．専門家という立場の限界を自覚した上で，ピアと交流する機会を設けたり，セルフヘルプのグループを紹介したりすることで，対象者を支援することができる．

## 7 認知機能の障害

いくつかの精神障害では，病的な症状は改善したとしても，記憶・注意・判断・実行したりする過程（認知機能）の障害が長期にわたって残り，さまざまな生活のしづらさに影響することが明らかになってきている[6,7]．他者の表情や言動から，どのような意図や感情を持っているのか察するのが難しいなど，対人コミュニケーションの判断も障害されることもある[8]．また気分の落ち込みと同時に，思考過程が極端に悲観的・否定的に偏る障害もある[9]．

例えば新しい仕事のやり方を覚えることが難しくなったり，何気ない挨拶を交わしても「自分に対して怒っている」と飛躍して捉えたりすることなどが起こる（図9）．こういった障害は自分自身では認識しづらいし，症状が治まっていれば一見問題なく見えるため，他者からも理解されにくい．このため周囲との関係がギクシャクしたり疎遠になったりし，社会復帰を難しくするのである．

こういった認知機能の障害に対しては専門の介入技術が開発されているが，速やかに改善することは難しい．焦らずゆっくり取り組んでいくことが必要だろう．自分への気づきを高めることに加え，周囲にも働きかけ，互いの理解を促進させるアプローチも望まれる．

## CLOSER-LOOK BOX

リハビリテーションにおける主人公は障害を持つ対象者自身である．希望を失った状態から，その人なりの人生を見つけていく過程がリハビリテーションといえる．セラピストは対象者の生活目標を具体的に引き出し，その実現に向かってともに工夫し続けるパートナーでありたい．

信頼関係を築くためにも，対象者の話をよく聞き，どのような気持ちでいるか，どのような体験をしているかを理解しようと努める．生活状況を具体的に知ろうとし，わからないところ，不思議なところは適切に質問する．援助者の構えとして受容・傾聴・共感は基本とされるが，病気を続けることを支持する形にならないよう，留意する必要もある[10]．対象者に寄り添いつつも，ある程度の客観視とプラスの面に光を当てる姿勢が求められるのである．

## RELATED STUDY

"一歩引いて自分を眺める"取り組みが有効なことがある．苦労のパターンや，困難な状況に陥ったときの考えや感情，行動などを図式化するのも有効である．こういった気づきを促す療法には，どのようなものがあるだろうか？

## FURTHER READING

1. 浦河べてるの家：べてるの家の「非」援助論，医学書院，2002

べてるの家は，北海道にある精神障害などを持つ当事者の地域活動拠点である．世界的に見ても先進的でユニークな取り組みと当事者の語りから，精神保健福祉のリハビリテーションとは何かを考えさせられる．

2. 先崎 章：精神医学・心理学的対応リハビリテーション，医歯薬出版，2011

精神の障害や症状を伴う身体障害リハビリテーションに役立つ，実践的な参考書である．精神症状による飛び降りなどの自殺未遂ケースのリハビリテーションなど，豊富な事例でリアルな現場を感じられる．

## 文　献

1) 川上憲人編：こころの健康についての疫学調査に関する研究．平成16～18年度厚生労働科学研究費補助金総合研究報告書，1-21，2003
2) World Health Organization（融 道男ほか監訳）：診断カテゴリーのリスト．ICD-10 精神および行動の障害 ICD-10 臨床記述と診断ガイドライン，医学書院，21-51，1993
3) チャールズ・A・ラップ：【リカバリー志向の実践とプログラム】ストレングスモデルケースマネジメント その思想と科学．精神障害とリハビリテーション 14：6-16，2010
4) 野中 猛：エンパワメント．図説 精神障害リハビリテーション，中央法規出版，46-47，2003
5) 向谷地生良：【新たな心理社会的治療の展開】当事者研究．Schizophrenia Frontier 8：26-30，2007
6) 住吉太幹：統合失調症における認知機能障害．臨床精神医学 42：1461-1467，2013
7) 中込和幸：双極性障害の認知機能障害とその治療．Bipolar Disorder 13：98-121，2015
8) 池淵恵美ほか：統合失調症の社会的認知：脳科学と心理社会的介入の架橋を目指して．精神神経学雑誌 114：489-507，2012
9) 大野 裕ほか：【精神療法マニュアル】認知療法・認知行動療法総説 うつ病の認知療法・認知行動療法マニュアルガイドを中心に．臨床精神医学 41（増刊）：57-63，2012
10) 村上伸治：支持的精神療法．専門医のための精神科臨床リュミエール 11，中山書店，44-57，2009

（平澤 勉）

[リハビリテーションの対象疾患]
# 13. 発達障害

## 学習目標

- リハビリテーションの対象となる発達障害の障害構造について説明できる.
- 自閉スペクトラム症・注意欠如多動症・発達性協調運動症・限局性学習症・知的能力障害の疾患特性を説明できる.
- リハビリテーションアプローチの基本を理解する.

## エッセンス

発達障害者支援法による発達障害の定義は,「自閉症, アスペルガー症候群その他の広汎性発達障害, 学習障害, 注意欠陥多動性障害その他これに類する脳機能の障害であってその症状が通常低年齢において発現するもの」である. 基本的には, 発達過程における脳機能の障害であるが個人の発達や取り巻く環境によって変化しうる状態像を示す. 対象となる発達障害は, それぞれに診断基準があり異なる状態像を示すが, 実際の子どもは異なる診断が重複することも多い. まずは, 発達障害の診断基準に従い, どのような症状や特性を持つのかを理解することが発達障がい児の支援の第一歩となる.

発達障害のリハビリテーションでは, ボトムアップ的支援とトップダウン的支援の両者が重要である. 前者の子どもの能力を高めるという発達的視点とともに, 子どもを取り巻く環境や人に介入することにより適応を促す後者の視点も重要である. 私達はこの二つの視点で子どもの生活や学校への適応を促していくことが求められる.

ここでは, DSM-V(精神障害の診断と統計マニュアル, 米国精神医学会, 2013)に従い, 自閉スペクトラム症・注意欠如多動症・発達性協調運動症・限局性学習症・知的能力障害の5つの疾患の障害構造を理解し, 特性に応じたリハビリテーションの考え方や教育との連携に必要な支援の考え方について概説する.

## 1. 発達障害領域の障害構造

DSM-Vが発表され, これまで使用していたアスペルガー障害などの自閉症群は自閉スペクトラム症として診断が包括された. 診断における症状は単一に子どもに現れることは稀であり, 二つ以上の診断を受けることもある. すなわち, その状態像はそれぞれの特性が複雑に絡み合う様相を示す(図1). また, 同じ特性でも個人によって現れ方は異なり, 環境にも大きく影響を

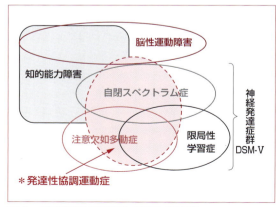

図1 発達障害の診断から見た臨床像

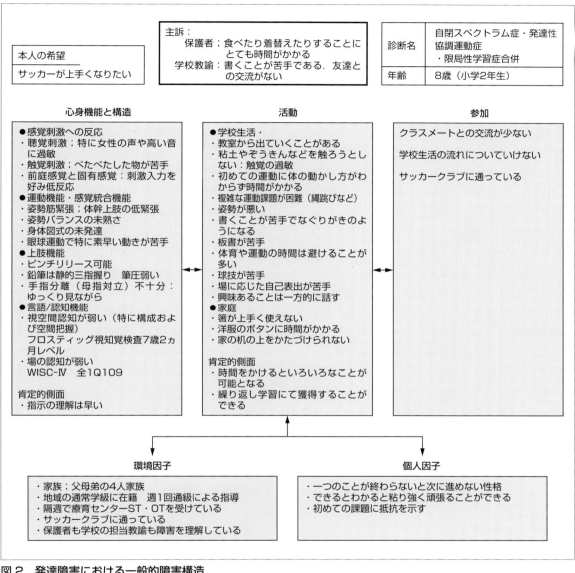

図2 発達障害における一般的障害構造

受ける．よって，ここでは一般特性として障害構造を図2に示すが，一人ひとり異なる障害構造を持つことを強調しておきたい．

## 1 自閉スペクトラム症/自閉症スペクトラム障害（ASD）

自閉スペクトラム症（autism spectrum disorder：ASD）は，知的に低い自閉症や知的に高い自閉症を包括した診断名である．これまでは広汎性発達障害群として自閉性障害，アスペルガー障害，特定不能な広汎性発達障害などを含んでいた．幼児期は，ひとり遊び，目が合わない，言葉が遅い，ごっこ遊びがないなどが観察される．また相手と同じ言葉を繰り返す反響言語（エコラリア）や言葉があっても会話が成立しにくく，興味のあることを一方的に話すことが多い．知的

に高い群は，言葉の遅れを示さないが，人への共感性が低いことも関係しコミュニケーションの質は低い．学童期に入ると場の空気を読むことが苦手，曖昧な言葉や言葉の裏が読めないことなどから友人関係の構築に失敗することも多い．固執性（こだわり）は幼児期から多くの自閉症群にみられ，特定のやり方に固執するなどパターン化された行動をとりやすい．そのため，突然の変化に弱く，場の切り替えや柔軟な対応をすることが困難となる．また，視覚や聴覚，触覚などの感覚刺激に対して過剰に反応する，または低反応，気づいていないかのような行動をとることも特性の一つである．

上記の特性は，子どもたちの生活に大きく影響する．知的に低い群は，ADL や教科学習などにおいても発達的遅れを示すことになる．発達性協調運動症（後述）を重ね持つ自閉症群は体を使った運動や ADL，教科学習に含まれる手先の運動が苦手となる．知的に高い群の中には限局性学習症（後述）を合併する場合もある．その場合，図形問題や製作，漢字習得の苦手さや，作文や読みの習得に困難さを示すこととなる．また，感覚刺激への過剰反応は，偏食や音への恐怖，触ることへの拒否などを引き起こし，給食が食べられない，集団に入れないなど園生活・学校生活に影響を与える．

## 2 注意欠如多動症/注意欠如多動性障害（ADHD）

注意欠如多動症（attention-deficit/hyperactivity disorder：ADHD）とは，不注意・衝動性・多動性を主たる特徴とした発達障害である．脳の行動抑制やワーキングメモリー（作業記憶）[注1]，時間的捉え方などの機能と関連しさまざまな行動を示す．

幼児期は，落ち着きがない，じっとしていな

い，注意しても同じことを繰り返す，などの行動が観察される．徐々に集団性が高くなると，順番が待てない，ルールを守ることができないなどの行動が目立ちはじめ，子ども達とのトラブルを引き起こしやすくなる．そのため，周囲の大人に叱責を受けることも多くなる．

学童期になると学校生活では，授業を聞いていないかのようである，集中できない，そわそわ体を動かしている，課題を最後までやり遂げることが難しい，必要な物をなくしたり忘れたりする，などのさまざまな行動が見られる．家庭でも朝からの身支度に時間がかかる，片付けができないなどの行動を示すことが多い．また，ADHD の一部の児は感覚刺激を求める行動（手足を常に動かす，物を噛むなど）をとることも知られており，それが多動や落ち着きのなさに影響していることも多い．学習面では，計算する桁を間違えるなどの不注意によるケアレスミスが成績に影響してしまうこともある．本疾患も ASD や限局性学習症と併存することで異なる障害構造を示すことになる．

## 3 発達性協調運動症/発達性協調運動障害（DCD）

発達性協調運動症（developmental coordination disorder：DCD）とは，運動能力の不器用さを持つ子どもたちであり，明らかな麻痺はないが通常獲得できる運動能力を獲得できない，もしくは質的に低い状態を示す．臨床的には，他の発達障害である ASD や ADHD，限局性学習症と併存していることが多い．運動の基盤としての筋緊張の低下や姿勢の不安定さ，バランス能力の弱さを示し，結果として協調運動や手先の細かい操作を苦手とする．

乳児期の運動発達は個人差の範囲で多少遅れることがあるが，多くの子どもは基本的粗大運動を獲得していく．幼児期にみられる特性として，体が柔らかい，椅子に座らず床でごろごろしている，姿勢が悪い，運動が苦手で室内遊び

注1：脳で一次的に情報を保持したり，操作したりする能力．記憶のメモ帳．

が多い，手先が上手く使えないなどが挙げられる．知的に高い子どもは集団での運動や製作などの成果物を通して自己を低く評価し，苦手さ，難しさから苦手意識や拒否行動を示し始めることが多い．学童期になると教科学習における道具操作や，生活スキル，体育などに顕著に困難さがみられるようになる．道具操作では，リコーダーが吹けない，定規が上手く使えないなどの指の分離した運動や手の協調動作が苦手となる．体育では，身体イメージの悪さや目と手の協応運動の苦手さから縄跳び，水泳，球技などその獲得に時間と努力を要する．

## 4 限局性学習症/限局性学習障害（SLD）

限局性学習症（specific learning disorder：SLD）とは，知的には正常であるが，聞く，話す，読む，書く，計算する，推論する能力の中で特定の能力の習得と使用に困難を示す状態である．DSM-Ⅳ（1994）では学習障害＝LD と称し，読み書き障害と算数障害が主たる症状として現れる．臨床的には ASD や ADHD の子どもに併存することが多く，また，学習の問題とともに不器用さ，すなわち DCD を合わせ持つ子どもたちも多い．

日本では仮名表記は1対1対応の音を持つため「読み」の障害は少ないといわれている．しかし，単語をまとまりとして区切れない，読んでいる行がわからなくなる，読み飛ばしをするなどの特性が観察される．また，鏡映文字といわれる左右が逆転する現象「の→◊」が長く続いたり，特殊音節[注2]の習得の難しさが読み書きの障害でよくみられる．文字を「書く」ためには，文字の形を視覚的に捉えることと鉛筆を動かす操作が必要になる．この視覚認知と手の不器用さが書くことを難しくする．さらに，黒板を目で見て，覚えて，ノートに書き写すという板書に

困難を示す児が多い．漢字においては形そのものを構成できない，偏と旁の左右を入れ替えた間違いなどがみられる（**図3**）．

算数の障害は，図形分解や量・体積の問題が難しい，数式の桁数を間違えて書くなど視覚認知の弱さから習得が難しい場合や九九が覚えられないなどの記憶や理解の弱さから習得が難しい場合などが考えられる．子どもは，小学低学年から暗算がなかなかできずいつまでも指を使用して計算する，筆算にて繰り上がりの数を書いた部分がわからなくなるなどの状態を示し，大人になっても買い物が苦手などの特性を持つことがある．

## 5 知的能力障害

知的能力障害 intellectual disability は知的能力が暦年齢より明らかに低く，社会生活への適応が難しい状態を示す．基礎疾患の特徴の一つとして現れる場合と基礎疾患が明確でない場合とがある．基礎疾患として代表的な例は，ダウン症，自閉症，結節硬化症，ウィリアムズ症候群などが挙げられる．乳児期から運動発達の遅れ，周囲からの刺激に対する反応の低さや言語発達，認知発達の遅れが目立ち始め，早期に支援を受けることも多い．WISC-Ⅳ知能検査では，全IQ 80〜89 平均の下，70〜79 境界域，69以下は非常に低いと判定され発達の遅れが考えられる．

知的能力障害の場合，知的レベルや認知特性によって適応能力は変わる．一般的には，知的能力の低下に応じ言語理解や言語表出の能力が低下し，社会的適応能力も難しくなる．重度の知的能力障害を持つ場合は，ADL も全介助となる．IQ60 くらいは，ADL の獲得も可能であり，就労へとつなげることが可能とされるが，低緊張による姿勢，運動，手先の操作性の問題を大人まで継続して持つことが多く，就労に影響することも多い．

---

[注2]：拗音（例：きゃきゅきょ），促音（例：はっ），長音（例：おか<u>あ</u>さん）などの音．

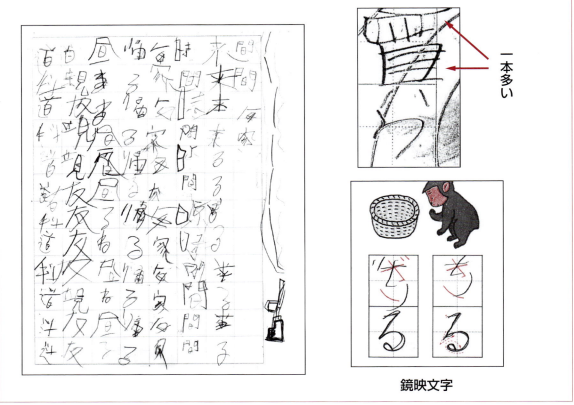

図3　書字障害の例

## 2. 基本的アプローチの考え方

　子どもたちは成長とともに新たな課題と直面する．幼児期や学童期前半においては遊びを主体とした活動の中で言語発達，認知発達，感覚・運動発達が期待される時期でもある．しかし学童期半ばになると環境は大きく変わり，子どもたちが獲得しなければならない課題が明確となり始め，子どもによっては大きな負荷がかかることがある．また，集団性も家族集団から仲間集団となり高い対人スキルが求められるようになってくる．同時に，環境の変化とともに子ども自身も心身ともに成長していく．すなわち，一方的支援，型にはまった支援ではなく，このダイナミックな関係を捉え，成長する子ども

の存在が中心となるライフサイクルを見据えた支援が重要となる．

　発達障害の代表的な心理教育的支援としてTEACCH[注3]，応用行動分析（ABA），認知行動療法，行動療法をベースとしたソーシャルスキルトレーニング（SST）などが挙げられる．これらは，心理士や教育関係者によって中心的に行われているが，近年，これらの理論や考え方をリハビリテーションの中に応用し，支援を展開している例もある．これらの解説は専門書に譲り，本書では代表的リハビリテーションとして，1) 発達目標に応じた支援，2) 課題達成に向け

---

[注3]：米国ノースキャロライナ州で開発された自閉症のための生涯支援プログラム．物理的構造化，スケジュール化は視覚的支援の代表である．

た支援，3）環境調整の3つの視点から簡潔に述べる．

## 1 発達目標に応じた支援

知的能力障害やDCDは乳児期に運動の問題を示し，リハビリテーションの対象となる．その多くは歩行が安定すると理学療法を終了し言語療法や作業療法を受けることが多い．しかし，近年，乳児期に限らず，幼児期・学童期の運動能力促進を目的とした理学療法支援も始まっている．

発達障害へのリハビリテーションは，主に幼児期からスタートする．言語能力や認知能力，粗大な協調運動や手先の操作性，目と手の協応動作などを評価し，発達促進すべき目標を定め，個々人の年齢や能力レベルに合った活動を提供する．治療遊具としてバルーンや平均台，ハンモックやトランポリンを使用し，体幹の支持性や姿勢バランス，手の発達に必要な上肢の支持性を高めていくことになる．言語・認知能力においては発達レベルに合わせ，絵カードや認知課題，また構音に問題がある場合は口腔機能の発達を促す活動を行う．また，ASDを持つ児へのコミュニケーション支援は，障害特性を理解した支援が必要である．言葉がないもしくは発達途中にある群は興味ある遊具や玩具を媒体として自らの発信を促し，人との関係性を促す関わりが行われる．また，知的に高い群は，コミュニケーションに必要な言葉の使い方や認知的な理解を促し，人との良好な関係性の取り方を学ぶこともある．

能力を育む発達支援で重要な点は，まず保護者や関係機関から情報を収集し，子どもが困っている生活課題・適応課題を把握することである．そして評価を実施し，子どもの発達段階を正確に把握した上で問題点を分析し，治療仮説を立てアプローチを行うことが重要である．

## 2 課題達成に向けた支援

年齢が高くなると獲得すべき課題も増え，その難易度も高くなる．学校では多くの漢字やコンパスを使用した図形問題，レコーダーなどの操作が求められてくる．体育では鉄棒の逆上がりや跳び箱，マット運動，水泳，球技などDCDを持つ児童にとっては大きな障壁となる．これらの課題の問題解決を図るために，課題の達成を目標にしてアプローチを行うことも有効である．達成もしくは到達したい課題の分析を行い，子どもの能力に合わせ分析された活動をスモールステップで行っていく（例；縄跳び）．学習における達成感や運動技能の習得が期待される．

また，コミュニケーションが苦手な子どもは，クラスメートとの会話が上手くできない，すぐにカッとなってしまうなど対人面の問題が表面化してくる．子どもはSSTを通して，人との関わり方やことば掛け，そのタイミングを学ぶ．その指導方法はさまざまであるが，集団で行うロールプレイやキャロル・グレーが開発したコミック会話[注4]などもコミュニケーション支援に取り入れられている．

読み書きなどに障害ある子どもに対して近年，スマートフォンやタブレット端末による情報伝達技術（information communication technology：ICT）の活用が盛んになってきている．文字の読み上げ機能やカメラ機能による保存，宿題プリント転写によるワープロでの解答などその機能は，子どもの持つ困難さを補い，実際の困り感を減少させてくれる．

## 3 環境調整

ASDは感覚刺激に対する過剰反応や低反応を示すことがある．音刺激（聴覚）や光刺激（視覚）

---

注4：視覚支援ツールの一つ．実際の状況や会話を漫画的に記載して視覚的に理解を促す．

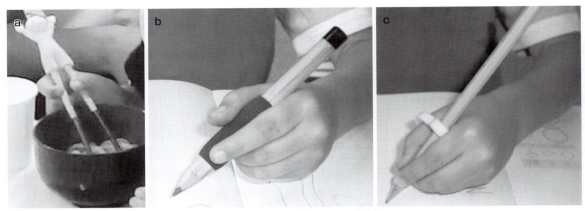

**図4　補助具を付けた箸（a），公文三角鉛筆（b），ゴムＱ社Ｑリング（c）**

　は，子どもの自律神経系にも影響し，苛立ちや不安を与えることがある．またADHDは，多くの刺激で気が散りやすいなどの状態を示す．このような場合に行うのが環境調整である．聴覚過敏のある自閉症児にはイヤーマフや耳栓などを使用し音を遮断もしくは軽減する支援を行う．また，こども園や学校のように集団性が高い環境の場合は，情緒的な調整ができる静かな部屋（カームダウンルーム，クールダウンルームと呼ばれる）を準備することもある．注意がそれやすく気が散りやすい子どもの場合は，視覚刺激を減らし，無駄な情報が入らないように環境を調整する．例えば，シールドを机の上に立てる，教室の掲示物を貼りすぎない，机には必要な物だけを置くなどである．

　落ち着きのなさを示す子どもの中には，感覚刺激を求めて頻繁に動いていると考えられる子どもが存在する．このような場合は，バルーン（トレーニングボール）を椅子に見立てて座る，エアークッションを椅子の上に置くなど動く刺激が常に入る環境を提供することがある．

　DCDを持つ子どもの多くは，体の使い方や手先の動きに不器用さを持つことが多い．姿勢が悪い，椅子から落ちそうになるなどの問題を持つ子どもには椅子の上にすべり止めのマットや三角クッションを置くことで姿勢の安定を図る

支援も試みられている．また，鉛筆や箸などの手先の細かい運動は幼児期より始まるが，基本的運動能力の発達が不十分なまま手先を使うこととなり，操作に困難を示す．そこで，道具操作が必要な年齢になった場合，その動きを補う自助具や無駄な動きが出ない道具などを工夫し，子どもに提供する必要がある．最近は補助具の開発が進み，市販で購入できる物も多い（図4）．

## CLOSER-LOOK BOX

　発達障害児を取り巻く地域支援システムは近年の法改正と共に大きく変化している．市町村は母子保健を含めた発達障害児の早期発見・早期支援を目的としたシステム作りを本格化し，幼児期から大人までの支援体制構築が進められている．また，児童福祉法の一部改訂（2012）が行われ，障害児支援の強化が図られた．結果，全国で障害児通所支援として「日中児童発達支援・保育所等訪問支援・放課後等デイサービス事業」が盛んとなり，多くの発達障害の子どもとその家族が療育施設や支援形態を選べる時代となった．教育機関もまた発達障害のある子どもへの支援体制作りに力を入れ，小中学校は，特別支援教育コーディネーターを指名し校内委員会を立ち上げ，支援の方法などを検討する体制をスタートした．

このような時代の流れの中でこれまで子どものリハビリテーションを担ってきたPT・OT・STは，障害児通所支援事業を起業，もしくは地域ベースでの支援を展開するようになった．また，教育機関との連携も進み，地域の保育園幼稚園や小中学校の巡回相談（訪問による子どもの指導や担当教員への助言）員にリハ関連職種が就いている地域も少なくない．重ねて，特別支援学校に雇用されるPT・OT・STも増え始め，教育とリハビリテーションの連携は発達障害支援において今後も注目される領域である．

## RELATED STUDY

1. エジソンやトムクルーズは発達障害であるといわれている．また，知的障害を持ちながらも特定の能力に優れるサヴァン症候群はメディアでも取り上げられることがある．私たちは発達障害の秘められた可能性をもっと知るべきであろう．

2. さまざまな特性は障害ではなく「個性」という考え方がある．個性を理解し，個性を受け入れることで子どもの特性は障害ではなくなるのではないか．さて，障害とは何か？ 障害は理解を拒む大人の環境にあるのではないか．その点，じっくり考えて欲しい．

## FURTHER READING

1. ニキ・リンコ，藤家寛子：自閉っ子，こういう風にできてます！，花風社，2004
   アスペルガー症候群と診断された当事者二人が執筆した本である．小さい頃からのエピソードを通し，自閉症を持つ人の思考や行動の「本当の理由」を伝えてくれる目から鱗と思える本である．第1部は身体感覚をテーマにしておりPT・OTにとって興味深い内容となっている．

2. 土田玲子（監修）：感覚統合Q＆A改訂第2版，協同医書出版，2013
   発達障害の運動と感覚をテーマにした本であり，前半は子どものさまざまな行動の理由をQ＆A方式で解説している．リハビリテーションの一つの介入方法を学ぶことができる入門書である

## 文　献

1) 橋本俊顕：脳の形態と機能で理解する自閉症スペクトラム，診断と治療社，2-5，2008
2) 日本自閉症スペクトラム学会編：自閉症スペクトラム辞典，教育出版，2012
3) 日本精神神経学会精神科病名検討連絡会：DSM-5病名・用語翻訳ガイドライン（初版），精神神経学雑誌 116：429-457，2014
4) 福田恵美子編：標準作業療法学発達過程作業療法学，第2版，医学書院，135-152，228-278，2014
5) 宮尾益知編：言語聴覚士のための基礎知識小児科学・発達障害学，第2版，178-216，2009
6) 栗原まな：小児のリハビリテーション改訂第3版，診断と治療社，64-75，2015
7) 伊藤利之ほか編：発達障害児のリハビリテーション，209-315，2007

（日田勝子）

# 14. 社会資源の活用

## 学習目標

- 社会資源の種類について理解する.
- 対象者の抱える問題に応じた，社会資源の選択，ならびに活用法について説明できるようになる.
- 社会資源としてのリハビリテーション専門職の役割について理解する.

## エッセンス

　憲法第25条では「すべて国民は，健康で文化的な最低限度の生活を営む権利を有する」と規定され，国民の生存権の保障がなされている．また，「国は，すべての生活部面について，社会福祉，社会保障及び公衆衛生の向上及び増進に努めなければならない」とも規定されており，種々の社会資源の整備の基盤となっている．

　疾病を有し障害を有することで自ら望む場所で生活することが困難となった人が，自ら望む場所で生活できるようになっていくプロセスがリハビリテーションプロセスである．対象者のリハビリテーションプロセスを支援していくには，医療機関での治療だけでは限界があり，退院後の生活を考えた種々の社会資源の活用が重要である．また，ときには，入院治療を支援するために社会資源を活用するということも必要となる．

　社会資源の種類は，人的資源，住むところを含めた物的環境資源，経済的資源に大別できる．これらの資源を活用するために，身体障害者手帳の交付や要介護認定を受け，それぞれの社会資源を利用するために必要となる手続きを自ら行ったり，依頼したりする．限りある資源を有効に活用するためには，セラピストのみならず，MSWや社会福祉士，さらには市区町村の福祉担当者らが連携し，協力していくことが不可欠である．

## 1. 社会資源に対する理解の必要性

　人は自らが望むところで望むような生活を送りたいと願う．それはきわめて当たり前のことであるが，障害を有することで種々の制約を余儀なくされることも少なくない．制約を軽減し，対象者の当たり前の生活を支援していくために整備されている資源が社会資源である．これらの社会資源の多くは申請主義をとっており，利用する前に申請することが必要である．また，制度が複雑であり，一般に知られていない制度などもある．したがって，対象者のリハビリテーションを支援していくためには，専門職者が制度について十分理解し，対象者が抱える問題に応じて制度を紹介できるようになることが大切である．

## 2. 社会資源の種類

　社会資源は，人的資源・物的環境資源・経済的資源に大きく分類することができる．個々の社会資源がどのようなものであり，どのような

制度に基づいて提供されているのか，そして，利用するためには，どのような手続きが必要なのかについて，理解しておくことが必要である．

## 1 人的資源：介護生活になったとき，誰が介護してくれるのか

医療機関を退院するときに障害を残さず，また，障害を残したとしても自立した生活を送ることができ介護者を必要としない場合には，問題とならない．その一方で，障害が残存することによって介護生活を余儀なくされた場合には，誰が介護するのかということが，退院後の生活を大きく左右する要因となる．在宅での介護者が確保できない場合には，訪問介護制度を利用し外部から介護者を動員するか，在宅生活を断念し施設入所に至ることになる．また，在宅において家族介護が可能であったとしても，次第に介護者が高齢化し高齢者が高齢者を介護するという「老老介護」という状況を招いたり，介護をするために退職する「介護離職」という状況を招いたりすることがある．

### 1）制度に則った人的資源

#### a）介護の担い手としてのホームヘルパー

在宅での介護生活において，誰が介護をするのかということは最も重要なポイントである．家族が主たる介護者になることが多いが，介護生活が長期化したり，介護者自身が高齢化や体調不良を呈したりすると，介護負担が非常に大きなものとなる．そのようなときに，家族以外の介護者が訪問し，直接的に介護を提供する制度がある．介護保険制度，障害者総合支援制度はともに訪問介護事業としてホームヘルパーの派遣が準備されており，それぞれケアプランに基づいて介護を提供する．介護内容も身体的介護から生活介護まで利用目的に応じて選ぶことができるようになっている．

#### b）医療依存度の高い人への医療的ケア

医療機関での入院期間の短縮ならびに医療依

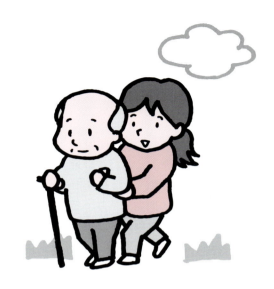

存度の高い状態での退院ということも増えてきており，在宅においてどのように医療的ケアを展開していくのかということが着目されてきている．在宅において医療的ケアを提供する制度には，医師が訪問する訪問診療，看護師あるいは准看護師が訪問する訪問看護制度がある．

#### c）在宅でも身体機能の維持向上を

在宅生活を円滑に送っていくためにケアプランが立案されるが，ケアプランには，単に介護生活の支援だけではなく，身体機能の維持・向上を目的とした内容も盛り込むことになっている．身体機能の維持・向上を目的としたプランが策定された場合には，理学療法士・作業療法士・言語聴覚士の訪問による訪問リハビリテーションが提供される．本来，それぞれ訪問理学療法・訪問作業療法・訪問言語聴覚療法ということになるが，制度上は訪問リハビリテーションとして位置づけられている．また，訪問看護ステーションからの訪問については，訪問看護I5として，看護を冠した制度となっている．今後，訪問理学療法，訪問作業療法，訪問言語聴覚療法というそれぞれの名称を用いた制度として，それぞれの専門性が認められていくことも大切なことである．これらの訪問リハビリテーションにおいては，医師の指示のもとで実施さ

れるが，医療機関内での模擬的な環境における日常生活活動の練習ではなく，実生活で能力が発揮できるように検討する大切な役割を担っている．そのための生活環境の評価・検討も役割として含まれる．

#### d）人的資源の抱える問題

マンパワーとしての人数の問題は，在宅介護だけでなく，施設介護においても重大なものとなっている．なかでも，介護福祉士は給与や勤務時間などの待遇の問題もあり，そのなり手が減少しており，対象者数に対して圧倒的な不足状態にある．また，看護師も7：1看護[注1]の導入などによって大病院への集中がみられ，福祉施設などでは十分なマンパワーとなっていない．

2008年（平成20年）以降，インドネシアやフィリピンとの経済連携協定（Economic Partnership Agreement：EPA）に従って，海外からの人材の受け入れが開始されたが，本邦での人材確保としてはまだまだ多くの障壁を抱えている．さらに，2009年（平成21年）の介護報酬の改定において，介護福祉士をはじめとする介護職者の充実に対する評価がなされたが，基本的な有資格者数不足ならびに潜在的有資格者の存在によって，施設の介護現場では介護者の慢性的な不足状態に陥っていることも見逃すことができない．

### 2）制度に則らない人的資源

制度的な人的資源のほかに，非制度的な人的資源がある．地域包括ケアシステムにおいて「自助・互助・共助・公助」の考え方が示されている．非制度的な人的資源であるボランティア団体や友人などの助けは，互助に相当する．このようなインフォーマルなソーシャルサポートが，

---

注1：2006年（平成18年）4月の診療報酬改定によって設けられた病棟の看護師の配置人員基準の1つであり，平均して入院患者7名に対して，看護師1名が配置された基準のこと．看護師の人数を増やし基準を満たすことで高い診療報酬が支払われることになり，大病院では看護師の大量採用が行われた．

それぞれの地域において，どの程度成熟しているのかも対象者の在宅生活を左右する．地域がコミュニティとしての機能を発揮している時代では，近隣からの支援が可能であったが，コミュニティが崩れ，地域での互いの助け合いが薄れてきたことにより，インフォーマルなソーシャルサポートは確保しにくくなってきている．少子高齢化の進展や財政状況により「公助」の拡充が難しくなるなか，地域包括ケアシステムを構築することで，再度，互助に対する期待が高まってきており，地域としての活力の再獲得が求められている．

また，対象者の社会復帰を考えた場合，同病者の集まりや障がい者団体などのいわゆるピアサポートも大切な存在である．種々の生活場面における工夫などは，リハビリテーション専門職者からだけではなく，同じ障害を有する人からの経験を聞くことが有意義であることも多い．そして，そのような障がい者団体などの仲間づくりは社会的交流の範囲を広げていくためにも重要な意味を有する．さらに，在宅での介護生活を継続していくためには，家族の介護負担の軽減，特に精神的な負担の軽減を図るために，介護をする当事者同士の集まりである介護者会の存在も有益となる．

## 2 生活環境的資源：退院した後はどこに住むと幸せか

医療機関を退院した後の生活場所としては，大きく施設か在宅かに分かれる．そして，在宅についても，もともとの自宅なのか，それとも，別宅なのかを考えないといけない．

### 1）生活施設

障害を有し介護が必要となったときに，介護を受けながら生活をする施設であり，重要な社会資源である．それぞれの施設は，入所基準ならびに入所目的が規定されており，対象者のニーズに応じて選択することが大切である

## 14. 社会資源の活用　231

### 表1　社会資源としての主な入所施設

| | 施設種別 | 対象 | 目的 | 基盤法 |
|---|---|---|---|---|
| 障がい児 | 肢体不自由児施設 | 四肢などに障害を有する児童 | 治療・生活技能訓練 | 児童福祉法 |
| | 重症心身障害児施設 | 重度の肢体不自由と重度の知的障害が重複 | 医療的管理 日常生活指 | |
| | 知的障害児施設 | 知的障がい児 | 生活・学習・職業指導 | |
| 身体障がい者 | 肢体不自由者更生施設 | 肢体不自由者 | 治療及び訓練 | 身体障害者福祉法 |
| | 重度身体障害者更生援護施設 | 重度の身体障がい者 重度の内部機能障害 | 医学的管理のもとに指導や訓練 | |
| | 身体障害者授産施設 | 雇用困難または生活困窮の身体障がい者 | 就労訓練と生活訓練 生活支援 | |
| | 身体障害者療護施設 | 重度の身体障害，常時介護 | 治療及び生活支援 | |
| | 救護施設 | 身体上または精神上に著しい障害があり，独立して日常生活が困難な者 | 生活扶助 | 生活保護法 |
| 高齢者 | 介護老人福祉施設 | 要介護者 | 生活介助が中心 | 介護保険法 |
| | 介護老人保健施設 | 要介護者 | 介護＋リハビリテーション<sup>注1)</sup> | |
| | 介護療養型医療施設 | 要介護者 | 介護＋医療 | |
| | 養護老人ホーム | 65歳以上の方で，自宅での生活が困難な方 | 生活介護 | 老人福祉法 |
| | サービス付き高齢者向け住宅<sup>注2)</sup> | 60歳以上の高齢者または，要介護・要支援認定者およびその同居者 | 介護＋生活支援 | 高齢者の居住の安定確保に関する法律 |

注1) ここでのリハビリテーションとは，理学療法士，作業療法士，言語聴覚士による理学療法，作業療法，言語聴覚療法のことである.
注2)「サ高住」と略して呼ばれる．利用者は賃貸借契約を結んで入居するのが一般的である.

（表1）．また，これらの施設では入所定員に限りがあるため，長期間の入所待ちも発生しており，入所を待つ間をどのように過ごすのかも大切な検討課題となる.

### 2）自宅生活

　自宅に退院する場合には，住環境と身体機能とのマッチングが重要なポイントとなる．居室・食堂・トイレ・浴室など，主要な日常生活活動で使用する場所が安全に使える状態であるのかどうかを確認し，必要に応じて住環境の整備を行うことが重要である．日本の住宅は屋内に種々の段差があったり，廊下の幅が狭かったりしており，車いす生活が自由にできるわけではない．また，対象者の能力によっては，段差の解消や手すりの取り付けなどが必要になってくることもある.

　また，大がかりに住宅に手を加えるだけでなく，福祉用具の活用などによって生活しやすく

することも可能であることが多い．そのためには，どのような福祉用具があるのかという情報を入手することも大切な役割といえる．また，ときには自助具の作成なども必要となる.

　住宅改修や福祉用具の貸与あるいは給付には，費用が必要である．したがって，住宅改修制度，福祉用具の貸与ならびに給付制度を知ることも大切である．介護保険制度では福祉用具の貸与や購入費補助，あるいは住宅改修の整備費の補助がなされている．住宅改修については，基本は1回かつ20万円までということで大がかりな住宅改修はできない．福祉用具も物品が限られているとともに，認定されている要介護度によっては，貸与されないものもある.

　さらに，脊髄損傷などによって車いす生活が余儀なくされた場合には，住宅改修の範囲が大きくなり合わせて費用も膨れ，介護保険制度で費用をまかなうことはできなくなる．そのような場合，身体障害者手帳等を有するなど一定の条

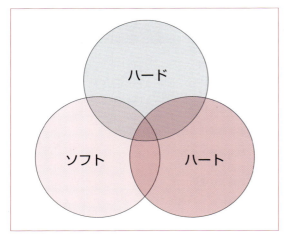

図1　バリアフリーの側面

件を満たした世帯を対象とした住宅改修補助制度が市町村によっては整備されており，活用することができる．いずれの制度においても，住宅改修を行う前に申請することが大切であり，時間と費用を費やすため，障害を有した人や高齢者が使いやすい改修を事前に十分検討して行うことが大切である．

### 3）学校や公共交通機関

障害を有し支援が必要となるのは高齢者だけではない．先天的に障害を抱えた障がい児をはじめとして児童や生徒が対象になることもある．重度の障害を有した児童は以前なら特殊支援学校（以前の養護学校等）に通うことが多かったが，最近は通級による指導の制度を活用し普通校に通うこともみられる．車いすを利用した児童が通学できるようにスロープを設置したり，教員やほかの児童などが理解を深めるように働きかけたりすることも大切な役割となる．

また，通学や通勤，日中の外出などにおいて，公共交通機関が利用できるように整備をすすめていくことも必要である．また，公共の建物についても「高齢者，身体障害者等が円滑に利用できる特定建築物の建築の促進に関する法律（ハートビル法）」に基づき工夫がなされている．

しかしながらこのようなハード面での整備がすすめられたとしても，点字ブロックの上に自転車がとめられていることがあるように，ソフト面・ハート面での問題も存在している．ハード面のバリアフリーだけではなく，ソフト面，ハート面でのバリアフリーの推進をしていくことも大切な働きかけである（図1）．

## 3　経済的資源：なんと言っても先立つものは金

疾病や障害を有することで，それまで以上に多くの費用を必要とする．また，障害を有することによって職を失ったり，家族が介護のために休職や退職するなどによって所得が減ったりすることもある．そのため，生活費の保障をどのようにするのかということが大きな課題となる．社会資源としては，① 種々の負担を軽減するもの，② 生活費を補填すべく給付されるもの，③ 生活費を稼ぐことができるように職業に従事できるようにするもの，の3種類に大別できる．

### 1）負担を軽減するもの

疾病や障害を有する人の負担として最も大きいものは，医療費である．医療費の負担を軽減するための制度が，医療費の一部負担金の減免制度や高額療養費制度[注2]である．また疾病によっては特定疾病療養費制度のように公費負担による医療が提供される．障がい者・児を対象とした障がい者医療や更生医療・育成医療も医療費負担を軽減する制度となる．そのほかにも

---

[注2]：疾病が重症であり入院や治療が長期化した場合には，医療費の自己負担額が高額になり，家計を圧迫するようになる．家計負担を軽減するために，一定額を超えた自己負担分を払い戻す制度が，高額療養費制度であり，医療費の自己負担と介護保険利用料の自己負担を合算した上で払戻額を決定するように制度変更がなされている．自己負担限度額は，所得や家族の年齢構成によって，それぞれ決定されることになっている．

医療費助成制度があるが，市町村によって対象者・助成のための条件等が異なるため，利用に関しては，各市町村で確認をすることが必要である．

医療費以外の負担の軽減制度としては，税制面の控除が行われる．高齢者や障がい者がいる世帯に対しては，所得税・住民税の控除が行われる．また，相続税や贈与税の控除という制度もある．そのほか，自動車税・自動車取得税，電話番号の無料案内，NHK放送受信料の免除など種々の減免制度が市町村によって用意されている．

### 2）生活費を補填するための給付関係

代表的な給付制度としては，年金制度がある．国民年金の加入期間に障害を有した場合には，障害年金が給付されることになっている．また，傷病などによって就労できなかったときには，傷病手当金として給料の代わりに健康保険から支払われるお金もある．そのほかにも市町村によっては種々の手当が用意されているが，それぞれ給付の要件が定められており，どのような場合に受け取ることができるのかを整理しておかなければ，申請のし忘れによって受給できないということも起きるので注意が必要である．

生活費を補填するための最後の砦としては，憲法第25条に基づき，国民の最低限度の生活を保障するための制度である生活保護法による生活保護費の給付がある．

### 3）職業に従事できるようにする制度

リハビリテーションの目的の1つに，労働できるようになること，納税者（TAX Payer）になることがある．しかし，障害を有することで，継続的就労ができなくなり，職業の変更を余儀なくされることもある．また，障害のために，雇用されることが困難な人もいる．障害を持った人が就労していくための能力を身につけるところとして，授産施設，障害者職業センター，障害者職業能力開発校があり，実際に働く場として福祉工場などもある．

これらの施設の中には，生活の場所も同時に提供される入所型と，自宅などに住みながら施設に通い必要なトレーニングを受ける通所型とがある．障がい者の雇用に関しては，特定求職者雇用開発助成金などの制度もある．

## 4 その他：制度的資源

### 1）制度にも優先順位がある（図2）

社会資源を活用するためには，それぞれの基盤となる法制度があり，それらは階層性をなしている．法制度間の優先順位を理解しておくことは，支援内容を選択するうえで重要なことである．優先順位の高いものから，損害賠償，業務災害補償，社会保険，社会福祉，公的扶助となる．なかでも，社会資源の活用においては，介護保険や種々の社会福祉関連諸法が重要である．介護保険制度を含めて法律については，245頁を参照して欲しい．

### 2）障害者手帳の交付

障害者とは障害者基本法によって，身体障害者，知的障害者，精神障害者と分類され定義されているが，障がい者であることを示す障害者手帳は，障害の種類によって別々に定められて

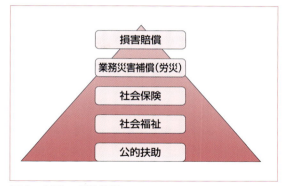

図2　制度の優先順位

いる．各種制度の利用においては，身体障害者手帳や療育手帳を有していることが要件となっているものも多く，それぞれの手帳の取得方法ならびに利用できる制度について理解しておくことが大切である．

身体障害者手帳の障害等級認定は，肢体（上肢，下肢，体幹），視覚，聴覚，平衡機能，音声言語機能，咀嚼機能，内部機能（心臓，腎臓，呼吸器，膀胱・直腸，小腸），免疫に障害があり，それぞれの身体障害の程度に応じて1級から7級に分かれている．身体障害者手帳は，6級以上の認定を受けた者に対して交付される．身体障害者の認定は，障害が固定していることが前提となっており，障害状態になって6ヵ月を経過していることが必要とされている．しかしながら，明らかに永続する障害が認定可能な場合[注3]には，期間に関係なく申請することが可能であるとされており，的確な申請時期に申請できるように支援することが重要である．申請は，市（区）町村の障害福祉担当課に，「指定医」の意見書を添えて申請する．身体障害者手帳は，都道府県知事，政令指定都市市長または中核市市長が交付する．

## 3. 社会資源の利用

わが国において社会資源を活用するときには，まず何らかの申請が必要である．どこに申請することが必要であるのかということについては，それぞれの制度で異なる．介護保険制度に関す

[注3]：永続する障害として，早期に認定されうるものの例：切断
切断原因や切断時の状態によっては，より近位の関節においても障害を残す可能性があり，理学療法などによる治療を受けた後，最終的に残存する障害の程度を判断することが必要である．しかしながら，切断は切断肢の再生が起きないため，手術をした時点で障害の最低等級は確定し，固定された障害として申請することが可能である．

ることであれば，ケアマネジャーに依頼し，ケアプランを立案してもらうことが必要である．また，障害者総合支援法の場合には市町村の福祉の窓口に申請するものが多い．申請書類は当事者自身あるいは家族が作成することが基本であるが，書類の作成や関連機関との連絡においてセラピストが相談を受け，助言することもある．その場合には，関連機関のコンタクトパーソンが誰なのかを知っておくと有益である．また，MSW（医療ソーシャルワーカー；medical social worker）や社会福祉士がいる場合には，十分な連携をとり依頼することも大切である．さらに，住環境整備が必要な場合には，福祉住環境コーディネーターや建築士との連携を行うというように，目的に応じたケアチームの編成が対象者の生活を支えるために必要である．

また，それぞれの社会資源を利用する場合には，費用負担をどのようにするのかを考えておかなければならない．以前は，負担能力に応じて負担する応能負担が用いられていたが，最近の制度は，サービスの利用によって受ける利益に応じて負担する応益負担が用いられている．その結果，費用負担ができないためにサービスの利用ができないという格差も発生してきている．特に，重度の障害を持ち自ら収入を得ることができない人の場合，多くのサービスを利用すれば負担が増えるため，サービスを利用できず，その結果として自立した生活が営みにくくなるという障害者総合支援という法の目的と相反する状況も生まれている．

### CLOSER-LOOK BOX

超高齢社会を迎え，高齢者を対象にした介護生活の社会的な支えは，急務の課題となっている．障害を有し介護が必要になったとしても，住み慣れたところや住みたいところで生活したいというニーズを実現していくための資源が社会資源となる．介護を社会全体で支えるということを目的に介護保険法や障害者総合支援法が

整備されている．しかしどちらの制度も種々の問題を抱えている．介護生活を支援するためには，人と場所，そしてそのための費用を整備していくことが不可欠であるが，マンパワーの限界や費用の増加に伴う財源の破綻という問題もみられる．また，種々の問題が表面化することに対して対策を講じるように制度がつくられている側面もあり，制度が複雑化してきている．そのような状況の中で大切なことは，制度から漏れる人をつくり出さないことである．このことは同時に，制度がないからとあきらめるのではなく，どのような制度が必要なのかを明確にし，訴えていくことが大切であるということを示している．

## RELATED STUDY

現在住んでいる市町村には，どのような社会資源があるのかを調べてみよう．

また，これらの制度を維持するために必要なことについて，担当窓口などで調べておくことも重要である．

## FURTHER READING

1. NPO法人日本医療ソーシャルワーク研究会（編）：医療福祉総合ガイドブック2016年度版，医学書院，2016

退院支援を考えたときに，その後の生活を支えるのに必要な制度を人・物・金の種々の側面からまとめた1冊であり，制度を活用するためのガイドとなるであろう．

2. 社会福祉法規研究会（編）：社会福祉六法，新日本法規出版

社会資源は，それぞれの基盤となる法律に基づいており，種類だけでなく活用法の理解もまずは，制度を理解するところからはじまる．いわばバイブルとしての1冊である．種々の法律は年々改定されることもあり，新しい年度のものを活用するようにしたい．

### 文　献

1）いとう総研編：2017年度版社会保障制度指さしガイド，日総研出版，2017

（日髙正巳）

# 15. リハビリテーション機器の イノベーション

## 学習目標

- リハビリテーション機器変革の動向を知る.
- 治療場面でのリハビリテーション機器に関する最新の動向を知る.
- 介護場面でのリハビリテーション機器に関する最新の動向を知る.

## エッセンス

わが国における少子高齢化の進展による人口構造の変化や障害の重度・多様化などは,リハビリテーションや介護場面にも大きな影響を及ぼしている. 介護の現場では,介護人材の確保や介護職員の腰痛,さらには認知症高齢者や高齢単独世帯の増加など,在宅・施設を問わず多くの課題がみられる. 一方,科学技術は進歩し続け,医療・福祉分野においても再生医療,医療機器,介護ロボット,新薬の開発,遺伝子治療など飛躍的に発展している. これらの新たな技術はQOL向上という観点から活用することが

必要である. リハビリテーションの治療手段の一つとして,リハビリテーション機器を用いる方法がある. その目的は,機能回復や代償補完,環境適応などである. 対象者の心身機能・身体構造,活動,参加を促す観点から重要な役割を果たすものであり,リハビリテーション機器の分野でイノベーションを起こすことが期待されている.

本項では,多くのリハビリテーション機器のなかでも,近年,話題が多いリハビリテーションにおける最新の電気刺激,義肢,コミュニケーション機器,ロボットなどについて述べる.

## 1. リハビリテーション機器

### 1 リハビリテーション機器とは

リハビリテーションに用いられる機器は,これまで,ごく簡便な構造のものから,コンピューター制御による高度な機器までさまざまな機器が用いられている. 他動運動に用いられる機器と自動運動に用いられる機器に分けられるが,他動運動の機器の方が圧倒的に少ない. これは,他動運動では,セラピストの手に感じる感覚と,運動のタイミングに応じた力の加減により治療効果が変わってくるということから,機器でそれを再現するのは極めて困難であるこ

とが理由としてあげられる.

リハビリテーション機器という用語は,1991年11月1日に福祉関連機器用語「リハビリテーション機器部門」JIS T 0102-1991で制定定義したものである. しかし,これまでさまざまな呼び方があり,どこまでを範囲にするかについて必ずしも明確ではなく,諸家がリハビリテーション機器の定義や分類を行い,整理統合を試みている[1].

### 2 他職種との連携

それぞれの職種がどのような専門性をもっているかを知っておくことが重要であり,他職種を理解することはリハビリテーションを担う職種の特性にも目を向けることになる. 他職種の

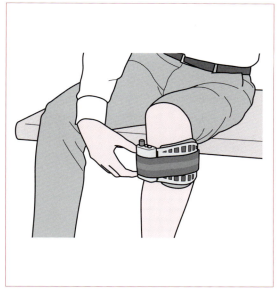

図1 ウォークエイド

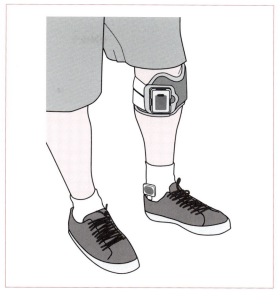

図2 NESS L300™

役割を理解しながらセラピスト自身が何をしているのかを「見える化」し,そして目的を共有することが大切である.また,他職種にわかりやすく,伝わりやすい文章表現を心がけ,専門用語は多用しない.連携なくして効率的な治療は困難なので,日々のコミュニケーションを心がけるのも連携をスムーズに行うポイントである.

## 2. 治療場面におけるリハビリテーション機器[2]

### 1 治療用機器

#### 1) 電気刺激

##### a) 下肢用機能的電気刺激(FES)

下肢用機能的電気刺激(functional electrical stimulation:FES)は,麻痺筋や支配神経を電気刺激し,機能を再建する方法である.脳卒中患者が,歩行時の下垂足に対して有効性が報告されている代表的なものに帝人ファーマ株式会社のウォークエイド(図1)やフランスベッド株式会社の NESS L300™(図2)などがあり,医療保険が適用できる.ウォークエイドは,患肢の腓骨頭付近に装着するセンサーのデータから歩行周期を判別し,適切なタイミングで腓骨神経を刺激して,足関節の背屈を引き出すことができる.一方,NESS L300™ は,センサー部分が足底にあることが異なる点である.

##### b) 上肢用 FES

慢性期の脳卒中患者の上肢機能改善に対して有効性が報告されている代表的なものにフランスベッド株式会社の NESS H200®(図3)やパシフィックサプライ株式会社の MURO ソリューション,オージー技研株式会社の IVES などがあり,医療保険が適用できる.目的の筋の筋電を測定し,その量に応じて刺激し,自動運動・介助運動を引き出す電気刺激装置が市販されている.

#### 2) リハビリテーション訓練ロボット

##### a) 上肢用訓練支援ロボット

Interactive Motion Technologies 社の MIT-MANUS,Motorika 社の ReoGo™(図4),Reha-Stim 社の Bi-Manu-Track[3] などがあり,主に脳卒中患者の上肢リハビリテーションに利用さ

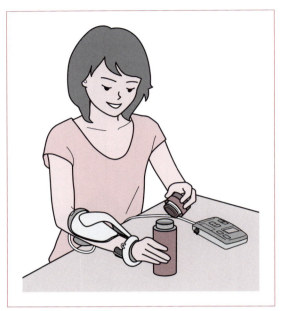

図3　NESS H200®

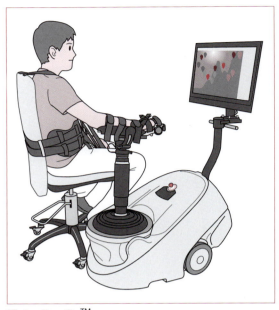

図4　ReoGo™

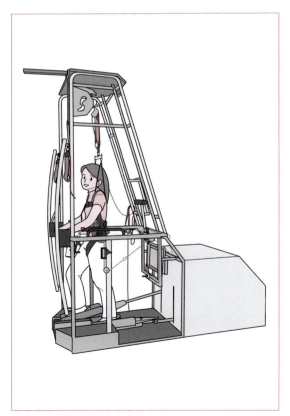

図5　Gait Trainer GT

れる．MIT-MANUSは，水平面上で等方性の慣性力をもつハンドルを動かすことにより自動的または他動的に肩と肘を動かすことができるロボット装置である．ReoGo™は，1本のステッキ状のロボットアームを握り，ディスプレイの指示に従い，3次元の動きができる．多様な訓練パターンが可能である．国内では，ReoGo™をベースに日本人の体格に合わせ，さらに使いやすく改良したReoGo-Jが開発され，臨床での活用が期待されている．Bi-Manu-Track®は，両側上肢を同時に鏡像形成に動かし両側トレーニングを実現するロボットである．上肢用訓練支援ロボットの足りない部分をセラピストの練習によって補うことにより，対象者にとって好ましい結果をもたらす可能性がある．

b）下肢用訓練支援ロボット

歩行の改善を目的としたものが大部分であり，体幹を懸垂し，部分荷重トレッドミル歩行を行う方式を採用しているものとして，Hocoma社のLokomat，Reha-Stim社のGait Trainer GT（**図5**）などがある．

また，Cyberdyne 社のロボットスーツ HAL®（図6）がある．筑波大学の山海嘉之教授が開発したロボットスーツ HAL®（Hybrid Assistive Limb）は，脳から運動ニューロンを介して筋肉に伝達される筋電信号を皮膚表面に貼り付けられたセンサーで読み取り，モーターが駆動することで，装着者の股関節・膝関節の屈曲・伸展の随意運動を補助・拡大して，身体機能の改善を図るロボットである．国内で最初に実用化されたパワーアシスト外骨格型のロボットである．HAL® には，HAL® 福祉用モデル，自立支援モデル，医療用モデルがある．福祉用モデルは，立ち座りや歩行のトレーニングをアシストし，自立支援モデルは，肘または膝の集中的なトレーニングに特化したもの，医療用モデルは，下肢関節動作をアシストし，歩行訓練に使用される．ロボットスーツのように複数の関節を含む下肢全体の支持やアシストではなく，単関節のみアシストをするものもあり，股関節の動きをアシストするシステムには，本田技研工業株式会社の Honda 歩行アシスト（図7），膝関節の動きをアシストするシステムには，AlterG Bionic Leg がある．

下肢用訓練支援ロボットの歩行障害に対する効果の検証は，まだ十分とはいえないが，臨床場面において，適応疾患を評価し，適切に使用することで，十分に効果が得られると考えられる．従来のリハビリテーションでは，残存機能の活用に重点が置かれていたが，可塑性や中枢パターン発生器（central pattern generator：CPG）の概念の認知により麻痺の回復も視野に入れた歩行再建に眼が向けられてきている．

### 3）ロボット訓練の利点と課題

リハビリテーションにおいて，ロボット技術がもたらすパラダイムシフトが起きている．ロボット訓練の利点として，対象者に訓練動作を正確に十分量反復させることができる．ニューロリハビリテーションでは，適切な難易度の訓

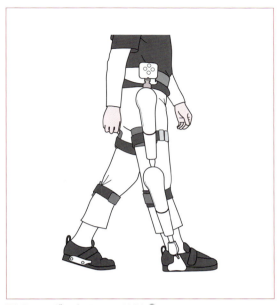

図6　ロボットスーツ HAL®

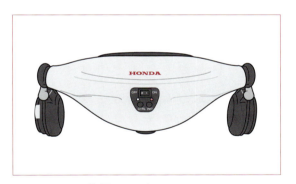

図7　Honda 歩行アシスト

練を十分な強度と量で繰り返すことが重要であることが，近年の神経科学の進歩により明らかになってきている．ロボットは，繰り返しの動作が得意であり，セラピストの負担を増やすことなく，十分な強度と量の訓練を提供できる．

しかし，治療手段として機能改善に寄与するか，さまざまな社会活動や職業復帰といった地域で社会生活するための機能代償に役立っているかどうかなど十分な見解は得られていない．現場で試用を積み重ね，適応基準や効果判定，安全性を検証していく必要がある[4]．

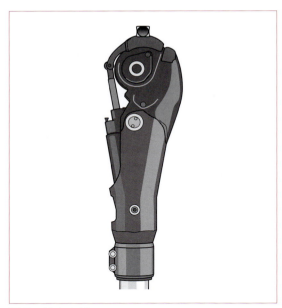

図8　Hybrid knee

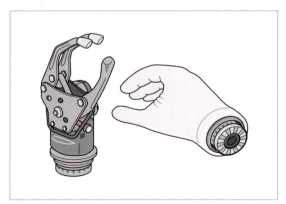

図9　筋電義手

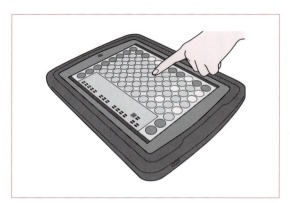

図10　トーキングエイド for iPad

## 2　福祉用機器

### 1）義肢

#### a）コンピュータ制御義足

日本のNabtesco社からHybrid knee（**図8**），ドイツのOttoBock社からC-Legがあり，公的支給制度の対象となっている．Hybrid kneeは，空圧シリンダーを使用しての従来のインテリジェント膝継手の遊脚相制御に加えて，立脚相制御には油圧シリンダーを用いることによりYielding機能（膝折れ防止）を発揮させるものである．C-Legは，単軸膝継手であり，油圧シリンダーを用いており，遊脚相と立脚相ともに制御する．

これらの義足により，歩行能力獲得といった機能改善をもたらすとともに，社会活動や職業復帰，スポーツなどといった機能代償にも役立っている．

#### b）筋電義手（**図9**）

筋電入力により，把持や手指動作を体外力源として電動モーターで駆動する義手の総称である．前腕切断者に対するハンド型筋電義手（オットーボック・ジャパン社）があり，これは一般的には軽作業用であり，重労働用にはGreifer型筋電義手（オットーボック・ジャパン社）がある．これらの筋電義手は労災法により公的支給される．

これらの義手により，両手動作の再獲得といった機能改善をもたらすとともに，家事や育児といった社会活動や職業復帰，スポーツなどといった機能代償にも役立っている．

### 2）コミュニケーション機器[5]

#### a）携帯用会話補助装置

株式会社ユープラスのトーキングエイド for iPad（**図10**）やパシフィックサプライ株式会社のボイスキャリーペチャラなどがあるが，現行の公費負担制度（給付）では携帯用会話補助装置すべてが対応されない．携帯用会話補助装置は，発語および書字に困難を有する人が，キーボー

ド操作を基本とする機器で，文字盤にある文字を押して，文字綴りで文章の作成や音声で伝える機器とあらかじめ録音した任意の内容を文字盤にあるシンボルなどを押して，再生や文字表記させる機器がある．

携帯用会話補助装置により，日々の生活において生き甲斐や社会を構成する一員としての参加の機会と自己の役割を見出すことができる．

b）重度障害者用意思伝達装置

瞬きスイッチをはじめ，今日までにさまざまなスイッチ開発が進むことになった．進行性神経筋疾患である筋萎縮性側索硬化症（amyotrophic lateral sclerosis：ALS）の患者など文字など走査入力方式に加えて，脳波や脳血流量の変化を読み取る「生体現象方式」がある．補装具制度に規定されている「生体現象方式」の意思伝達装置としては，脳波の変化を読み取る株式会社テクノスジャパンのMCTOS（図11）や，脳血流の変化を検出するエクセル・オブ・メカトロニクス株式会社の「心語り」がある．

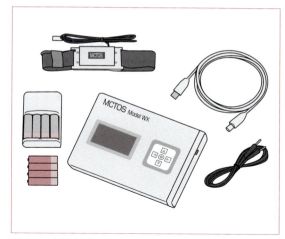

図11 MCTOS

## 3. 介護場面におけるリハビリテーション機器

### 1 介護ロボット導入に向けて

日本が直面する超高齢社会に対する対策として期待されるのが，介護者の負担軽減や代替，高齢者の生活支援，障害者の機能改善における介護・医療リハビリテーションロボットである．

日本は次世代の国家成長戦略として，その高いロボット技術を介護・医療リハビリテーション分野に応用することを重視した方針を打ち出した．2012年（平成24年）に経済産業省と厚生労働省は，ロボット技術の介護利用における重点分野策定の5ヵ年計画合同プロジェクトの発表を行った．そのゴールは2019年である[6]．

### 2 介護ロボットの種類

介護ロボットの種類には，移乗・入浴・排泄など介護業務の支援をする「介護者支援型」，歩行・リハビリテーション・食事・読書など介護される側の自立支援をする「自立支援型」，癒してくれたり，見守りをしてくれる「コミュニケーション，セキュリティ型」の3種類が存在し，多くのロボットが考案され使用されている．

### 3 代表的な介護ロボット

#### 1）介護者支援型

患者を抱き抱える移乗を支援する理化学研究所のRIBA（図12），パナソニックの洗髪ロボット（図13）などがある．介護負担の軽減をもたらすが，高価であるため，コストを十分に考慮に入れる必要がある．

#### 2）自立支援型

食事や整容動作の支援を行うRehab RoboticsのHandy1®，SECOMの食事支援ロボットMy Spoon（図14），Exact Dynaics社のiARM[7]などがある．My Spoonはフォークとスプーンとを組

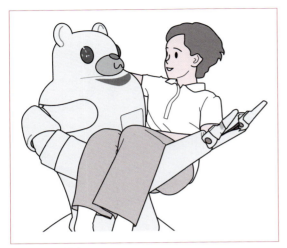

図 12　RIBA

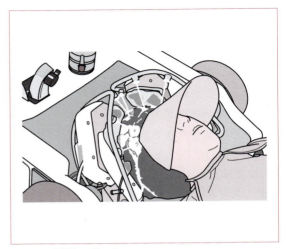

図 13　洗髪ロボット

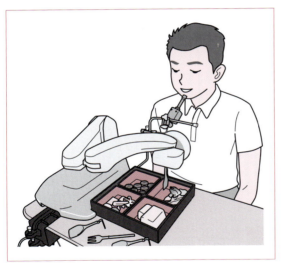

図 14　食事支援ロボット My Spoon

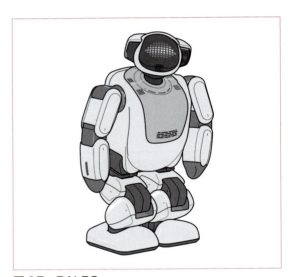

図 15　PALRO

み合わせたもので食べ物を挟んで口元まで運んでくれるロボットである．

　自立支援だけでなく，介護者の介護負担軽減にもつながる可能性がある．

### 3) コミュニケーション，セキュリティ型

　コミュニケーション向上，支援に活用できるロボットには，富士ソフト株式会社のPALRO（図15），ソフトバンクロボティクス株式会社のPepper（図16），ピップRT株式会社のうなずきかぼちゃん（図17）などがある[8]．認知症の周辺症状の緩和・抑制や高齢者の運動促進，リハビリテーションの動機づけに対する効果が期待されている．

## 4　介護ロボットの利点と課題

　介護スタッフの代替物ではなく，介護者の負

担を極力軽減したり，対象者の自立意欲を刺激したりすることで，介護サービスを効率的に運用することができる．ホスピタリティを基本とするのが介護の現場であり，時間・労力など業務効率が必ずしも歓迎されない場合もある．

今後発展が期待される一方で機能面，安全性，費用面などでまだ解決すべき課題も多くある[9]．

人手を基本としながらも，人間とロボットの最適な組み合わせによって，いかに介護サービスの質向上を図るかが大切で，活用次第で介護サービスが変わる可能性がある．

## 4. リハビリテーション機器の活用に向けて

### 1 工学系専門職との連携と協業

機械工学や情報処理技術などを専門とし，医療や福祉の領域で活躍するリハビリテーションエンジニアや工学系専門職は，セラピストにとっては力強いパートナーであり，近年の先端技術の進歩によるリハビリテーション機器に対する期待は大きい．

連携と協業していく必要があり，セラピストとしての視点をリハビリテーションエンジニアや工学系専門職へ意見することがリハビリテーション機器の発展につながると思われる．

### 2 リハビリテーション機器の活用に必要なこと

#### 1）治療効果に対する検証を！

一人一人の対象者へ最善を尽くし，対象者の最大能力をいかに顕在化していくか，日々の検証作業を積み重ねていくことが必要である．

#### 2）セラピスト自身が諦めない！

治療を実施する個人の能力の限界をもって技術の限界としてしまわないことが大切で，その人の人生を左右してしまうかもしれないとすれ

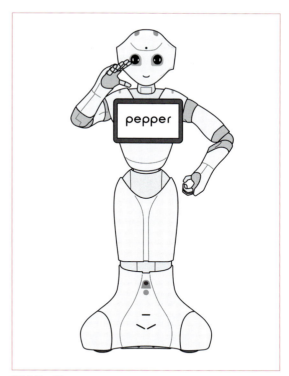

図16　Pepper

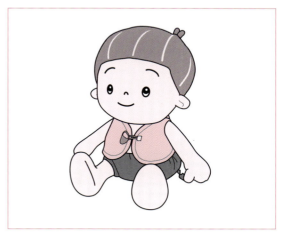

図17　うなずきかぼちゃん

ば，なおさらのこと回復への努力を諦めてはいけない．

#### 3）治療の転換にチャレンジを！

治療方法は変化するものである．新しい考え

方が取り入れられて，常に発展している．また，新しい知見により，新しい治療法の概念を生み出し，今までにない治療効果を生じる可能性がある．柔軟性とチャレンジ精神を持ち創意工夫してほしい．

## CLOSER-LOOK BOX

治療場面のみならず介護場面においてもリハビリテーション機器の活用が盛んに行われるだろう．リハビリテーションの分野では再生医療後の機能回復や脳・神経の可塑性の獲得など，これまでなし得なかったさまざまな分野において可能性を広げていくものと思われる．そして，少子高齢社会の介護分野における有効な解決手段としても大きく期待されている．しかしそのためには，リハビリテーションエンジニアや工学系専門職とより密接に連携しながら，地道な検証と評価を通じてエビデンスを積み重ね，真に有効なロボットの活用方法を明確にしなければならない．対象者や臨床現場のニーズをくみ上げながら，さらなる発展が期待される．

リハビリテーション機器はリハビリテーションの代替ではなく，これからのリハビリテーションの発展のための手段である．リハビリテーション機器をどのように社会に生かすかはわれわれ次第である．

## RELATED STUDY

医療の進歩により，セラピストはこれまでと比べ，より重度な障害をもつ対象者に関わる機会が増えてきている．このような対象者に対してどのようなリハビリテーションを展開するべきだろうか．

## FURTHER READING

1. 平澤泰介，椿原彰夫ほか：臨床医とコメディカルのための最新リハビリテーション，最先端医療技術研究所，2016

新たな治療手段の開発が急速に進む中で，リハビリテーション医学の最先端の話題がわかりやすくまとめられている．ぜひ一読していただきたい．

2. 作業療法ジャーナル編集委員会（編）：テクニカルエイド　生活の視点で役立つ選び方・使い方，三輪書店，2014

生活支援の機器であるテクニカルエイドの選び方・使い方についての理解が深まり，臨床での対応にも役立つ内容である．

### 文　献

1) 古川　宏ほか編：義肢，装具，リハビリテーション機器，住宅改造，149-156，協同医書出版社，2007
2) 陳　隆明：リハビリテーション医療におけるロボット活用の現状と今後の展望．理学療法 32：868-873，2015
3) 竹林　崇：脳血管障害者の上肢機能に対するロボットを用いたアプローチの実際．OTジャーナル 51：32-37，2017
4) 浅見豊子：オーバービュー．MB Med Reha 194：1-4，2016
5) 井村　保：コミュニケーション機器．総合リハビリテーション 43：721-727，2015
6) 五島清国：福祉用具・介護ロボットの開発および普及に向けた取り組み．地域リハビリテーション 10：544-551，2015
7) 蜂須賀研二：臨床現場から．総合リハビリテーション 42：727-732，2014
8) 濱　昌代：コミュニケーションロボット．総合リハビリテーション 44：1057-1062，2016
9) 横井　剛：リハビリテーションセンターにおける介護ロボットの開発・導入の取り組み．Journal of Clinical Rehabilitation 25：33-38，2016

（小谷　泉）

# 16. 関連法規

## 学習目標

- リハビリテーション医療に関連する法規を理解する.
- 障害者施策に関連する法規を理解する.

## エッセンス

　リハビリテーション医療及び障害者福祉に関連する法規は数多い. 理学療法士, 作業療法士, 言語聴覚士などリハビリテーション専門職の資格を規定する法規や, 医療に関連する法規を遵守する（コンプライアンス）ことは, リハビリテーション専門職にとって最も基本である.

## 1. 資格を規定する法規

　医療は国民の生命と健康に直接影響するため, 医療関連専門職の多くは, 法律に基づいた国家資格であり, 国や国から委託を受けた機関が実施する国家試験に合格しなければならない. 法令では, 専門職種の業務と資格を規定している. 資格には業務独占資格と名称独占資格がある. 業務独占資格は, 国家資格を持っていない者が, 法令で規定された業務を行うことを禁止しており, 名称独占資格は, 国家資格を持っていない者が資格名称及び紛らわしい名称を使用することを禁止している.

　また, 法令では業務上知り得た人の秘密を守ること（守秘義務）が義務づけられている. 医療の中では, 対象者やその家族を含めてプライバシーに触れる場面が数多い. 業務上知り得たプライバシーを含む情報を漏らしてはならない. これは, 在職中だけでなく, 仕事を辞めた後も続く義務である.

### 1 | 理学療法士及び作業療法士法 （1965 年（昭和 40 年）制定）

　理学療法士及び作業療法士の資格を規定して

表 1　理学療法士及び作業療法士法

|  | 理学療法 | 作業療法 |
|---|---|---|
| 対象 | 身体障害 | 身体障害・精神障害 |
| 目的 | 基本的動作能力の回復 | 応用的動作能力<br>社会的適応能力の回復 |
| 方法 | 治療体操・その他の運動・電気刺激・マッサージ・温熱・その他の物理的手段 | 手芸・工作・その他の作業 |

いる法律である. 理学療法の業務を「身体障害を対象とした基本的動作能力の回復である」と定義し, 作業療法の業務を「身体障害及び精神障害を対象とした応用的動作能力及び社会的適応能力の回復である」と定義している（表 1）. 国家試験に合格し, 申請により厚生労働省の名簿に登録されると, 厚生労働大臣より免許が与えられる名称独占資格である.

　免許を与えられない条件（欠格事由）として次の 4 項目が挙げられている.

1. 罰金以上の刑に処せられた者
2. 理学療法士又は作業療法士の業務に関し犯罪又は不正の行為があつた者
3. 心身の障害により理学療法士又は作業療法士の業務を適正に行うことができない者
4. 麻薬, 大麻又はあへんの中毒者

## 2 言語聴覚士法 (1997年(平成9年)制定)

言語聴覚士の資格を規定した法律である．言語聴覚士の業務を，「音声機能，言語機能又は聴覚の障害に対して，機能の維持向上を図ること」としている．国家試験に合格し，申請により厚生労働省の名簿に登録されると，厚生労働大臣より免許が与えられる名称独占資格である．

免許を与えられない条件（欠格事由）として次の4項目が挙げられている．

1. 罰金以上の刑に処せられた者
2. 言語聴覚士の業務に関し犯罪又は不正の行為があつた者
3. 心身の障害により言語聴覚士の業務を適正に行うことができない者
4. 麻薬，大麻又はあへんの中毒者

## 3 義肢装具士法 (1987年(昭和62年)制定)

義肢装具士の資格を規定した法律である．「義肢」とは，「上肢又は下肢の全部又は一部に欠損のある者に装着して，その欠損を補てんし，又はその欠損により失われた機能を代替するための器具器械」であり，「装具」とは，「上肢若しくは下肢の全部若しくは一部又は体幹の機能に障害のある者に装着して，当該機能を回復させ，若しくはその低下を抑制し，又は当該機能を補完するための器具器械」と定義している．義肢装具士の業務は，「医師の指示の下に，義肢及び装具の装着部位の採型並びに義肢及び装具の製作及び身体への適合を行うこと」である．国家試験に合格し，申請により厚生労働省の名簿に登録されると，厚生労働大臣より免許が与えられる名称独占資格である．

免許を与えられない条件（欠格事由）として次の4項目が挙げられている．

1. 罰金以上の刑に処せられた者
2. 義肢装具士の業務に関し犯罪又は不正の行為があつた者

3. 心身の障害により義肢装具士の業務を適正に行うことができない者
4. 麻薬，大麻又はあへんの中毒者

## 4 医師法 (1948年(昭和23年)制定)

医師の資格を規定した法律である．医師の業務は，医業であり，診療に従事する医師は，診察治療の要求に対して，正当な事由がなければ，拒否できない．国家試験に合格し，申請により厚生労働省の名簿に登録されると，厚生労働大臣より免許が与えられる業務独占資格である．

免許を与えられない条件（欠格事由）として次の4項目が挙げられている．

1. 心身の障害により医師の業務を適正に行うことができない者
2. 麻薬，大麻又はあへんの中毒者
3. 罰金以上の刑に処せられた者
4. 医事に関し犯罪又は不正の行為があつた者

## 5 保健師助産師看護師法 (1948年(昭和23年)制定)

保健師，助産師，看護師，準看護師の資格を規定した法律である．この中で，看護師の業務を，「傷病者若しくはじよく婦に対する療養上の世話又は診療の補助を行うこと」としている．国家試験に合格し，申請により厚生労働省の名簿に登録されると，厚生労働大臣より免許が与えられる業務独占資格である．

免許を与えられない条件（欠格事由）として次の4項目が挙げられている．

1. 罰金以上の刑に処せられた者
2. 保健師，助産師，看護師又は准看護師の業務に関し犯罪又は不正の行為があつた者
3. 心身の障害により保健師，助産師，看護師又は准看護師の業務を適正に行うことができない者
4. 麻薬，大麻又はあへんの中毒者

## 6 | 社会福祉士及び介護福祉士法 (1987 年 (昭和 62 年) 制定)

社会福祉士の業務を,「身体又は精神の障害,環境上の理由により日常生活に支障がある者の福祉に関する相談,助言,指導,及び福祉サービス関係者との連絡・調整・相談援助」としている.社会福祉士試験に合格し,申請により厚生労働省の名簿に登録されると,厚生労働大臣より社会福祉士登録証が交付される名称独占資格である.

介護福祉士の業務を,「身体又は精神の障害,環境上の理由により日常生活に支障がある者に心身の状況に応じた介護,介護に関する指導を行うこと」としている.介護福祉士試験に合格し,申請により厚生労働省の名簿に登録されると,厚生労働大臣より介護福祉士登録証が交付される名称独占資格である.

免許を与えられない条件(欠格事由)として次の 4 項目が挙げられている.

1. 成年被後見人又は被保佐人
2. 禁錮以上の刑から 2 年を経過していない者
3. 社会福祉に関する法律に違反し,罰金の刑を受けて 2 年を経過しない者
4. 登録を取り消され,その取消しの日から 2 年を経過しない者

## 7 | 精神保健福祉士法 (1997 年 (平成 9 年) 制定)

精神保健福祉士の資格を規定した法律である.精神保健福祉士の業務を,「精神科病院その他の医療施設,又は精神障害者の社会復帰の促進を図ることを目的とする施設を利用している者の,地域相談支援の利用に関する相談その他の社会復帰に関する相談,助言,指導,日常生活への適応のために必要な訓練その他の援助を行うこと」としている.精神保健福祉士試験に合格し,申請により厚生労働省の名簿に登録されると,厚生労働大臣より精神保健福祉士登録証が交付される名称独占資格である.

免許を与えられない条件(欠格事由)として次の 4 項目が挙げられている.

1. 成年被後見人又は被保佐人
2. 禁錮以上の刑から 2 年を経過しない者
3. 精神障害者の保健又は福祉に関する法律の規定に違反し,罰金の刑を受けて 2 年を経過しない者
4. 登録を取り消され,その取消しの日から 2 年を経過しない者

## 8 | 公認心理師法 (2015 年 (平成 27 年) 制定)

公認心理師の資格を規定した法律で,平成 29 年に施行された.公認心理師の業務を

(1) 心理に関する支援を要する者の心理状態の観察,その結果の分析
(2) 心理に関する支援を要する者に対する,その心理に関する相談及び助言,指導その他の援助
(3) 心理に関する支援を要する者の関係者に対する相談及び助言,指導その他の援助
(4) 心の健康に関する知識の普及を図るための教育及び情報の提供

としている.

公認心理師試験に合格し,申請により厚生労働省及び文部科学省の名簿に登録されると,厚生労働大臣及び文部科学大臣より公認心理師登録証が交付される名称独占資格である.平成 30 年に第 1 回公認心理師試験が実施される.

免許を与えられない条件(欠格事由)として次の 4 項目が挙げられている.

1. 成年被後見人又は被保佐人
2. 禁錮以上の刑から 2 年を経過しない者
3. 保健医療,福祉又は教育に関する法律の規定に違反し,罰金の刑を受けて 2 年を経過しない者
4. 登録を取り消され,その取消しの日から 2 年を経過しない者

## 2. 医療に関連する法規

### 1 高齢者の医療の確保に関する法律〈高齢者医療確保法〉

2007年(平成19年)に老人保健法が改正され高齢者の医療の確保に関する法律となった. 高齢者(65歳以上)を前期高齢者(65〜74歳)と後期高齢者(75歳以上)に分けて, 高齢期における適切な医療の確保を図るため, 医療費の適正化を推進するための計画作成, 健康診査などの実施, 前期高齢者にかかる保険者間の費用負担の調整, 後期高齢者に対する適切な医療の給付を行うために必要な制度を設けることとしている.

### 2 介護保険法(2000年(平成12年)施行)

高齢化の進展に伴い, 要介護高齢者の増加, 介護期間の長期化など, 介護ニーズはますます増大する一方, 核家族化の進行, 介護する家族の高齢化など要介護高齢者を支えてきた家族をめぐる状況も変化してきた.

介護保険は, 高齢者の介護を社会全体で支え合う仕組みとして2000年(平成12年)に創設された. 自立支援(単に介護を要する高齢者の身の回りの世話をするということを超えて, 高齢者の自立を支援すること)を理念とし, 利用者本位(利用者の選択により, 多様な主体から保健医療サービス, 福祉サービスを総合的に受けられる制度), 社会保険方式(給付と負担の関係が明確)を採用した制度である. 3年ごとに制度の見直しが行われている.

## 3. 障害者福祉に関連する法規

日本国憲法に福祉が位置づけられたのは第二次大戦後であり, 生活保護法(1946年(昭和21年)), 児童福祉法(1947年(昭和22年)), 身体

障害者福祉法(1949年(昭和24年))のいわゆる福祉3法が制定された. 1960年(昭和35年)に精神薄弱者福祉法が制定され, 障害種別の施策がとられた. 1970年(昭和45年)に障害者施策の基本となる心身障害者対策基本法が制定されたが精神障害者は除外されたままであった. 1981年(昭和56年)の「完全参加と平等」をテーマとした国際障害者年, 障害者に関する世界行動計画(1982年(昭和57年))及び国連・障害者の十年(1983〜1992年(昭和58〜平成4年))を契機として, ノーマライゼーションの理念に基づき, 地域福祉を加味した関連法や施策が変更された. 2006年(平成18年), 障害者の権利及び尊厳を保護し, 及び促進するための包括的かつ総合的な国際条約として, 第61回国際連合総会において障害者の権利に関する条約〈障害者権利条約〉が採択され, わが国は2014年(平成26年)に批准した. これに合わせて障害者基本法などの改正と, 障害者差別禁止法の成立など国内法が整備された.

### 1 障害者基本法

1993年(平成5年), 心身障害者対策基本法が一部改正され, 障害者基本法と名称が変更された. 2011年(平成23年), 障害者権利条約の批准に向けて一部改正された. 地域社会での共生, 差別の禁止, 国際的協調を基本原則としている. 障害を, 身体障害, 精神障害(発達障害を含む), 知的障害, その他心身の機能の障害と定義し, 障害者の自立及び社会参加の支援等のための施策を国及び地方公共団体の責務としている.

### 2 身体障害者福祉法

1949年(昭和24年)に施行された3障害の中で最も古い法律である. 障害者の日常生活及び社会生活を総合的に支援するための法律(障害者総合支援法)と相まって, 身体障害者の自立と

## 表2　身体障害者福祉法における身体障害

1. 視覚障害
   (1) 両眼の視力がそれぞれ 0.1 以下のもの
   (2) 一眼の視力が 0.02 以下，他眼の視力が 0.6 以下のもの
   (3) 両眼の視野がそれぞれ 10 度以内のもの
   (4) 両眼による視野の二分の一以上が欠けているもの
2. 聴覚又は平衡機能の障害
   (1) 両耳の聴力レベルがそれぞれ 70 デシベル以上のもの
   (2) 一耳の聴力レベルが 90 デシベル以上，他耳の聴力レベルが 50 デシベル以上のもの
   (3) 両耳による普通話声の最良の語音明瞭度が 50％以下のもの
   (4) 平衡機能の著しい障害
3. 音声機能，言語機能又はそしゃく機能の障害
   (1) 音声機能，言語機能又はそしゃく機能の喪失
   (2) 音声機能，言語機能又はそしゃく機能の著しい障害で，永続するもの
4. 次に掲げる肢体不自由
   (1) 一上肢，一下肢又は体幹の機能の著しい障害で，永続するもの
   (2) 一上肢のおや指を指骨間関節以上で欠くもの又はひとさし指を含めて一上肢の二指以上をそれぞれ第一指骨間関節以上で欠くもの
   (3) 一下肢をリスフラン関節以上で欠くもの
   (4) 両下肢のすべての指を欠くもの
   (5) 一上肢のおや指の機能の著しい障害又はひとさし指を含めて一上肢の三指以上の機能の著しい障害で，永続するもの
   (6) 1 から 5 までに掲げるもののほか，その程度が 1 から 5 までに掲げる障害の程度以上であると認められる障害
5. 心臓，じん臓又は呼吸器の機能の障害その他政令で定める障害で，永続し，かつ，日常生活が著しい制限を受ける程度であると認められるもの

### 1）リハビリテーション関連専門職種の資格に関連する法規

| 専門職 | 法規 |
|---|---|
| 1. 医師 | 医師法 |
| 2. 看護師 | 保健師助産師看護師法 |
| 3. 理学療法士 | 理学療法士及び作業療法士法 |
| 4. 作業療法士 | |
| 5. 言語聴覚士 | 言語聴覚士法 |
| 6. 社会福祉士 | 社会福祉士及び介護福祉士法 |
| 7. 介護福祉士 | |
| 8. 精神保健福祉士 | 精神保健福祉士法 |
| 9. 公認心理師 | 公認心理師法 |
| 10. 義肢装具士 | 義肢装具士法 |

### 2）医療に関連する法規

| 法規 | 参考サイト |
|---|---|
| 1. 高齢者の医療の確保に関する法律 | http://www.mhlw.go.jp/bunya/shakaihosho/iryouseido01/info02d-30.html |
| 2. 介護保険法 | http://www.mhlw.go.jp/stf/seisakunitsuite/bunya/hukushi_kaigo/kaigo_koureisha/gaiyo/index.html |

### 3）障害者福祉に関連する法規

| 法規 | 参考サイト |
|---|---|
| 1. 障害者基本法 | http://www.dinf.ne.jp/doc/japanese/law/6laws/kihon_easy_no.html |
| 2. 身体障害者福祉法 | |
| 3. 精神保健福祉法 | http://www.mhlw.go.jp/kokoro/nation/law.html |
| 4. 知的障害福祉法 | http://www.dinf.ne.jp/doc/japanese/prdl/jsrd/norma/n313/n313005.html |
| 5. 障害者総合支援法 | http://www.mhlw.go.jp/stf/seisakunitsuite/bunya/hukushi_kaigo/shougaishahukush |

社会経済活動への参加を促進するため，身体障害者を援助し，及び必要に応じて保護し，もって身体障害者の福祉の増進を図ることを目的とする．この法律では，**表2**に掲げる身体上の障害がある 18 歳以上の者であって，都道府県知事から身体障害者手帳の交付を受けたものを「身体障害者」と定義している．

## 3 精神保健福祉法〈精神保健及び精神障害者福祉に関する法律〉

第二次大戦後，公衆衛生の向上増進を国の責務とした日本国憲法の成立を受け，精神障害者に適切な医療・保護の機会を提供するため，保健医療施策を内容とする「精神衛生法」が 1950 年（昭和 25 年）に成立した．1984 年（昭和 59 年）

に起こった，精神科病院における人権侵害事件を契機に，入院患者をはじめとする精神障害者の人権擁護を求める声が高まり，それを背景に，1987年（昭和62年）には，精神障害者の人権に配慮した適正な医療及び保護の確保と精神障害者の社会復帰の促進を図る観点から精神衛生法の改正が行われ，法律の名称も精神衛生法から精神保健法へと改められた．1993年（平成5年）に成立した「障害者基本法」で，精神障害者が障害者基本法の対象として明確に位置づけられたことなどを踏まえ，1995年（平成7年）に，精神保健法は精神保健福祉法に改正された．精神保健福祉法は，(1) 精神障害者の医療及び保護を行うこと，(2) 障害者自立支援法とともに，精神障害者の社会復帰の促進，自立と社会経済活動への参加の促進のために必要な援助を行うこと，(3) 精神疾患の発生の予防や，国民の精神的健康の保持及び増進に努めることを目的としている．この法律でいう「精神障害者」とは，統合失調症，精神作用物質による急性中毒又はその依存症，知的障害，精神病質その他の精神疾患を有する者である．

## 4 知的障害者福祉法

　障害者総合支援法と相まって，知的障害者の自立と社会経済活動への参加を促進するため，知的障害者を援助するとともに必要な保護を行い，もつて知的障害者の福祉を図ることを目的とした法律で，1960年（昭和35年）に成立した．上記2法（身体障害者福祉法，精神保健福祉法）と異なり，法律で知的障害者の定義は定められていない．

## 5 障害者総合支援法〈障害者の日常生活及び社会生活を総合的に支援するための法律〉

　それまで障害種別ごとに異なる法律に基づい

て自立支援の観点から提供されてきた福祉サービス，公費負担医療等について，共通の制度の下で一元的に提供する仕組みとして2005年（平成17年）に創設された障害者自立支援法が改正され，2012年（平成24年）に障害者総合支援法と名称が変わった．障害者制度改革推進本部等における検討を踏まえて，地域社会における共生の実現に向けて，障害福祉サービスの充実等障害者の日常生活及び社会生活を総合的に支援することを目的としており，障害者の範囲にこれまで「制度の谷間」として取り残されていた難病を加え，障害の多様な特性その他の心身の状態に応じて必要とされる標準的な支援の度合いを総合的に示す「障害支援区分」を創設した．

## CLOSER-LOOK BOX

　法規は専門職種の資格を定義し，種々の制度の基盤となる．さらに，「知っている」ことが当たり前であり，「知らなかった」では済まされないものが法治国家における法規の位置づけである．関連法規を理解し活用することにより，対象者のリハビリテーションの促進につなげることが重要である．

## FURTHER READING

　法規は，社会情勢の変化などによって改正される．したがって，新しい情報を入手することが重要である．総務省が提供する"電子政府の総合窓口"で最新の情報を入手できる．

　**検索サイト：e-Gov**(http://e-gov.go.jp)

　また，法規の内容をわかりやすく紹介した厚生労働省などのサイトを閲覧することを勧めたい．

（奥村チカ子）

# 欧文索引

## A

ADL　5, 45, 129
──評価　131
American Civil Rights Movement　7
American Speech and Hearing Association（ASHA）　65
Americans with Disabilities Act（ADA）　7
Archives of Physical Medicine and Rehabilitation　68
augmentative and alternative communication（AAC）　64

## B

Barthel Index（BI）　133, 137
basic ADL（BADL）　131, 138
Broca 失語　63

## C

Center for Independent Living（CIL）　8
community based inclusive development（CBID）　170
community based rehabilitation（CBR）　164

## D

DSM　16

## E

EBM　47, 113

EBOT　57
EBPT　47
Economic Partnership Agreement（EPA）　230
educational rehabilitation　12
equalization of opportunities　165

## F

Frenchay Activities Index（FAI）　135
Functional Independence Measure（FIM）　133, 138

## G

Gait Trainer GT　238

## H

Honda 歩行アシスト　84, 239
Hybrid knee　240

## I

ICD　16
instrumental ADL（IADL）　131, 138
International Classification of Functioning, Disability and Health（ICF）　10, 18, 47, 193
International Classification of Impairments, Disabilities and Handicaps（ICIDH）　9, 17

## K

Katz Index of ADL　135

## L

Lawton's IADL　135

## M

mainstreaming　8
Management Tool for Daily Life Performance（MTDLP）　58
MCTOS　241
medical rehabilitation　10
medical social worker（MSW）　234

## N

NESS H 200　238
NESS L 300　237
nutrition support teams（NST）　64

## O

occupational therapy（OT）　51

## P

PALRO　242
PDCA サイクル　119
Pepper　243
primary health care 活動　165

## Q

QOL　10, 33

## R

ReoGo　238
ReWalk　84
RIBA　242
ROM　46

## S

social integration　165
social rehabilitation　12

## T

total hip arthroplasty（THA）
　202，203
total knee arthroplasty（TKA）
　200，202

## U

unified Parkinson's disease rating
　scale（UPDRS）　197

## V

vocational rehabilitation　10

## W

Wernicke 失語　63
WHO　4，165
WPALG　84

# 和文索引

## あ

アクセシビリティ　8
アメリカ陸軍病院システム　5

## い

医学的リハビリテーション　10
維持期リハビリテーション　46
医師法　246
一般高齢者施策　172
移動補助具　139
医療システムのわな　70
医療ソーシャルワーカー　88
医療面接　109
インクルーシブ（包括）　170
　――教育　175
インテグレーション（統合教育）
　　61
インフォーマルなソーシャルサ
　ポート　230

## う

ウィリアム・ウィリス　74
上田　敏　9
ウォークエイド　237
ヴォルフェンスベルガー　7
うなずきかぼちゃん　243
運動失語　63
運動障害性構音障害　63

## え

永続する障害　234
栄養サポートチーム活動　64
エド・ロバーツ　8

## お

音声障害　63

## か

介護過程　97
介護支援専門員　169
介護者支援型ロボット　241
介護生活　229
介護福祉士　96, 167
介護福祉施設　168
介護保険制度　166
介護保険法　248
介護予防　13
　――ケアマネジメント　169
　――事業　172
介護離職　229
介護療養医療施設　168
介護老人保健施設　166
回復期リハビリテーション　46,
　156
　――病棟協会　69
外来リハビリテーション　168
カウンセリング　92
拡大・代替コミュニケーション手
　段　64
下肢切断　206
下肢麻痺　198, 199
可塑性　244
肩腱板損傷　205
肩腱板断裂　205, 207
活動制限　137
活動と参加　19
家庭復帰　146
仮合わせ　85
ガリレオ・ガリレイ　3

ガリレオのリハビリテーション　4
感覚失語　63
間隔尺度　114
環境因子　21
看護師　75
看護の場　74
看護婦規則　75
看護婦養成所　75
関節可動域　46
　――障害の評価　125
　――制限に対するアプローチ
　126
　――テスト　125
関節リウマチ　206
感度　117

## き

機会均等　165
企業内カウンセラー　94
義肢　240
　――装具士法　84, 86, 246
器質性構音障害　63
機能・構造障害　120
機能的自立度評価法　138
基本的 ADL　138
基本動作　45
ギャッチアップ角度　78
急性期リハビリテーション　46,
　155
教育基本法　12
教育的リハビリテーション　12,
　174
鏡映文字　223
協業　33, 117
共助　172
狭心症　208, 209
興味・関心チェックシート　138

業務独占資格　245
虚血性心疾患　208
居住地校交流　178
筋電義手　83, 87, 240

## く

クルーゼン　5
車いす　141
　　――マラソン　28
　　――用クッション　144
グレース・オルト　75

## け

ケアマネジャー　169
傾聴　190
痙直型四肢麻痺　200, 201
血液循環量　76
ゲッツの義手　81
限局性学習症　223
健康増進　14
言語聴覚士　60
　　――法　60, 246
言語発達の遅れ　63
言語療法　13
検査測定　110
現実検討　191
権利擁護事業　169

## こ

構音障害　194
工学系専門職　243
高額療養費制度　232
高次脳機能　196
　　――障害　63, 92
公的制度　56
喉頭摘出　64
校内委員会　181
公認心理師　93
　　――法　247
公民権運動　7

合理的配慮　175
交流教育　178
高齢者医療確保法　248
高齢者，身体障害者等が円滑に利
　　用できる特定建築物の建築の促
　　進に関する法律　232
誤嚥　64
国際疾病分類　16
国際障害分類　9, 17
国際生活機能分類　10, 18, 47,
　　193
国際労働機関　165
語源　2
誤差　116
固執性　222
互助　172
個人因子　21
骨格構造のモジュラーシステム　83
国家試験　75
骨関節障害　200
骨折　202
個別の教育支援計画　181
コミュニケーション機器　240
コミュニケーション，セキュリ
　　ティ型ロボット　242
雇用率　12
コンピューター制御　87

## さ

最古の義肢　80
採寸・採型　85
在宅介護支援センター　169
作業活動　51
作業療法　13, 26, 27
　　――士　51
嗄声　63
参加制約　146

## し

支援ネットワーク　191
自己決定権　8

自己実現　187
自己選択権　8
自助　172
自助具　144
肢体不自由　6
質的評価　133
している ADL　132
児童福祉法　226
自閉スペクトラム症　63, 221
社会資源　228
社会的の更生　4
社会的統合　165
社会的リハビリテーション　12
社会福祉士　90
　　――及び介護福祉士法　96, 247
社会復帰　28
尺度　113
ジャンヌ・ダルク　3
就学　146
　　――相談　180
住環境　231
就労　146
手段的 ADL　138
順序尺度　113
障害　9
　　――高齢者の日常生活自立度
　　（寝たきり度）　136
　　――の医学　13
　　――の受容　93, 187
　　――予防の医学　13
　　――をもつアメリカ人法　7
生涯教育制度　57
障害者　9
　　――インターナショナル　5
　　――基本法　7, 9, 248
　　――雇用促進法　12
　　――職業能力開発校　233
　　――総合支援法　250
上肢切断　207
衝動性　222
情報共有　76
上腕骨近位端骨折　204
職業的リハビリテーション　10

索引　255

食事支援ロボット　242
職場復帰　146
ジョセフ・シッドール　74
ショック　185
処方　85
自立活動　178
　　　──教諭　179
　　　──免許状　180
自立支援型ロボット　241
自立した生活　75
自立生活センター　8
シルバーカー　140
心筋梗塞　208, 209
人工股関節全置換術　202, 203
人工骨頭置換術　204
人工内耳　64
人工膝関節全置換術　200, 202
心身機能　18
　　　──と身体構造　121
申請主義　228
身体構造　18
身体再建およびリハビリテーショ
　　ン部門　5
身体障害者手帳　234
身体障害者福祉法　9, 248
靱帯損傷　205
診断　111
人的資源　229
信頼性　115, 116
心理検査　92
心理的サポート　93
診療の補助行為　61
診療報酬　87
心理療法　94

**す**

スウェーデン　78
スクールカウンセラー　94
ストレングスモデル　215
砂原茂一　9
スピーチチェーン　62
スポーツ　27

**せ**

生活活動実践現場　74
生活行為聞き取りシート　138
生活行為向上マネジメント　58
生活行動　76
生活支援技術　97
生活の場　76
整肢療護園　6
精神科医療　100
精神疾患　212
精神障害　211
　　　──者　99
精神保健福祉士　100
　　　──法　247
精神保健福祉法　249
生存権　228
世界保健機関　4, 165
脊髄損傷　197
摂食嚥下障害　64
全国回復期リハビリテーション病
　　棟連絡協議会　69
全失語　63
前十字靱帯損傷　205
センター的機能　177
善導　4
洗髪ロボット　242
全米リハビリテーション評議会　4
専門作業療法士制度　57
専門理学療法士　47

**そ**

早期離床・早期歩行　14
喪失　186
阻害因子　36, 39
促進因子　36
組織化活動　169
ソーシャルケースワーカー　28

**た**

大学教育　75
代償　13
　　　──手段　64
大腿骨頸部骨折　203, 204
高木憲次　6
妥当性　115, 116
多動性　222
ダニエル・J・ライトハウザー　14
短期入所サービス　168

**ち**

地域包括ケアシステム　58, 90,
　　97, 171, 230
地域包括ケア病棟　158
地域包括支援センター　169
地域リハビリテーション　164
地域力　172
知的機能障害　93
知的障害者福祉法　250
知的能力障害　223
チームアプローチ　30, 191
チーム医療　30
注意欠如多動症　222
中枢神経系疾患　193
中世ヨーロッパ　3
聴覚障害　64
調整　76
直接的援助活動　165
治療行為　76
治療プログラム立案　118
治療用機器　237

**つ**

通級による指導　177, 232
通所介護　167
通所サービス　167
通所施設　167
通所リハビリテーション　167

索　引

杖　139

## て

ディサースリア　63
ディーバー　5
適合　85
できる ADL　132
電気刺激　237
電動ハンド　84

## と

動機づけ　190
統合と解釈　110
糖尿病　209, 210
頭部外傷　195, 196
トーキングエイド　240
特異度　117
特殊教育　12
特定求職者雇用開発助成金　233
特定健診・特定保健指導　172
特定高齢者施策　172
特定疾病療養費制度　232
特別支援学級　177
特別支援学校　176
特別支援教育　174
　——コーディネーター　181
ドパミン性神経細胞　196

## な

内部障害　207
難聴幼児通園施設　62

## に

ニーズ　191
日常生活　137
日常生活活動　5, 45, 129
　——評価　131
日本専門医機構　69
日本脳外傷友の会　93

日本リハビリテーション病院協会　69
日本リハビリテーション病院・施設協会　69, 165
ニルス・エリック・バンク-ミッケルセン　7
認知行動療法　92
認定作業療法士　57
認定理学療法士　47

## ね

寝たきり高齢者　78

## の

脳血管疾患　193
脳梗塞　195
脳室周囲白質軟化症　199
脳出血　194
脳性麻痺　199, 200, 201
脳卒中リハビリテーション看護認定看護師　78
能動的・積極的の意思　14
ノーマライゼーション　7
　——の育ての親　7
ノンパラメトリック検定　114, 115

## は

背景因子　21
パーキンソン病　196, 197, 198
　——統一スケール　197
発達性協調運動症　222
ハートビル法　232
パラメトリック検定　114, 115
反響言語　221

## ひ

ピアサポート　217
否認　186
評価　106

比率（比例）尺度　114

## ふ

不安　139
復学　146
福祉住環境コーディネーター　234
福祉センター　164
福祉用機器　240
福祉用具　231
ブラウン　5

## へ

ベンクト・ニィリエ　7
変形性股関節症　201, 202, 203
変形性膝関節症　200, 202
片麻痺　194, 195

## ほ

包括的な開発　170
法定雇用率　12
訪問介護　167
訪問看護　166
　——ステーション　166
訪問リハビリテーション　166
保健師助産師看護師法　74, 75, 246
歩行器　140
歩行補助装具　84
ホームヘルパー　167

## ま

マインド　35
マズローの欲求階層説　187
マッピング　64
慢性閉塞性肺疾患　207, 208

## め

名義尺度　113

名称独占資格　245
メインストリーム　8
メンタルヘルス　94

## ゆ

ユニバーサルデザイン　178
ユネスコ　165

## よ

養護教諭　179
横割りの医学　12
ヨハネ・パウロ二世　4

## ら

ラスク　5

## り

理学診療科　72
理学療法　13, 26
　　—— 士及び作業療法士法　245
リカバリー　216
陸上競技用義足　84
リスク管理　38
リーダーシップ　36
リハビリテーション　26, 92
　　—— 医　68
　　—— 医学講座　72
　　—— 医学の父　5
　　—— 科　72
　　—— 看護の定義　76
　　—— 機器　236, 244
　　—— 訓練ロボット　237

　　—— 専門医　69
　　—— ナース　78
　　—— の効果を最大限引き出す
　　ための身体管理　70
　　—— の父　5
　　—— マインド　70
量的評価　133
臨床心理士　92

## ろ

老研式活動能力指標　135
ロートリンゲン人の義肢　81
ロボットスーツ HAL　239

検印省略

## セラピストのための
## 概説リハビリテーション
定価（本体 4,000 円 + 税）

2009年11月18日　第1版　第1刷発行
2018年 2 月 9 日　第2版　第1刷発行

編　者　　天満 和人・奥村 チカ子・爲数 哲司
発行者　　浅井 麻紀
発行所　　株式会社 文光堂
　　　　　〒113-0033　東京都文京区本郷7-2-7
　　　　　TEL （03）3813-5478（営業）
　　　　　　　 （03）3813-5411（編集）

© 天満和人・奥村チカ子・爲数哲司, 2018　　　　　印刷・製本：広研印刷

乱丁，落丁の際はお取り替えいたします．

ISBN978-4-8306-4564-8　　　　　　　　　　　Printed in Japan

・本書の複製権，翻訳権・翻案権，上映権，譲渡権，公衆送信権（送信可能化権
　を含む），二次的著作物の利用に関する原著作者の権利は，株式会社文光堂が
　保有します．
・本書を無断で複製する行為（コピー，スキャン，デジタルデータ化など）は，
　私的使用のための複製など著作権法上の限られた例外を除き禁じられています．
　大学，病院，企業などにおいて，業務上使用する目的で上記の行為を行うことは，
　使用範囲が内部に限られるものであっても私的使用には該当せず，違法です．
　また私的使用に該当する場合であっても，代行業者等の第三者に依頼して上記
　の行為を行うことは違法となります．
・ JCOPY 〈出版者著作権管理機構　委託出版物〉
　本書を複製される場合は，そのつど事前に出版者著作権管理機構（電話 03-
　3513-6969，FAX 03-3513-6979，e-mail：info@jcopy.or.jp）の許諾を得てください．